PHYSIOLOGIE

DES

SUBSTANCES ALIMENTAIRES.

TYPOGRAPHIE HENNUYER, RUE DU BOULEVARD, 7. BATIGNOLLES.
Boulevard extérieur de Paris.

PHYSIOLOGIE

DES

SUBSTANCES ALIMENTAIRES

OU

HISTOIRE PHYSIQUE, CHIMIQUE, HYGIÉNIQUE ET POÉTIQUE

DES ALIMENTS

Avec leur étymologie grecque, celtique, latine
et leurs dénominations en langues allemande, anglaise,
espagnole et italienne.

PAR STANISLAS MARTIN,

Pharmacien de l'École spéciale de pharmacie de Paris,
Membre de la Société de pharmacie de Paris et de l'Association des Artistes inventeurs,
rédacteur du *Bulletin de Thérapeutique*,
honoré d'une médaille nationale, etc.

PARIS
CHEZ L'AUTEUR, RUE DES JEUNEURS, 14,
EN FACE LES RUES DE MULHOUSE ET DE CLÉRY.

1853

INTRODUCTION.

L'homme, a dit Brillat-Savarin, est incontestablement, des êtres organisés qui peuplent le globe, celui qui éprouve le plus de souffrances.

Oui, mais il est aussi celui qui ressent le plus vivement les jouissances physiques et morales ; il sait, mieux que le reste des êtres animés, les façonner, les varier selon ses goûts, son âge, son éducation et les climats dans lesquels il se trouve.

Comme manger est un travail pour quelques-uns, un plaisir pour beaucoup, une nécessité pour tous, nous avons cru pouvoir, non pas continuer la *Physiologie du goût*, il ne naît pas deux Brillat-Savarin dans un siècle, mais bien publier une compilation qui épargnera à nos lecteurs la peine de rechercher, dans des ouvrages épars, l'historique des substances qui entretiennent la vie ; car aujourd'hui il n'est plus permis d'ignorer que tel fruit ou tel légume vient d'un pays chaud ou d'un pays froid, qu'on doit s'en servir de telle ou telle manière ; et puisque manger bien ou mal influe sur la santé et l'avenir des peuples, nous ferons en sorte de signaler les substances qui doivent agréablement flatter le palais.

Notre embarras a été grand sur la forme à adopter pour présenter ce travail : nous avons choisi celle de dictionnaire, parce que nous reconnaissons, avec D'Alembert, que ce mode de composition résume très-succinctement la valeur et la définition des mots. Nous avons joint à chaque article sa dénomination allemande, anglaise, espagnole, italienne, persuadé que le lecteur en retirera un grand avantage lorsqu'il sera à l'étranger.

Nous avons commis une omission grave, nous l'avouons et avec regret. Nous aurions dû citer les noms des auteurs qui nous ont fourni les matériaux de ce travail, nous aurions rendu par là hommage à qui de droit.

STANISLAS MARTIN.

SYNONYMIE ÉTRANGÈRE.

Gr.................................. Grec.
Celt................................ Celtique.
Lat. .... Latin.
All. .... Allemand.
Angl................................ Anglais.
Esp.................................. Espagnol.
Ital .... Italien.

PHYSIOLOGIE

DES

SUBSTANCES ALIMENTAIRES.

A

ABRICOT (*pron.* a-bri-ko), fruit de l'armeniaca vulgaris. Du grec ἁβρός, délicat; de l'ancien latin *aperitum*, parce qu'il s'ouvre facilement; du celt. *abriquesen*, *abricoden*, de *abred*, précoce.

All., abrikose; *angl.*, apricot; *esp.*, albaricoque; *ital.*, meliaca.

> Mais comment de la greffe expliquer le mystère?
> Comment l'arbre, adoptant une plante étrangère,
> Peut-il, fertilisé par ces heureux liens,
> Former des fleurs, des fruits qui ne sont pas les siens?

L'abricotier paraît être originaire d'Arménie; quelques naturalistes prétendent en avoir observé de sauvages en Europe, sur les collines du Piémont, et en Provence.

Tournefort avait placé cet arbre dans la famille des drupacées; Linné l'a rapporté au genre prunier, et depuis lors il y est resté.

L'abricotier a besoin d'être greffé; sans cette précaution son fruit est amer comme celui que donne l'arbre à l'état sauvage.

L'abricotier ne s'élève pas très-haut, il est susceptible de venir en espalier. Sa fleur est d'un blanc d'albâtre; elle s'ouvre le matin avec le soleil, le soir elle est fanée; la gelée a peu d'action sur elle, si elle n'est pas épanouie.

L'abricot est un fruit charnu, arrondi, tirant sur le jaune, couvert d'un duvet plus ou moins abondant, marqué dans sa longueur d'un sillon profond; il contient un noyau renfermant une amande qui jouit des propriétés de l'amande amère (amygdala amara). Il existe beaucoup de variétés de ce fruit; elles diffèrent par la couleur, la saveur et la grosseur.

Pour que l'abricot soit bon, il faut qu'il soit cueilli ni trop vert ni trop mûr, et ce point est extrêmement éphémère; sa chair est fondante, d'un parfum et d'un goût agréables. On le mange cru ou cuit, en confiture, en marmelade, confit à l'eau-de-vie. Les pâtes d'abricot d'Auvergne sont très-estimées.

Ce fruit contient du sucre, du parenchyme, un principe aromatique, des acides végétaux; l'amande contenue dans le noyau donne par expression une huile fixe, que l'on peut manger en salade. Si l'on distille le résidu ou tourteau avec de l'eau, on obtiendra une huile volatile très-aromatique, et de l'acide prussique, qui est un violent poison.

Le bois de l'abricotier est susceptible de prendre un très-beau poli; les menuisiers s'en servent pour faire des rabots et autres instruments.

ABSINTHE, absinthium vulgare. De α priv. et ψινθος, douceur; herbe amère. Autrefois on l'écrivait *absince* et *apsinthe*.

All., wermuth; *angl.*, wormwool; *esp.*, agenjo; *ital.*, assenzio.

> Sa femme cependant, de cent frayeurs atteinte,
> Boit chez elle à longs traits et le fiel et l'absinthe.

L'absinthe, absinthion, ou herbe amère de Dioscoride, est une plante herbacée vivace, qui croît dans presque tous les climats; elle préfère cependant les pays froids, les terrains arides et les montagnes. Les botanistes l'ont rangée dans les synanthérées.

Cette plante est haute d'un mètre, rameuse, cotonneuse ; les feuilles sont bi- et tripinnatifides, molles, et d'un vert argenté.

Les fleurs sont petites, globuleuses, jaunâtres, panachées, en petites grappes axillaires ; le calice est à folioles scarieuses; toute la plante a une odeur particulière très-forte et presque nauséeuse ; son amertume est telle, qu'elle est passée en proverbe.

Les Grecs et les Romains ont célébré les vertus de cette plante; de nos jours on l'emploie en infusion comme tonique, ou on en prépare une liqueur qui est très-recherchée comme apéritive. L'amertume de l'absinthe se transmet au lait, au sang et à l'urine des animaux qui en font usage.

Cette plante contient une huile essentielle verte, un alcaloïde, une matière résineuse, des sels de potasse. On croit généralement dans le peuple que l'absinthe est une panacée propre à guérir toutes les indispositions; ce préjugé était encore plus grand chez les anciens, car ils rangeaient cette plante parmi les contre-poisons minéraux. Au moyen âge on disait :

> Prêt à vous embarquer, buvez du vin d'absinthe,
> Si du vomissement vous redoutez l'atteinte.
> De chasser les serpents l'absinthe a la vertu ;
> Elle émousse les traits du poison qu'on a bu ;
> Elle est fortifiante, et dans les sons d'oreilles,
> Unie au fiel de bœuf, elle fait des merveilles.

ACACIA (*pron.* a-ka-sia), acacia. De *ἀκὴ*, pointe, *ἀκιος*, non sujet aux vers.

All., acacienbaum ; *angl.*, the acacia ; *esp.*, acacia.

> Sous l'acacia léger j'aurais placé Delille.

L'acacia est de la famille des légumineuses, sous-ordre des mimiosées.

Le premier pied d'acacia, ou plutôt de robinier, qui fut

introduit en Europe, fut planté à Bruxelles dans le jardin de l'Archiduc, annexé aujourd'hui à l'établissement scientifique créé par le laborieux Dekin. Ce fut Jean Robin, professeur de botanique à Paris, qui le rapporta d'Asie, au commencement du dix-septième siècle. Cet arbre ou arbrisseau est armé d'aiguillons; ses feuilles sont simples, composées ou décomposées, stipulées; les fleurs sont sessiles, bractéolées, jaunes, blanches, rouges ou verdâtres.

Cet arbre a parfaitement réussi en France, où il fait l'ornement de nos promenades.

L'acacia, en déployant dans nos bocages son ombre légère, ses fleurs odorantes et sa fraîche verdure, semble y prolonger le printemps; le rossignol aime à lui confier son nid, car les longues épines dont les tiges de cet arbre sont armées protégent ses petits contre la main qui voudrait les lui ravir. L'acacia est d'une grande sensibilité, et dès qu'un nuage passe au-dessus de lui, on le voit fermer son feuillage, en sorte que l'eau glisse sur lui sans laisser de traces.

Les Sauvages de l'Amérique ont consacré cet arbre au génie des chastes amours; leurs arcs sont faits de son bois, leurs flèches sont armées de ses épines.

Les fleurs de l'acacia se mangent cuites avec des œufs, en beignets, en omelette; elles leur communiquent une odeur et une saveur très-agréables.

L'acacia se dépouille de ses feuilles à la fin de l'été; et c'est à la vue de ses feuilles jaunissantes que le poëte mourant s'écriait :

Bois que j'aime, adieu! je succombe.
Votre deuil me prédit mon sort,
Et dans chaque feuille qui tombe
Je lis un présage de mort.

AIL (*pron.* a-ie), allium sativum. Du grec αγλίθες, qui signifie tête d'ail; du celtique *all*, chaud, piquant.

All., knoblauch.; *angl.*, garlic ; *esp.*, ajo ; *ital.*, aglio.

L'ail est une plante herbacée, bulbeuse, de la famille des asphodèles dont l'oignon, d'une odeur et d'un goût piquant et fort, se compose de plusieurs petites gousses réunies sous une enveloppe commune ; ces petites gousses ou bulbes se nomment caïeux.

L'ail est journellement employé comme stimulant des organes digestifs, ou comme correctif et adjuvant des mets fades. Il ne convient pas à tous les estomacs ; aussi ce serait à tort que les personnes faibles, débiles et délicates en feraient usage ; il a de plus l'inconvénient de donner une odeur forte, persistante à l'haleine, à la sueur, à l'urine et aux plaies.

On fait beaucoup usage d'ail en Provence, en Bourgogne. Les paysans du Berry en frottent la croûte de leur pain. Les Egyptiens l'ont adoré.

Dans le bas Poitou, on cultive une quantité prodigieuse d'aulx et d'oignons, et ils y sont monstrueux par la grosseur.

L'ail pris en excès est narcotique et stupéfiant ; il plonge dans une sorte d'ivresse, analogue à celle que produit l'opium ; employé à petite dose, c'est un excellent condiment. Il donne au pot-au-feu un très-bon goût, relève le gigot de mouton, et rehausse la plupart de nos ragoûts ; l'aïoli, la brandade sont des mets dont l'ail est la base.

Cette plante contient du mucilage, du sucre, du soufre, une huile volatile âcre, très-odorante, des sels de chaux ; elle passe pour antiputride.

ALBE, ablet, ablette (de *albus*, *albe*), Cyprinus alburnus. *Esp.*, breca.

L'albe est un poisson blanc, très-commun dans les eaux douces de l'Europe ; ses écailles sont argentées, vives et brillantes.

C'est avec les écailles, et même avec la membrane qui enveloppe tout le corps et le péritoine de ce poisson, qu'on obtient, à l'aide de l'ammoniaque, l'essence d'Orient, employée pour colorer les perles fines.

Certains poissons sont pourvus, comme les oiseaux, d'une glande huileuse qui enduit leurs écailles et les défend de l'action relâchante de l'eau ; l'albe est dans ce cas. Cette glande est placée sur la tête, de manière que la seule action de nager fait glisser l'huile sur les écailles et les enduit entièrement. La chair de l'albe est peu estimée ; elle est blanche, molle, et remplie d'arêtes.

ALISE (*pron.* a-lize), fruit du cratægus torminalis.

All., elsbeere ; *angl.*, the fruit of the lote-tree ; *esp.*, majuela ; *ital.*, frutto del loto.

> Il tremble au moindre souffle, ou contre la tempête
> Raidit son tronc noueux et sa robuste tête.

L'alisier, ou alizier, est originaire de l'Europe. Il est du genre de plantes de la famille des pomacées ; il habite les bois, il y acquiert de grandes proportions de hauteur, ou bien il reste simple arbrisseau. Son feuillage est d'un beau vert ; il s'agite au moindre zéphyr. Les oiseaux aiment à y déposer leurs nids ; aussi le poëte a dit :

> Mais pour défendre leurs travaux
> Des tristes effets de l'orage,
> Les bois étendent leurs rameaux
> Et les couvrent d'un vert feuillage.

On distingue en France plusieurs variétés d'alisier. L'alisier *allouchier*, dont les fruits sont pourpres et bons à manger ; l'alisier de Fontainebleau, à fruits d'un rouge jaunâtre, servant à faire du cidre ; et l'alisier commun, dont les fruits, d'une couleur orange, ne se mangent que *blets*.

Les alises se rapprochent beaucoup des nèfles ; on les mange en hiver, lorsqu'elles sont parfaitement mûres et blettes. On en fait fermenter avec de l'eau, pour obtenir une boisson saine et agréable ; cette boisson, par la distillation, donne de l'alcool. L'alisier est très-commun en Afrique. Pline dit que le fruit de cet arbre y servit de subsistance à des armées ; que les Lotophages n'avaient que lui pour nourriture.

On lit, dans Homère, que les compagnons d'Ulysse furent si charmés de la douceur et de la bonté du fruit de l'alisier, qu'ils aimèrent mieux rester chez les Syrtes que de retourner dans leur pays.

Les poules sont très-friandes d'alises ; elles deviennent grasses et fermes par cette alimentation.

On dessèche les alises pour en faire une poudre qui, mêlée à de la farine, peut faire un pain très-bon à employer dans les moments de disette.

L'alise est astringente ; elle arrête la diarrhée. Elle contient du tannin, de l'amidon, du sucre et des acides végétaux.

Le bois de l'alisier est blanc, très-liant et tenace ; il est recherché des tourneurs ; les menuisiers s'en servent pour monter leurs outils ; les luthiers en font des flûtes et des fifres.

ALOSE, clupea alosa.

On dérive ce mot du grec ἁλς, qui signifie sel, parce qu'on prétend que ce poisson suit les bateaux qui portent cette substance d'un port à l'autre. Il faudrait supposer que ce poisson aime le sel.

All., alse ; *angl.*, shad-fisch ; *esp.* et *it.*, alosa.

L'alose est un poisson d'Europe ; on la trouve dans les fleuves ; elle nous vient tous les ans de l'Océan Atlantique septentrional, de la mer Méditerranée et de la mer Caspienne. Elle se nourrit de vers, d'insectes et de petits poissons.

Ce poisson est du genre clupéide. On le mange pendant les mois d'avril et de mai ; on le pêche au tramail ; il meurt aussitôt qu'on l'a tiré de l'eau. Les Russes le considèrent comme malsain; ils le rejettent de leurs filets.

La chair de l'alose est délicate et savoureuse; elle se mange cuite au court-bouillon, à l'étuvée, sur le gril, avec une farce à l'oseille. Les œufs et la laitance de ce poisson sont fort estimés des Indiens; ils en font un grand commerce avec l'Egypte.

ALOUETTE (*pron.* a-lu-et), anciennement *alou*. Les Latins en ont fait *alauda*, *galerita*, *alaudetta*; du celt., *al*, qui signifie s'élever; *chwedl*, chant; *allwedez*, qui s'élève en chantant. Les Grecs la nommaient κορυδαλὸς. Alauda arvensis.

All., lerche; *angl.*, alark; *esp.*, alondra; *ital.*, allodola.

Il module sa voix, il s'émeut, il soupire,
Il nous fait partager ses doux ravissements;
On voit à ses accords renaître le printemps,
Et la reine des fleurs, reprenant son empire,
Semble s'ouvrir à ses accents.

L'alouette est de l'ordre des passereaux, de la famille des alaudinées, propre à l'Europe, l'Inde et l'Afrique. C'est un oiseau gros comme un moineau, dont un des caractères principaux est d'avoir un éperon ou ongle de derrière très-long, ce qui lui donne beaucoup de facilité pour courir dans les terres labourées, la base des pieds étant plus large.

On distingue de nombreuses espèces d'alouettes : alouette des bois, des prés, de buisson, de champs, de bruyères, de mer, ou alouette huppée, crêtée, babillarde, fredonnante, frétillante, joyeuse, éveillée, amoureuse, matineuse, printanière.

Jules César, qui observait la nature en conquérant, comparait l'alouette huppée au soldat gaulois, qui, la tête couverte d'un casque et vêtu d'un habit court, paraissait toujours leste, hardi et joyeux; il composa même une légion de Gaulois à laquelle il donna le nom d'*Alouette*; cette légion le servit si bien dans les guerres civiles, qu'il donna le droit de citoyen romain à chaque légionnaire.

L'alouette s'apprivoise peu ; elle n'est jolie qu'en liberté ; sa nourriture est végétale et animale. Un poëte a dit quelque part que :

> L'oiseau, mieux que nous tous, sans effort est poëte !
> Et dans sa moindre note, au charme séducteur,
> Mieux qu'Arnaud, qu'Hérion, il est compositeur !

Et, en effet, l'alouette est un des oiseaux d'Europe qui a le gosier le mieux organisé.

L'alouette femelle ne chante pas, parce qu'étant destinée à rester sur la couvée, ce talent pourrait devenir funeste à ses petits en attirant les chasseurs ou ses ennemis ; cette prévoyance de la nature se rencontre chez la plupart des oiseaux. Le mâle, au contraire, se fait entendre dans la belle saison, plus particulièrement le matin et le soir ; plus cet oiseau s'élève dans les airs, plus il force la voix pour être entendu de quelques femelles ; il redescend avec rapidité :

> Il se tait ; son silence exprime le plaisir.
> Mais tout à coup, plein d'une douce ivresse,
> Il vole vers le ciel, y chante la tendresse,
> Et redescend pour en jouir.

La femelle de l'alouette fait trois pontes dans l'année ; elle place son nid entre deux mottes de terre ou de gazon. Cet oiseau ne se perche jamais. La chair de l'alouette est brune, ferme, délicate, succulente, riche en osmazôme, facile à digérer ; elle se mange rôtie. Le pâté d'alouettes fut mis à la mode par Louis XV, qui était un connaisseur en bonnes choses.

L'alouette se prend surtout au moment des neiges, au filet, au collet, à la glu, au miroir.

AMANDE (*pron.* amand), fruit de l'Amygdalus communis. Du grec ἀμυγδαλεα.

All., mandelin ; *angl.*, almondtree ; *esp.*, almendra ; *ital.*, mandorlo ; *port.*, amendo.

L'amandier est de la tribu des drupacées, dans la famille des rosacées, qui fait partie de la sous-classe des caliciflores, parmi les plantes dicotylédones.

Pauvre amandier, ta vaine erreur
Ne fut pas de longue durée ;
Hélas ! un souffle de Borée
Emporte tes fruits et ta fleur.

L'amandier est originaire de l'Afrique septentrionale. De tous nos arbres fruitiers, c'est celui qui fleurit le premier ; ses feuilles ne poussent que longtemps après la floraison. Cet arbre s'élève à 8 ou 10 mètres de hauteur ; son tronc est raboteux et couvert d'une écorce cendrée. L'amandier commun contient deux variétés : l'amandier à amandes douces et l'amandier à amandes amères.

Les amandes doivent être choisies entières, bien nourries, sèches, blanches et cassantes, et on rejette celles qui sont molles, pliantes et transparentes ; on doit les garder dans un lieu sec, les cribler de temps en temps.

Les amandes douces contiennent du sucre, de l'huile fine, un principe aromatique, de l'albumine. On en extrait l'huile de ce nom ; on en fait des gâteaux, un sirop, des bonbons ; les amandes dites princesses, ou à coquilles tendres, entrent dans les quatre-mendiants. Pilée avec de l'eau,

L'amande, de sa peau par ses mains dépouillée,
Change son suc exquis en lait délicieux ;
Sa douceur plaît au goût et sa blancheur aux yeux.

Les amandes amères sont fournies par *l'amandier commis ;* on ne les emploie que pour remonter la saveur des préparations dont l'amande douce est la base. Cette amande est un poison pour les animaux , les poules surtout ; elle ne laisse pas que d'être nuisible à l'homme.

Le médecin Drusus, grand buveur, au rapport de Plutarque, prenait, à chaque verre, quelques-uns de ces fruits pour apaiser les fumées du vin. L'amande amère donne par expression une huile qui est douce, sans odeur particulière; l'odeur ne se développe que lorsqu'on ajoute de l'eau au tourteau; si l'on distille ce mélange, on obtient de l'huile essentielle, et une eau aromatique, qui contiendra de l'acide prussique.

L'enveloppe qui recouvre les péricarpes de ce fruit contient du tannin, un principe colorant brun, du ligneux, des traces d'albumine.

Ménage, dans sa définition des mots, dérive le mot amygdalus du grec αμυγμα, gerçure; parce que la première enveloppe de ce fruit s'ouvre en deux, lorsque les péricarpes sont arrivés à leur degré de maturité; cette première enveloppe n'a pu trouver d'emploi dans le commerce; elle fournit par la combustion une grande quantité de potasse.

Le tronc de l'amandier, ainsi que ses tiges, laissent découler une gomme très-employée dans la chapellerie. Le bois de cet arbre a les veines et presque la couleur du bois de rose; sa dureté est excessive, il est susceptible d'un très-beau poli. Ces qualités le mettent au-dessus du noyer et même de l'acajou, qu'il remplacerait avantageusement dans les petits ouvrages d'ébénisterie et de tour, s'il n'avait pas le malheur d'être indigène.

L'amandier est l'emblème de l'étourderie, parce qu'il répond le premier à l'appel du printemps. Rien n'est plus frais ni plus beau que cet arbre, lorsqu'il paraît, dans les premiers jours de mars, couvert de fleurs, au milieu de nos bosquets encore dépouillés. Les gelées tardives détruisent souvent les germes trop précoces de ses fruits; mais, par un effet assez singulier, loin de faner ses fleurs, elles semblent leur donner un nouvel éclat.

La fable donne à cet arbre une touchante origine; elle

raconte que Démophon, fils de Thésée et de Phèdre, fut jeté par une tempête, en revenant du siége de Troie, sur les côtes de Thrace, où régnait alors la belle Phyllis. Cette jeune reine accueillit le prince, s'éprit d'amour pour lui et en fit son époux.

Rappelé à Athènes par la mort de son père, Démophon promit à Phyllis de revenir dans un mois, et il fixa le moment de son retour. La tendre Phyllis compta toutes les minutes de l'absence ; enfin, le jour tant désiré arriva : Phyllis courut neuf fois au rivage; mais, ayant perdu tout espoir, elle y tomba morte de douleur, et fut changée en amandier.

ANANAS (*pron.* a-na-na), ananas aculeatus.
All., *angl.*, *ital.*, ananas; *esp.*, anana.

Les vrais plaisirs sont ceux que l'on doit à soi-même,
Et les fruits les plus doux sont les fruits que l'on sème.

En France, les ananas font exception, car celui qui les cultive et qui passe les nuits à les surveiller n'y goûte jamais; il les réserve pour des tables plus somptueuses que la sienne.

L'ananas est une plante exotique, unilobée, qui a de très-grands rapports avec les agaves et les caragates. Il pousse naturellement et sans culture dans l'Amérique méridionale, dans les Indes orientales et en Afrique. Chez nous, on l'élève dans des serres où règne toujours une température de 30 à 40 degrés ; aussi nous ne pouvons dire comme le poëte insulaire :

... Tantôt un ananas qui sort du sein des herbes
Rassemble autour de lui ces convives superbes.

Il existe plusieurs variétés d'ananas ; elles diffèrent entre elles par la grosseur et la couleur du fruit.

Les premiers ananas qui parvinrent à maturité en France

furent mangés en 1733 par Louis XV. Leur culture est très-dispendieuse, il leur faut des soins tout particuliers. On peut suivre les indications suivantes :

> Choisissez une planche à l'abri de Borée
> Et toujours à midi du soleil éclairée.
> Là, sous un peu de terre, heureux berceau des fleurs,
> D'une paille fumante enfermez les vapeurs.
> La semence, en ce lieu bientôt développée,
> Prend l'hiver pour l'été, par la chaleur trompée,
> Et sans crainte confie aux rayons caressants
> Sa tige frêle encore et ses boutons naissants.

La chair de l'ananas est plus agréable à l'odorat qu'au goût ; elle est un peu fibreuse : le père Dutertre dit qu'elle se fond en eau, et qu'elle est si savoureuse qu'on y trouve l'arome de la pêche, de la pomme, du coing et du muscat.

On confit ce fruit au sucre pour en faire des bonbons, des sirops, des gelées, des glaces ; fermenté, il donne un vin abondant et délicat.

L'ananas excite les fonctions digestives, sans produire d'échauffement ; il a cependant l'inconvénient de faire saigner les gencives. Les Indiens le mangent avec du sel ; ils prétendent que sans cette précaution il donne la fièvre.

L'ananas contient du sucre, de la pectine, de l'acide malique, un peu d'acide citrique, un principe huileux aromatique, du parenchyme. Les feuilles de l'ananas sont longues, dures, épineuses ; on peut en faire un tissu, du papier, des cordages.

ANCHOIS (*pron.* an-sciva), clupea encrasicolus. Les Grecs l'ont appelé εγκρασιχολος, parce qu'il a le fiel dans la tête ; ou λυκόστομος, parce qu'ils prétendaient qu'il avait la gueule fendue comme celle du loup.

All., anschove ; *angl.*, anchovy ; *esp.*, anchoa ; *ital.*, accuiga.

L'anchois est du genre de la famille des clupéoïdes ; il

ne dépasse guère 10 à 11 centimètres. Il est très-abondant dans toutes les mers des régions tempérées de l'Europe, surtout dans la Méditerranée et sur les côtes d'Espagne où l'on en fait des pêches nombreuses et productives pour le commerce de l'exportation ; ce poisson se pêche au flambeau, avec des filets nommés *rissoles*.

Ce petit poisson est remarquable par une sorte de transparence qui n'est interrompue qu'à l'endroit de l'épine; sa bouche est très-grande. Les anchois, de même que les sardines, vivent en société et nagent en troupe serrée.

Les Grecs et les Latins faisaient avec l'anchois fondu et liquéfié dans la saumure, une sauce qu'ils nommaient *garum*, et à laquelle ils ajoutaient l'épithète de très-précieuse.

L'anchois se pêche à la fin de l'hiver ; dès qu'il est pris, on lui coupe la tête que l'on dit très-amère. Les pêcheurs mangent ce poisson frais et grillé ; les Italiens, les Espagnols le préfèrent salé. C'est un condiment recherché, mais qui ne convient pas aux personnes lymphatiques.

Les anchois qui nous viennent de Bayonne et de la côte d'Espagne sont les plus gros; ceux de Provence sont les plus délicats.

ANE (*pron.* ân), asinus. Du celt. *asen*, dont on a fait *asne*, qu'on écrit aujourd'hui âne.

All., esel ; *angl.*, blockhead ; *esp.*, asno ; *ital.*, asino.

> Moins vif, moins valeureux, moins beau que le cheval,
> L'âne est son suppléant, et non pas son rival ;
> Il laisse au fier coursier sa superbe encolure,
> Et son riche harnais, et sa brillante allure.

L'âne est un mammifère quadrupède du genre cheval; il paraît être originaire de l'Arabie et avoir passé de cette contrée en Egypte, et d'Egypte en Grèce, de là en Italie, puis en France, en Allemagne, en Angleterre, et enfin en Suède. Cet animal est connu par plusieurs défauts et par plusieurs qualités ; de tous nos animaux domestiques il est le plus dédaigné, et cependant il est un des plus utiles, car :

> L'âne, chaque jour, apporte sur son dos,
> Dans le sein des cités, les tributs des hameaux.

L'âne est sobre, infatigable et très-entêté ; il vit de quinze à vingt ans.

On mangeait anciennement la chair de cet animal, surtout celle de l'ânon sauvage ou onagre jeune.

Les Perses regardaient la chair de l'âne comme un mets délicat ; les Romains, au dire de Pline, l'estimaient à un haut prix ; Mécène en faisait sa nourriture favorite; le chevalier Duprat engraissait des ânons pour sa table. Les Arabes et les Tartares nomades en font encore de nos jours un grand cas.

En Russie, les côtes fumées de cet animal sont un mets estimé; sa chair entre dans la composition de plusieurs saucissons.

La chair de l'âne est rouge, fibreuse, aromatique, chargée d'osmazôme ; elle est si dure qu'elle est chez nous passée en proverbe.

La peau de cet animal sert à faire des cribles, des tambours. Les os étaient très-recherchés des anciens pour faire des flûtes; ils leur attribuaient plus de sonorité.

ANGÉLIQUE, angelica archangelica. Du latin *angelus*, ange; et du grec ἄγγελος, par allusion aux vertus médicinales qu'on lui attribuait.

All., brustwurz ; *ang.*, *ital.*, *esp.*, angelica.

L'angélique est une plante bisannuelle, originaire de la Syrie; elle pousse abondamment en Laponie, en Norwège, et dans toutes les terres grasses et humides de l'Europe ; on l'a rangée parmi les ombellifères.

L'angélique a une tige haute d'un mètre et demi, charnue, chargée de nombreuses feuilles ailées. Toute la plante contient une grande quantité d'huile essentielle aromatique qu'on peut retirer par la distillation.

On confit au sucre les jeunes tiges de cette plante; les semences entrent dans la composition des bonbons, des liqueurs et de plusieurs médicaments. La racine d'angélique, que l'on nomme aussi racine du *Saint-Esprit*, jouit de propriétés excitantes et stomachiques; elle s'emploie aux mêmes usages.

ANGUILLE (*pron.* an-ghiglie), muræna angilla.

All., aal; *angl.*, an-eel; *esp.*, anguila; *ital.*, anguilla.

La nature de l'anguille n'est pas bien connue : est-elle ovipare ou vivipare, telle est encore la question à résoudre. Quelques naturalistes ont prétendu que l'anguille était une espèce de serpent d'eau.

Aristote croyait que ce poisson n'avait pas de sexe, et se produisait spontanément par la transformation de petits vers, qu'il appelle *les intestins de la terre.* Le fait est qu'il pullule subitement et d'une manière fabuleuse dans certaines circonstances, et notamment pendant les inondations, où il remplit les nasses et les filets; on en a vu prendre jusqu'à 30,000 kilogrammes à la fois.

L'anguille est du genre murène; elle a la forme d'un serpent, sa peau est extrêmement gluante; elle se trouve dans les eaux douces. L'anguille de Seine est très-estimée; on la pêche au printemps et à l'automne. Une loi défendait aux Juifs de manger des poissons sans écailles : l'anguille était de ce nombre; aujourd'hui ils peuvent lever leurs scrupules sur cette interdiction, car il est reconnu que la peau de ce poisson est couverte d'écailles, seulement visibles au microscope. Une loi de Numa faisait aux Romains la même défense; il est probable que cette prohibition avait pour motif la nature indigeste de cette nourriture.

La chair de l'anguille est molle, blanche, tendre, agréable, indigeste, surtout lorsqu'elle est chargée de graisse ou qu'elle n'est pas parfaitement cuite. Les individus cachectiques, disposés aux affections muqueuses, atteints de quelques maladies cutanées, doivent s'en abstenir.

On mange l'anguille grillée, fortementassaisonnée de moutarde, bouillie ou cuite à l'étuvée; on la sale, elle devient alors d'une digestion plus facile.

L'anguille était une divinité chez les Egyptiens. Un conte de La Fontaine a rendu proverbial le pâté d'anguille, et tout le monde connaît, au moins de nom, les anguilles de Melun, qui ont la réputation de *crier avant qu'on les écorche*. Voici l'origine de ce dicton.

Dans un mystère, joué à Melun au moyen âge, un bourgeois de la ville, nommé l'Anguille, remplissant le rôle de saint Barthélemi, que le bourreau devait faire semblant d'exécuter, se mit à pousser de grands cris avant que celui-ci eût fait mine de le toucher, ce qui causa une hilarité si grande, que les spectateurs, venus de loin, répandirent dans toute la France l'aventure de l'Anguille de Melun, qui resta proverbiale.

Les anciens étaient très-observateurs de l'aphorisme suivant, qui est encore bon à suivre aujourd'hui :

L'anguille est à la voix un mets défavorable,
La physique en fournit raison bonne et valable ;
Le fromage avec elle augmente le danger ;
Bois donc, bois et rebois, si tu veux en manger.

Dans le peuple on conserve précieusement la peau de ce poisson pour s'en servir contre les foulures et les entorses; nous pouvons affirmer qu'elle n'a aucune propriété thérapeutique; une bande de toile ou de sparadrap a la même action.

ANIS (*pron.* a-ni), anisum pimpinella. Du grec ἄνισον.
All., *esp.*, *ital.*, anis; *angl.*, anise.
L'anis est une plante d'Europe. On le cultive en grand

en Touraine, en Espagne; il est de la famille des ombellifères. C'est une herbacée dont toutes les parties sont très-aromatiques; on en retire, par la distillation, une huile essentielle très-employée par le pharmacien, le parfumeur et le distillateur.

Le fruit, improprement nommé semence, est gros comme deux têtes d'épingles, allongé, pédiculé, vert, sillonné; il est aromatique et légèrement sucré. La semence d'anis entre dans la composition de beaucoup de substances alimentaires ou de liqueurs de table; on en met dans le pain d'épice, dans les bonbons; les habitants du Nord en font une grande consommation.

La graine d'anis est digestive, antiventeuse, tonique; infusée dans l'eau, elle forme un thé très-apprécié.

> L'anis, bon cordial, rend la vision claire;
> L'anis, quand il est doux, fait au mieux et sait plaire.

L'huile essentielle d'anis se solidifie par le froid sous la forme de cristaux, ce qui lui fait donner le nom de *stéaroptène* d'anis; on l'emploie dans la fabrication des liqueurs.

ANIS ÉTOILÉ (*pron.* a-ni), badiane, illicium anisatum.

All., sternanies; *angl.*, indian anise; *esp.*, anis de la China; *ital.*, anice stellato.

L'anis étoilé est un arbrisseau toujours vert, de la famille des magnoliacées, originaire de la Chine et de la Tartarie; il est haut de trois mètres; son port ressemble beaucoup à celui du laurier.

Les Chinois et les Japonais regardent la badiane comme une plante sacrée; ils en brûlent les branches sur le tombeau de leurs parents, ou en remplissent des cylindres de fer où on met le feu. Le fruit est une capsule multiloculaire en forme d'étoile, qui renferme une huile volatile plus abondante, et peut-être plus active que celle de l'anis.

La graine de badiane est stomachique, prise en infusion dans l'eau; elle facilite la digestion et agit comme anti-venteuse; elle entre dans l'absinthe, l'anisette et plusieurs autres liqueurs. L'huile essentielle d'anis cristallise par le refroidissement.

ARROCHE. Bonne-dame, belle-dame, follette. Atriplex hortensis.

All., melde; *esp.*, armuelle; *ital.*, atrepice.

L'arroche croît principalement dans les terrains maritimes et sablonneux; elle est herbacée, annuelle, et de la famille des chénopodées.

On mange cette plante comme les épinards, l'oseille, le pourpier; on en met aussi dans certains potages. L'arroche est peu nourrissante, et peu usitée dans les ménages.

ARROW-ROOT (*pron.* arô-roûte), nom anglais qui signifie flèche, parce que le suc de la plante passe pour guérir la blessure des flèches empoisonnées.

La fécule anglaise que l'on vend dans le commerce nous vient des possessions anglaises des Antilles et des Indes; elle s'obtient de plusieurs plantes, principalement du *maranta arundinacea*, plante d'Amérique, et du *maranta indica*, plante de l'Inde. L'arrow-root est moins blanche que l'amidon, plus fine et plus douce au toucher, cependant elle craque sous la pression des doigts; elle est presque inodore et insipide; on la trouve quelquefois dans le commerce en morceaux irréguliers. Cette fécule s'obtient de la même manière que la fécule de pomme de terre; elle a les mêmes propriétés et se mange de même. Pour les enfants elle est analeptique, fortifiante et d'une digestion facile.

ARTICHAUT (*pron.* ar-ti-scho). Du celt., *art*, épine; *chaulx*, chou; chou épineux. Cynara hortensis ou scolymus.

All., artischoke; *angl.*, artichoke; *esp.*, alcachofa; *ital.*, carciofo.

La fleur du chardon se carrait
Au milieu des piquants dont sa tige est armée,
Et sans plus de façon, d'elle-même charmée,
A la rose se préférait.

L'artichaut est originaire de l'Europe et de l'Afrique méridionale; c'est un chardon sans épines; les botanistes l'ont placé parmi les synanthérées, et du même ordre que celui qui pousse dans les haies, le long des chemins, et que l'on donne en pâture à ces messieurs dont les vers suivants font mention :

Instruit par un lourdaud, conduit par un bâton,
Sa parure est un bât, son régal un chardon.

L'artichaut est une plante annuelle herbacée, cultivée dans tous les jardins potagers; il y en a plusieurs variétés qui diffèrent par la forme et la couleur du réceptacle écailleux des fleurs. Les feuilles de cette plante sont employées, en médecine, comme antirhumatismales; dans les arts on en fait une teinture noire-marron; par l'analyse on en retire une substance particulière, nommée *cynarin*, que l'on dit agir comme fébrifuge.

Le réceptacle écailleux, ou *cul d'artichaut*, est agréable à manger cuit ou cru, à la sauce blanche ou à l'huile et au vinaigre. On peut le conserver pour l'hiver.

ASPERGE, asparagus officinalis. Du grec ασπαραγος, jet tendre.

All., spargel; *angl.*, sperage; *esp.*, esparrago; *ital.*, sparagio.

L'asperge est une plante cultivée dans toute l'Europe, à cause de ses jeunes pousses vertes, allongées, cylindriques, que l'on nomme bourgeons ou turions.

On connaît trois espèces d'asperges, la grosse, la commune et la sauvage. Elles sont vivaces.

On mange les asperges cuites à l'eau, à l'huile, à la

sauce blanche, et assaisonnées à la manière des petits pois ; elles sont faciles à digérer; elles ont l'inconvénient de donner à l'urine une odeur infecte, qui plus d'une fois a trahi des dîners illicites. C'est du reste la providence des estomacs débiles et des convalescents. C'est peut-être ici le lieu de parler du tour spirituel que joua le chanoine Rosset à M. Courtois de Quincey, évêque de Belley. Ce prélat était très-grand amateur d'asperges. On vint lui dire un jour qu'une asperge d'une grosseur merveilleuse pointait dans un des carrés du jardin potager; à l'instant toute la société s'y transporta pour vérifier le fait, car, comme dit Brillat-Savarin, dans les palais épiscopaux aussi, on est charmé d'avoir quelque chose à faire.

La nouvelle ne se trouva ni fausse ni exagérée, la plante avait percé la terre et paraissait déjà au-dessus du sol; encore qelques jours, et l'on pourrait venir la couper.

Le jour fortuné arriva; l'évêque, armé d'un long couteau et suivi de toutes les personnes de sa maison, s'avance avec gravité, fléchit un genou, et plonge le couteau officiel dans une terre humide et bien préparée; mais, ô surprise! ô douleur! le prélat se relève, ayant dans la main une asperge de bois. Monseigneur avait presque envie de se fâcher; mais il prit son parti, se mit à rire, et alors l'hilarité devint générale.

Le chanoine Rosset savait tourner le bois, il peignait également bien. Il avait conditionné de tous points la fausse plante, l'avait enfoncée en cachette, et la relevait un peu chaque jour pour imiter la croissance naturelle.

L'asperge contient de l'asparagine, substance neutre blanche, cristalline, inodore, d'une saveur faible; de la chlorophylle, de l'amidon, une huile aromatique, une matière résineuse.

C'est en 1829 que Broussais découvrit que les turions d'asperge avaient une action sédative sur le cœur. La racine de la plante est également employée en médecine comme diurétique.

AUBERGINE, mélongène. Du latin *albus*, blanc.

Esp., berengena.

Le mélongène ou aubergine est une plante herbacée annuelle, de la famille des solanées. Elle est devenue par la culture une plante potagère; on mange le fruit en salade ou sur le gril.

L'aubergine est originaire de l'Arabie et de l'Inde; on la cultive dans le midi de la France.

Le fruit de l'aubergine a la forme d'un œuf, ou il est allongé comme le concombre; il est blanc, violet, jaune ou rougeâtre; son analyse chimique n'est pas faite.

AVELINE, fruit du noisetier.

Ménage dérive le mot *aveline*, de *avellana*, que Servius dit avoir été fait de *Avella*, village de Campanie, où cet arbre est très-commun.

Les naturalistes ont noté que le noyer, le coudrier, l'olivier, qui se plaisent à végéter près des fleuves, des rivières ou des ruisseaux, ont des fruits façonnés comme des tonneaux, ce qui leur permettrait de naviguer d'une rive à l'autre sans être altérés; la même prudence de la nature se rencontre pour les graines des plantes aquatiques.

AVOINE (*pron.* a-voan), avena sativa. Du latin *aveo*, je désire, parce que certains animaux aiment cette graine.

All., haber; *angl.*, aveine; *esp.* et *ital.*, avena.

L'avoine est une graminée cultivée dans toute l'Europe. Les botanistes en distinguent plusieurs variétés, qui ne diffèrent que par la forme de l'épi et la grosseur du grain; elle est originaire de l'Asie. L'avoine est l'aliment de prédilection des chevaux; les pauvres de la Norwège et de la Suède placent cette céréale au premier rang de leurs plantes alimentaires; les anciens Germains, et encore de nos jours les Suisses en font un abondant usage. L'eau aigrie sur cette semence, forme avec le sucre et un peu de vin blanc, une limonade antiseptique et stimulante; elle fournit un pain peu nutritif et très-désagréable; on peut en faire de la bière, et, par la distillation, de l'eau-de-vie.

La graine d'avoine mondée de son enveloppe constitue le gruau; le gruau est adoucissant, analeptique, diurétique, très-employé pour faire des boissons.

L'avoine a souvent été analysée; on pense que le principe qui donne de la vigueur et de la force aux chevaux existe dans l'écorce; la fécule qu'elle contient diffère beaucoup de celle du froment.

B

BAR, perche de mer, loubine, loup.

All., bard; *angl.*, baud-barrow; *esp.*, barbo de mar; *ital.*, bar.

Le bar est un poisson voisin de la perche d'eau douce, il a le sang froid; on le pêche sur les bords de la Méditerranée. Ce poisson a une chair moins délicate que le brochet; cette chair est blanche, grasse, adoucissante; elle contient peu d'arêtes.

BARBE DE CAPUCIN. Chicorium intybus.

Esp., cuscuta.

La barbe de capucin est une chicorée sauvage, produite par une culture factice, c'est-à-dire que cette plante a poussé et végété dans un endroit chaud et privé de lumière.

Cette plante est très-recherchée à Paris comme salade; elle est saine, amère, nourrissante; on la permet aux malades en convalescence.

BARBUE. Ophidium barbatum.

All., butte; *angl.*, quickset; *esp.*, pescado de mar.

La barbue est un poisson qui se trouve dans la Méditerranée et l'Océan. Elle ressemble en tout à la donzelle et au turbot; elle en diffère en ce qu'elle est plus large, plus mince, et qu'elle n'a pas d'aiguillons.

Sa chair est molle, délicate, savoureuse, moins agréable que celle du turbot.

On la mange cuite à l'eau, au court-bouillon, marinée, à la parmesane, à la provençale.

BÉCASSEAU (*pron.* bé-ka-sò), tringa ochropus.

All., juge-schnepfe; *angl.*, young woodcock; *esp.*, chochin ; *ital.*, sciacora.

Le bécasseau, vulgairement appelé *cul-blanc*, est un oiseau du genre longirostre, de l'ordre des échassiers, et de passage.

Le caractère distinctif de cet oiseau est d'avoir quatre doigts à chaque patte, trois par devant et un par derrière; son bec est d'un vert sombre obscur; il se plaît dans les lieux humides et solitaires, il se nourrit de vers.

Le bécasseau est un gibier excellent; les gastronomes en font un grand cas ; les poëtes l'ont chanté. Sa chair est tendre, de bon goût; elle se mange rôtie.

BÉCASSE (*pron.* bé-kas), scolopax rusticula. Du celtique *bec*, à cause de la formation du bec de cet oiseau.

All., Schnepfe; *angl.*, woodcock; *esp.*, becada; *ital.*, beccaccia.

Quand la bécasse est réduite en purée,
Qu'elle est par l'art savamment préparée,
Ce mets si rare et non moins précieux
Ne doit être servi qu'à la table des dieux.

La bécasse est un passereau longirostre, de l'ordre des échassiers.

Cet oiseau de passage se retire l'été sur le haut des montagnes de la Suisse, de la Savoie et des Pyrénées; il redescend dans la plaine au mois d'octobre, pour vivre dans les marais, le long des étangs; il se nourrit d'insectes, de vers, d'araignées.

La bécasse a la vue mauvaise, surtout pendant le jour; elle voit mieux au crépuscule qu'en plein midi; c'est pour cela que les Espagnols l'ont appelée *gallina ciega*, poule aveugle. L'homme, ce gourmand par excellence, ne pense pas qu'il savoure les excréments de la bécasse; car, d'après les règles culinaires, cet oiseau ne doit point être vidé, il faut le faire cuire avec ses entrailles. La bécasse est un excellent gibier lorsqu'elle est grasse; elle est toujours meilleure pendant les gelées. Sa chair est brune, savoureuse; les cuisses sont les parties les plus estimées; la purée, le salmis, une terrine de bécasses sont des mets d'un grand prix; Horace les a chantés.

Brillat-Savarin n'admet de bécasse bonne que lorsqu'elle a été rôtie sous les yeux du chasseur, et surtout du chasseur qui l'a tuée; on doit la laisser un peu faisander pour développer son arome.

BÉCASSINE (*pron.* bé-ka-sin), scolopax gallinago.

All., wasserschnepfe; *angl.*, snipe; *esp.*, gallineta ciega; *ital.*, beccaccino.

La bécassine est un oiseau de passage de l'ordre des échassiers. Elle ne diffère de la bécasse que parce qu'elle est plus petite; son bec est long de huit à dix centimètres. Elle vient au mois d'octobre; elle vit de vers et d'insectes. On la mange en hiver; les gourmets en savourent les entrailles.

BECFIGUE (*pron.* bec-fig), ficedula, parce qu'il se nourrit de figues.

All., feigenschnepfe; *angl.*, becafico; *esp.*, becafigo; *ital.*, beccafio.

> Ces oiseaux ambulants, instruits par la nature
> A prévenir l'excès du chaud, de la froidure,
> Cherchent de plage en plage un climat tempéré,
> Où le froid, où le chaud pour eux soit modéré.

Le becfigue est un oiseau de l'ordre des passereaux. Dans le midi de la France, on le confond avec le gobe-mouche, la fauvette, et autres becs fins. Le becfigue devient aussi gras que le rouge-gorge ou l'ortolan; il leur est préférable par une amertume légère et un parfum unique; la chair est délicate et succulente; il lui faut, pour la bien digérer, des épices et beaucoup d'aromates; les convalescents doivent s'en abstenir.

Le becfigue est très-commun en Provence et en Syrie; il se nourrit de figues et de raisins, ce qui a donné lieu à cette jolie plainte que Martial lui fait faire :

Quum me ficus alat, et pascar dulcibus uvis,
Cur potius nomen non dedit uva mihi?

A Marseille, le becfigue se nomme *tête-noire*. Il y en a une si grande quantité dans l'île de Chypre, qu'on le marine au vinaigre, dans des barils, et l'on en fait un commerce; on en expédie beaucoup à Venise.

BÉLIER (*pron.* bé-lié), aries. Ménage dérive ce mot de *vellarius*, qui a été fait de *vellus*, toison. D'autres le font venir de *balare*, bêler. Borel le dérive de *belin*, vieux mot franqui signifiait *sot*, *mouton*.

All., widder; *angl.*, aries; *esp.*, carnero padre; *ital.*, montone.

Le bélier est un quadrupède à pied fourchu, c'est le mâle de la brebis; il porte le nom d'agneau dans les premiers temps de sa vie, et celui de mouton quand il est coupé. Le bélier porte sur la tête des cornes, qui viennent se contourner sur le devant en forme de demi-cercle; elles sont quelquefois contournées en spirale, creuses et ridées. On connaît l'âge du bélier par ses cornes; elles paraissent dès la première année, souvent même dès sa naissance, et croissent tous les ans d'un anneau, jusqu'à l'extrémité de la vie.

A un an les béliers, les brebis et les moutons perdent les

deux dents de devant de la mâchoire inférieure; car ils manquent de dents incisives à la mâchoire supérieure; elles sont remplacées par d'autres qui sont inégales, assez blanches, mais qui, à mesure que l'animal vieillit, se déchaussent, s'émoussent et deviennent noires. Ainsi on juge de l'âge de ces animaux par les dents. Le bélier doit avoir la tête forte, grosse, le nez camus, le front large, les yeux noirs et gros, le corps long et élevé, l'encolure et le râble larges, le ventre grand, la queue longue et de belles cornes; sa peau est couverte d'une laine longue et dure. La durée de sa vie est de douze à quatorze ans.

La chair du bélier est peu agréable; elle est dure et tient toujours un peu de l'odeur et du goût de celle du bouc.

Les Egyptiens sacrifiaient des béliers pour se rendre leurs dieux favorables.

BERGERONNETTE, motacilla.

All., bachstelze; *angl.*, lass; *esp.*, aguzanieve.

La bergeronnette est de l'ordre des passereaux; son nom lui vient de son habitude de rôder autour des bergeries et des troupeaux. Ce petit oiseau se trouve dans toute l'Europe; il vient tous les ans dans nos contrées, il émigre aux premiers froids. La bergeronnette a les pieds longs, le bec droit et grêle et la queue très-longue; son corps a une couleur cendrée. Sa chair est délicate, grasse, bonne à manger; on la sert comme l'ortolan. Dans certains départements de la France on prend cet oiseau au filet.

Nos lectrices nous sauront gré de reproduire ici un morceau de poésie sorti de la plume d'un homme enlevé trop jeune à ses amis et aux lettres; nous pleurons encore Doval.

Pauvre petit oiseau des champs,
Inconstante bergeronnette,
Qui voltiges, vive, coquette,
Et qui siffles tes jolis chants;

Bergeronnette si gentille,
Qui tournes autour du troupeau;
Par les prés sautille, sautille,
Et mire-toi dans le ruisseau!
Va, dans tes gracieux caprices,
Becqueter la pointe des fleurs
Et poursuivre, aux pieds des génisses,
Les mouches aux vives couleurs.
Reprends tes jeux, bergeronnette,
Bergeronnette au vol léger;
Nargue l'épervier qui te guette,
Je suis là pour te protéger.
C'est ton doux chant qui me console;
Je n'ai point d'autre ami que toi!
Bergeronnette, vole, vole,
Bergeronnette, devant moi.

BETTE (*pron.* bet), betta vulgaris. Du celt. *bett.*

All., beete; *esp.*, acelga; *ital.*, bietola.

On donne pour patrie à la bette, vulgairement appelée poirée, les plages maritimes des climats méridionaux; elle fut apportée d'Italie en France vers la fin du quinzième siècle.

Cette plante herbacée paraît être le type originaire de la poirée, de la carde et de la betterave; la culture a développé ce végétal à ce point qu'aujourd'hui on pourrait en faire deux familles, reconnaissables par la couleur des feuilles; on l'a placée dans la famille des chénopodées.

On mange la feuille de bette comme les épinards, mais mélangée avec de l'oseille, à cause de sa saveur fade. La poirée blanche ou blonde entre quelquefois dans les bouillons gras, mais toujours elle fait partie du bouillon maigre appelé pour cela bouillon aux herbes. Cette feuille sert aussi à panser les vésicatoires ou les cautères.

BETTERAVE (*pron.* bette-rave), beta vulgaris; chénopodées.

All., rothe rübe; *angl.*, beet-root; *esp.*, betarraga; *ital.*, barbabetola.

On pense que c'est la bette qui, par le développement de la culture, a produit la betterave; pendant longtemps la betterave n'a été considérée que comme plante potagère, ou bonne à être donnée en nourriture aux animaux; sa racine est charnue, sucrée; ses feuilles sont succulentes et d'une végétation vigoureuse. Cette plante a acquis une importance très-grande, depuis que Margraff a découvert que l'on pouvait en retirer du sucre cristallisé.

M. Achard, de Berlin, est le premier qui ait préparé du sucre avec la racine; plus tard, Chaptal a annoncé qu'en cas de guerre maritime on pourrait remplacer le sucre de canne des colonies par le sucre de betterave.

Voici les principales variétés de cette racine que l'on peut employer :

1° La betterave blanche; sa racine et les côtes de ses feuilles sont blanches ou verdâtres; 2° la betterave jaune; sa racine et les côtes des feuilles sont d'un jaune pâle; 3° la betterave rouge; sa racine est d'un rouge de sang et les feuilles d'un rouge foncé; on la distingue en grande et en petite; 4° la betterave veinée; sa racine a la surface et l'intérieur blancs, avec des veines roses. En Angleterre on nomme cette variété *racine disette*; on la cultive en grand pour la nourriture des bestiaux.

On mange la betterave rouge de préférence aux autres; on la fait cuire sous la cendre, dans l'eau, à la vapeur de l'eau; on la sert en salade, au naturel, ou en ragoût, à la sauce blanche.

Les feuilles de cette plante sont quelquefois mêlées à celles de l'oseille, pour masquer sa saveur acide; ses côtes larges et blanches sont souvent servies sous le nom de *cardes*.

L'analyse chimique de la betterave fournit du sucre cristallisable, de l'albumine, des sels de chaux; on y trouve souvent une assez grande quantité d'asparagine, ainsi que de l'ammoniaque. Ces phénomènes sont dus à la nature du sol ou aux fumiers employés pour amender la terre; cette racine contient encore de la cellulose, de l'albumine, de la caséine, de l'acide malique, de la pectine, une substance gommeuse, une matière grasse aromatique et odorante, une huile essentielle, du phosphate de chaux, des hydrochlorates d'ammoniaque, de la silice, du soufre, des oxydes de fer. La proportion de sucre est de 10 sur 100 de jus.

Le sucre de betterave conserve longtemps une matière colorante et une odeur particulières; on ne peut l'en débarrasser que par des purifications réitérées. Ces matières proviennent de la plante même; on les retrouve ensuite dans la mélasse, ce qui fait qu'elle est moins estimée que la mélasse provenant de la canne, qui a un goût de vanille.

La mélasse de betterave sert dans les arts pour faire du cirage et des colles.

BEURRE, butyrum. De βουτυρον (βοῦς, vache, τῦρος, fromage).

All. et *angl.*, butter; *esp.*, manteca; *ital.*, butiro.

Le beurre est une substance animalisée formée de stéarine, d'oléine, de butyrine; ce dernier principe fournit des acides butyriques, caproïque et caprique; il contient en outre un principe colorant qui lui est propre. Frais, le beurre est un aliment agréable et sain; salé et fondu, il perd de son arome et de sa qualité. Le beurre sert d'assaisonnement à beaucoup de viandes, de légumes, de poissons et de pâtisseries; on en fait des sauces et d'excellentes fritures; il ne convient pas aux enfants, aux individus lymphatiques, aux malades.

Pris sans fièvre, le beurre est un doux laxatif;
Le *serum* lave et monde, incise, est sédatif.

Le beurre n'a pas la propriété qu'on lui attribue généralement d'augmenter la sécrétion de la bile. Il s'altère au contact de l'air et du feu. On le falsifie avec de l'eau, de l'amidon, du jus de carotte.

Les beurres les plus estimés sont ceux de Bretagne, de Gournay et d'Isigny.

La nature du beurre varie chez les différents animaux ; il est naturellement un peu jaunâtre chez la vache ; celui de l'ânesse est jaune, celui de la chèvre est toujours blanc.

BICHE. Racine de *bouc*, onomatopée formée par l'imitation du cri de cet animal ; en basse latinité *beccus*, en grec βεκκος.

All., hindinn ; *angl.*, lap-dog ; *esp.*, cierva ; *ital.*, cerva.

> Dans la solitude et sous la ramée,
> La biche aux doux yeux joue avec le faon.

La biche est la femelle du cerf. Ce mammifère habite les bois (voyez *Cerf*).

La fable dit que Junon attela à son char les quatre biches aux cornes dorées que Diane poursuivait, et qu'elle les préserva ainsi d'une mort certaine.

La chair de la biche est moins recherchée que celle du cerf; elle se mange de même. Sa peau sert dans le commerce.

En Angleterre on élève de grands troupeaux de biches ; elles fournissent assez de lait pour en faire du fromage.

BIÈRE (*pron.* bièr), vinum ex cerere.

All., bier ; *angl.*, beer ; *esp.*, cerveza ; *ital.*, bara.

La bière est le nom qui s'applique à une boisson préparée de préférence avec l'orge et le houblon, cependant on peut employer toute autre céréale.

Cette boisson n'occupe que la troisième place parmi les liqueurs fermentées ; elle ne vient qu'après le cidre. C'est la boisson presque habituelle des Hollandais, des Belges, des Anglais, des Ecossais, des Irlandais et des habitants du nord de la France ; dans les Etats d'Amérique on en fait aussi une grande consommation.

La confection de la bière embrasse quatre opérations : le maltage, le brassage, la fermentation et la clarification.

La première opération a pour but de développer le principe mucoso-sucré du grain ; la seconde, de mélanger le grain avec l'eau ; la troisième, de laisser fermenter ; la quatrième, de clarifier.

La couleur de la bière blanche dépend de ce qu'on sèche moins le malt et de ce qu'on se borne à une simple cuisson, tandis que pour la bière brune le malt est fortement séché, et la cuisson prolongée pendant trente ou quarante heures.

L'huile amère que contient le houblon a la propriété de modifier agréablement la saveur sucrée de cette boisson et de corriger sa tendance à l'acidité. La bière en fermentation dégage de l'acide carbonique ; c'est à ce gaz qu'elle doit son pétillant mousseux ; elle contient, en outre, un principe sucré, un mucilage abondant, un extractif amer, de l'alcool, de l'amidon, du gluten, du phosphate de chaux, une petite quantité d'acide acétique.

La bière est nourrissante, elle donne de l'embonpoint, elle excite les organes digestifs, facilite la sécrétion des urines et convient aux goutteux et aux individus attaqués de la pierre.

La bière forte, prise en trop grande quantité, donne des vertiges, pèse sur l'estomac, occasionne une ivresse prolongée et stupide ; elle finit par énerver les facultés intellectuelles, l'énergie et le courage.

Cette boisson est souvent falsifiée avec du buis, des alcalis végétaux toxiques, de la mélasse. On peut consulter l'excellent Traité des falsifications des substances alimentaires de M. Chevallier, on y trouvera les moyens de reconnaître celles que l'on fait subir à la bière. Celle-ci doit, du reste, avoir les qualités suivantes :

Que la bière soit douce, et claire, et bien cuvée ;
Que faite de bon grain, quelque temps conservée,
Elle invite à la boire un gosier connaisseur
Et dissipe la soif, sans peser sur le cœur.

La fabrication de la bière est soumise à des ordonnances

et à des droits d'octroi; aujourd'hui la régie peut à chaque instant se présenter chez un brasseur pour y contrôler la quantité de liquide qu'il fabrique; l'hygiène et l'intérêt public devraient lui imposer aussi l'obligation d'en inspecter la qualité.

La bière n'a pas toujours porté ce nom; en 1292, elle s'appelait *cervoise*. Les statuts de cette époque portent que nul autre que le brasseur n'aura le droit de préparer la bière qu'avec une autorisation spéciale, sous peine de confiscation du matériel.

BOEUF (*pron.* beuff), bos. Du grec βοῦς.
All., ochs; *angl.*, an-ox; *esp.*, buey; *ital.*, bue.

> J'aime un gros bœuf, dont le pas lent et lourd,
> En sillonnant un arpent dans un jour,
> Forme un guéret où mes épis vont naître.

L'homme sait user en maître de sa puissance sur les animaux; il les asservit pour l'aider dans ses travaux et pour subvenir aux besoins de sa subsistance.

Le taureau était regardé comme indomptable, l'homme lui a enlevé sa fougue et son énergie, et il en fait un être dégradé, au point qu'il ignore sa force et son sexe, et qu'une faible femme ou un enfant peut le guider à son gré. Cet animal donne autant qu'il prend, il améliore même le fonds sur lequel il vit. Les services que l'homme retire du bœuf sont innombrables : on l'attelle aux chars et à la charrue; sa chair est un des aliments les plus sains; sa graisse sert à faire de la chandelle, de la bougie, du savon; ses tendons, bouillis dans l'eau, donnent de la gélatine, connue dans le commerce sous le nom de colle-forte; son poil, ses ongles distillés fournissent de l'ammoniaque, ou de la bourre pour la chapellerie; sa peau, convenablement préparée et tannée, devient le cuir pour la chaussure; son sang est employé à clarifier le sucre et les vins blancs; son fiel sert à dégraisser les étoffes de laine et à faire des couleurs; ses os sont calcinés pour obtenir du noir animal, du phosphore, du phosphate de chaux; ils servent encore à faire des outils de cordonnier; les intestins, dans les mains du boyaudier, sont transformés en cordes, et les cornes servent à la coutellerie.

Le bœuf a joui, dans l'antiquité, d'une grande vénération; les poëtes lui ont consacré de beaux vers; en Egypte il a eu des prêtres et des autels.

Les Germains en faisaient un si grand cas, qu'au rapport de Tacite, ils donnaient des bœufs comme dot à leurs filles.

Les Athéniens furent longtemps sans employer cet animal à leurs sacrifices. Élien rapporte que Phygès fut condamné à mort pour avoir tué un bœuf attelé à une charrue.

Notre moyen âge a eu des fêtes qui n'étaient que la continuation de celles du paganisme, et qui ont perpétué leurs traditions dans le bœuf gras.

La République de 93 avait inauguré sa révolution par une fête de Cérès; notre République de 1848 l'a imitée. Boileau a dit:

> Quatre bœufs attelés, d'un pas tranquille et lent
> Promenaient dans Paris le monarque indolent.

La royauté n'existant plus en 1848, le char était monté par des jeunes filles vêtues de blanc, comme emblème de l'innocence et de l'âge d'or.

La chair du bœuf est un aliment sain, très-tonique, fortifiant, facile à digérer, nourrissant; elle est riche en osmazôme, en gélatine, en albumine; elle se mange bouillie ou rôtie; bouillie, elle a besoin d'aromates, de sel et d'épices; aussi on dit:

> De plusieurs choses Dieu nous garde:
> De toute femme qui se farde,
> D'un serviteur qui vous regarde,
> Et du bœuf salé sans moutarde.

La marine emploie beaucoup de bœuf salé ou séché : ainsi préparée, cette viande est moins agréable ; cependant elle conserve toutes ses propriétés nutritives.

BONNET-TURC ; cucurbitacées.

Le bonnet-turc n'est qu'une variété du potiron ; c'est une plante herbacée annuelle. Son fruit se mange comme celui de la citrouille.

BOUC (*pron.* buk), hircus.

Mammifère, ruminant.

All., bock ; *angl.*, he-goat ; *esp.*, macho cabrio ; *ital.*, becco.

> Si le Ciel t'eût, dit-il, donné par excellence
> Autant de jugement que de barbe au menton,
> Tu n'aurais pas, à la légère,
> Descendu dans ce puits. Or, adieu, j'en suis hors.
> Tâche de t'en tirer et fais tous tes efforts :
> Car pour moi j'ai certaine affaire
> Qui ne me permet pas d'arrêter en chemin.

Le bouc est un animal à cornes, il est le mâle de la chèvre. Il diffère du bélier en ce qu'il est couvert de poil au lieu de laine ; de plus, il porte sous le menton une longue barbe ; l'odeur qu'il répand est désagréable, forte et penétrante. Bien des fermiers ont plusieurs boucs pour masquer l'odeur des autres animaux ; ils pensent, mais à tort qu'ils les préservent des maladies contagieuses.

Le bouc est rarement compté parmi les animaux propres à la nourriture de l'homme ; sa chair est dure et difficile à digérer. Cependant, lorsqu'il est jeune, il est moins odorant; quelques chasseurs le mangent avec plaisir.

La peau du bouc sert à faire des outres, des tamis et des cornemuses ; autrefois on employait le sang de cet animal comme antispasmodique ; aujourd'hui il est inusité.

Le bouc était en grande vénération chez les habitants de Mendes ; les Egyptiens n'immolaient jamais cet animal, parce qu'il représentait leur dieu Pan. Au contraire, les Grecs l'immolaient à Bacchus, comme destructeur de la vigne; ils représentaient aussi Vénus montée sur cet animal. Au moyen âge on croyait que les sorcières se rendaient au sabbat montées sur des boucs.

BREBIS (*pron.* bre-bi), ovis. Du latin *vervex*, d'où, en changeant le *v* en *b*, on a berbex, traduit par *berbis*, et, par interposition, *brebis*.

All., schaf; *angl.*, sheep; *esp.*, oveja; *ital.*, pecora.

Heureux qui possède un troupeau
Et qui voit la laine légère
Tourner sur le léger fuseau
De son innocente bergère!

La brebis est la femelle du bélier; c'est un quadrupède mammifère ruminant, timide, doux, craintif, très-sensible au chaud ou au froid, sujet aux maladies de peau, de poitrine, et à certaines maladies qui sont toutes contagieuses. Cet animal est couvert de laine; il palpite dès qu'il court; il devient facilement boiteux ou de lassitude, ou parce que ses ongles sont ramollis pour être restés longtemps dans sa fiente.

La brebis produit avec le bouc, aussi bien qu'avec le bélier; on peut donc regarder cet animal comme une femelle commune à deux mâles différents; le résultat étant toujours des agneaux, individus de son espèce. Sa portée est de cinq mois.

Le lait de la brebis est bon à boire, on en fait d'excellents fromages; sa laine est employée dans les arts, sa peau sert à faire du parchemin. La chair de cet animal est moins agréable que celle du mouton; elle se mange de même.

Les anciens sacrifiaient des brebis blanches et sans tache à Apollon.

Dans l'ancienne Afrique, la brebis était sacrée; sa tonte était l'objet d'une fête religieuse; de nos jours encore c'est un but de réunion.

BRÈME, ou BRAME (*pron.* brem), cyprinus brama.

All., brassen; *angl.*, bream; *esp.*, brema; *ital.*, reina.

La brème ressemble à la carpe; c'est un poisson très-commun dans les rivières et les eaux douces de l'Europe, elle multiplie beaucoup dans les lacs du nord et du nord-est de cette contrée; elle est très-commune à l'embouchure de la Seine.

La chair de la brème est molle, grasse, peu agréable, remplie d'arêtes; il faut beaucoup d'épices pour la faire digérer.

La petite brème, *cyprinus latus*, que l'on nomme aussi *bordelière*, est encore moins estimée que la précédente; elle fréquente les rivages de la mer.

BROCHET (*pron.* bros-cè), esox lucius, surnommé le tyran des eaux. Du celt. *brochi*, féroce; ou du grec βρὺκω, je mords, j'engloutis, je dévore.

All., hecht; *angl.*, pike; *esp.*, sollo; *ital.*, luccio.

> Elle était noble dame, habile en savoir-vivre,
> Et servait à son hôte, ainsi qu'il le fallait,
> Le ventre de la carpe et le dos du brochet.

Le brochet est un poisson d'eau douce, de l'ordre des osseux abdominaux, et de la famille des siagonotes. Il est très-commun en Europe et dans l'Amérique septentrionale; on le trouve dans les lacs, les étangs et les rivières. Il est remarquable par sa tête longue, de forme singulière, aplatie dans sa partie antérieure depuis les yeux jusqu'au bout du bec, de forme carrée, et percée d'environ treize trous. Ce poisson varie de grandeur; il y en a une espèce qui acquiert une longueur d'un mètre et demi. Sa voracité et sa fécondité sont proverbiales.

Ce poisson n'aime pas l'eau salée, il y maigrit et perd de sa qualité.

Le brochet a été très-recherché des anciens Romains, Néron en faisait conserver dans des viviers. Ce poisson se mange cuit au bleu, au court-bouillon, et accommodé de diverses manières. En Russie, on le consomme salé; le foie de ce poisson est très-recherché. Les œufs du brochet ont quelquefois l'inconvénient de donner lieu à des éruptions cutanées; cependant on en prépare en Allemagne un mets très-estimé, appelé *netzin*.

C

CACAO (*pron.* ka-kao), fruit du cacaoyer, ou cacaotier. Theobroma cacao. De Θεος, Dieu, et βρωμα, aliment.

All., cacao; *angl.*, cocoa-nut; *esp.*, cacao; *ital.*, cacao.

Le cacaoyer est originaire du Nouveau-Monde; on le cultive, ou il pousse naturellement à la Guiane, au Mexique, et surtout sur la côte de Caraque : nos colonies françaises le cultivent depuis le dix-septième siècle.

Le cacaoyer appartient aux malvacées; il s'élève à la hauteur du cerisier; son feuillage est d'un vert brillant; ses fleurs sont blanchâtres; il fleurit trois fois l'année; la nature du sol agit sur sa végétation.

Le fruit du cacaoyer a la forme du concombre; il est rempli d'une pulpe blanchâtre aigrelette, au milieu de laquelle sont disséminées une trentaine de graines d'une forme analogue à celle des amandes douces.

Ces graines ou semences se composent d'un tégument scarieux brun fauve, recouvrant un embryon de même couleur, d'une odeur faible et d'une saveur un peu amère; cette semence ne se détache de sa pulpe que par la fermentation; lorsqu'on l'a séparée, on la fait sécher au soleil. Dans quelques pays, on l'enfouit en terre pour lui faire perdre de son âcreté. Le cacao ainsi préparé prend le nom de *cacao terré*.

Les cacaos terrés sont : le cacao Caraque, le Cacao Trinité, qui vient de l'île de ce nom.

Les cacaos non terrés sont ceux de Saint-Domingue, de la Martinique, de la Guadeloupe ou Maragnan. Ils sont moins estimés que les premiers pour le chocolat ; mais ils sont préférés pour l'extraction du beurre de ce nom, en ce qu'ils en contiennent davantage, et qu'ils sont moins chers.

Le cacao soconusco, qui vient de Guatimala, et qui est très-estimé, ne subit pas de terrage. On connaît quatre variétés de cacaoyer : le cacaoyer *sauvage*, le cacaoyer *anguleux*, le cacaoyer *bicolor*, et le cacaoyer *cultivé*, qui produit le cacao du commerce.

Les Caraïbes donnent au cacaoyer le nom de *cacao ;* les Mexicains appellent la semence de cet arbre *cacahoati ;* ils savent le torréfier pour en faire une boisson qu'ils nomment *chocolate*, d'où nous avons fait *chocolat.*

A Guatimala, les semences du cacaoyer servent de menue monnaie; les femmes en extraient la matière grasse pour composer des cosmétiques. En France, nous l'employons pour faire un aliment aussi agréable que nourrissant.

Le beurre de cacao est blanc jaunâtre, aromatique, très-fusible ; on l'emploie en pharmacie et en parfumerie.

On a essayé de faire du chocolat blanc avec ce beurre, du sucre et des amandes ; ce mélange n'a pas réussi.

CAFÉ (*pron.* ka-fé), graine du caféier. Coffea arabica ; rubiacées.

All. et *angl.*, coffee ; *ar.*, ban ; *esp.*, cafe ; *holl.*, koffy.

Il est une liqueur au poëte plus chère,
Qui manquait à Virgile et qu'adorait Voltaire ;
C'est toi, divin café, dont l'aimable liqueur,
Sans altérer la tête, épanouit le cœur.
Aussi, quand mon palais est émoussé par l'âge,
Avec plaisir encor je goûte ton breuvage.

Le caféier, caféyer, cafier, est un petit arbre de sept à

à dix mètres de hauteur, dont les rameaux toujours verts, opposés en sautoir, forment une cime pyramidale, et dont les feuilles également opposées, oblongues, pointues, ondulées au bord, d'un vert foncé et luisant, produisent par paquets, à leurs aisselles, des fleurs blanches parfumées, auxquelles succède une baie qui renferme deux graines que nous appelons *graines* de café, ou simplement *café*.

Le café est le périsperme du fruit ou noyau. La fève ou semence de cet arbrisseau pousse naturellement dans la haute Ethiopie, où elle a été connue de tout temps.

Le séjour de prédilection du café est dans le royaume de Yemen, vers le canton d'Aden et de Moka ; c'est même de ce pays que le Hollandais Vanhom en fit transporter, en 1690, à Batavia. Les plants qui furent cultivés dans ce pays réussirent si bien, qu'on les distribua dans plusieurs capitales de l'Europe. Louis XIV fit soigner au jardin botanique de Paris le plant dont les Hollandais lui avaient fait don, lors de la signature de la paix d'Utrecht ; on en obtint de nouvelles boutures, et il devint la souche de tous ceux qui peuplèrent les Antilles. Ce fut le capitaine Déclieux qui eut, en 1720, la mission de naturaliser cet arbre dans nos colonies américaines. La traversée de ce naturaliste fut longue et pénible ; l'eau douce du vaisseau devenant rare, on dut la partager à tous les gens de l'équipage ; marins et passagers étanchaient peu à peu leur soif en prenant dans leur bouche quelques gouttes du précieux liquide ; Déclieux seul lutte contre le besoin qui le dévore ; plus fort que Tantale, il étouffe et comprime ses désirs, pour répandre chaque jour sur la terre qui contient son trésor quelques gouttes d'une eau qu'en peu d'instants un ciel brûlant avait évaporée. On touche terre, enfin ; il était temps ; ses jeunes élèves étaient sauvés ; il avait la satisfaction de les amener vivants à la Martinique, où le climat leur fut si favorable, qu'ils ne tardèrent pas à s'y multiplier d'une manière prodigieuse.

Ainsi, c'est à cette cruelle privation et à ce noble dévouement qu'aujourd'hui la Martinique, Saint-Domingue, l'île Bourbon, la Guiane, doivent leur prospérité.

On laisse à d'autres, dit M. de Jussieu, le soin de rapporter au vrai ce qui a donné occasion à l'usage du café, et d'examiner si l'on doit la première expérience à la vigilance du supérieur d'un monastère d'Arabie, qui, voulant tirer ses moines du sommeil qui les tenait assoupis dans la nuit aux offices du chœur, leur en fit boire l'infusion, sur la relation des effets que ce fruit causait aux boucs et aux chèvres qui en avaient mangé ; ou s'il faut en attribuer la découverte à la piété d'un mufti, qui, pour faire de longues prières et pousser les veilles plus loin que les dervis les plus dévots, a passé pour s'en être servi le premier.

Le fruit du café est vert d'abord, ensuite rouge, puis d'un rouge brun ou d'une couleur tannée lorsqu'il est dans sa parfaite maturité, de la grosseur d'un bigarreau, ayant à son extrémité une espèce d'ombilic ; la queue de ce fruit n'a guère que six lignes de longueur. La chair de cette baie est mucilagineuse, pâle, d'un goût douceâtre assez agréable, d'une odeur aromatique ; elle sert d'enveloppe commune à deux tuniques, loges ou coques, minces, ovales, étroitement unies par l'endroit où elles se joignent, et qui contiennent chacune une demi-fève ou semence, lisse, d'une nature cornée ou cartilagineuse, d'un vert pâle ou jaunâtre, ovale, convexe sur le dos, plate du côté opposé, qui est le ventre, et creusée de ce même côté, et dans sa longueur, d'un sillon assez profond. On donne à ce café entier et desséché le nom de *café en coque* ; et l'on appelle *café mondé* les semences dépouillées de leurs enveloppes propres et communes.

On sépare la pulpe qui environne la graine, en faisant passer le fruit entre deux râpes cylindriques qui tournent dans un sens contraire, et l'on détache le grain de son enveloppe, ou parchemin bien desséché, par le moyen d'un moulin à gros rouleaux garnis de lames de fer, ou d'un pilon dans un mortier ; l'action du vanneur chasse les dépouilles, qui sont les coques.

Aujourd'hui, les cafés que l'on trouve dans le commerce de France varient dans leurs propriétés physiques et aromatiques; ces variétés dépendent de la localité d'où ils sont sortis.

Celui de Moka est le plus estimé ; il est petit, arrondi, et jaunâtre ; son odeur et sa saveur sont très-agréables, surtout après la torréfaction. Le café Bourbon est plus gros, blanchâtre, allongé, aigu par un bout, sans odeur. Celui de la Martinique est verdâtre, il conserve presque toujours son arille, qui ne s'en sépare que par la torréfaction, il a une saveur herbacée. Enfin, le café de Saint-Domingue est moins vert que le précédent; il est doué d'une odeur et d'une saveur moins agréables.

La graine de café se compose de deux parties : la substance de la fève, et l'écorce dans laquelle elle est renfermée. La substance de la graine est composée d'un assemblage de vésicules ou cellules de forme angulaire, qui adhèrent si parfaitement ensemble, qu'on les briserait plutôt que de les séparer. Les cavités de ces cellules renferment, sous la forme de petites gouttes, une quantité considérable d'huile, d'où dépendent le parfum et les principes actifs. L'enveloppe, ou membrane, présente une structure bien distincte de celle de la graine elle-même. Le café cède à l'eau jusqu'à 40 0/0 de parties solubles; torréfié, il perd, selon M. Payen, d'autant plus de principes, que la torréfaction a été poussée plus loin. Pendant la torréfaction, il se développe un principe aromatique qui communique au café brûlé son parfum, et qui diminue à mesure que cette torréfaction est plus avancée.

La matière grasse dans le café forme les 13 centièmes du poids total ; elle a une couleur jaunâtre ; sa fluidité est assez grande ; elle retient fortement une partie de l'essence aromatique ; épuisée par l'eau, la matière grasse du café Martinique est plus brune et moins fluide que dans les autres variétés de cette graine.

Le café brûlé et pulvérisé est souvent mêlé de chicorée; on reconnaît cette fraude par plusieurs moyens; par exemple :

Prenez de la poudre de café pur, du café dans lequel on a introduit un cinquième de chicorée, et enfin de la poudre de chicorée sans café; placez chacune de ces substances dans un tube de verre avec de l'eau distillée, neuf parties, et une d'acide hydrochlorique.

Dans le tube où sera le café normal, la plus grande partie de la poudre surnagera; dans le tube qui contient le mélange la poudre surnagera moins, et enfin la chicorée se précipitera tout entière en quelques minutes. D'une autre part, la première solution sera d'une couleur légèrement jaunâtre et deviendra limpide; la seconde se teindra en brun, la troisième sera d'un brun rouge foncé. On falsifie encore le café torréfié avec la fécule de haricots, de pomme de terre : on reconnaît cette fraude à la forme et à la dimension des granules que l'on compare au microscope.

La décoction du café non brûlé est une boisson presque insignifiante, la torréfaction seule y développe l'arome. Cependant le café échaudé avant sa torréfaction jouit d'une propriété bizarre; il provoque des rêves comme l'opium et met la personne qui en fait usage dans une surexcitation nerveuse très-grande; il faudrait supposer que dans la circonstance les principes actifs du café ont été modifiés.

Les Turcs n'emploient pas le moulin pour triturer le café; ils le pilent dans des mortiers et avec des pilons en bois (ces mortiers et ces pilons acquièrent un grand prix par l'usage et se vendent fort cher).

L'art de faire le café a occupé et occupe encore les gourmets; bien des mémoires ont paru sur ce sujet. Louis XV et Mme Dubarry avaient de longues dissertations à ce sujet. Brillat-Savarin voulait que cette précieuse graine fût pilée au moment d'en faire usage. Aujourd'hui, nous avons des appareils à broyer et à déplacement, qui permettent d'épuiser et d'obtenir promptement une infusion de café convenablement chargée des principes solubles.

Le café facilite la digestion. Son usage continuel a des inconvénients pour les personnes nerveuses ; il porte à l'excitation et à l'insomnie les sujets nerveux et atteints de phlegmasies aiguës ; les femmes enceintes, les enfants, les nourrices doivent s'en priver. L'insomnie produite par le café n'est pas pénible, au contraire, on a des perceptions très-claires. Son usage trop immodéré provoque à l'imbécillité ou à la consomption. Une forte infusion de café est un contre-poison de l'opium ; il en est de même de l'opium pour combattre l'action du café.

Le café a joui pendant longtemps de la réputation de guérir la fièvre ; on en ignore la cause, de même que l'on ne peut expliquer pourquoi son tannin annihile l'amertume du sulfate acide de quinine.

Le café jouit, au plus haut degré, de propriétés nutritives, les observations faites par les mineurs Belges en sont la preuve ; cette propriété est probablement due à la *caféine*, que M. Payen a découverte dans cette graine.

D'après l'analyse de ce chimiste, cette substance contient, dans son état normal, sur 100 parties, 34 de cellulose, 12 d'eau hygroscopique, 10 à 13 de substances grasses, 15 1/2 de glucose, de dextrine et d'acide végétal déterminé, 10 de léguminine et de caséine, de 3 1/2 à 5 de chlorogінate de potasse et de caféine, 3 d'organisme azoté, 1 de caféine libre, 1 millième d'huile essentielle concrète insoluble dans l'eau, 1 millième d'essence aromatique fluide à odeur suave, 6 1/2 de substances minérales, potasse, chaux, magnésie, acides phosphorique, sulfurique, silicique, et traces de chlorures.

On suppose que le café agit en s'opposant à la mutation des tissus ; ce serait moins alors en fournissant des substances assimilables qu'en prévenant certaines déperditions.

Le café se gonfle au feu, s'enflamme et ne laisse qu'une quantité de cendre de 6 à 7 pour 100 de son poids. M. Caput-Vaud a annoncé que la feuille du caféier contenait de la caféine, et qu'en lui faisant subir la même préparation que celle que l'on donne à la feuille de thé, on obtiendrait un produit très-aromatique.

D'après l'analyse de Mulder, cette feuille contient de la caféine, de l'acide tannique ou bohéique et des sels de chaux.

L'infusion de café se prend pure, c'est ainsi que la préfèrent les vrais amateurs; cependant la majorité des consommateurs y ajoutent du sucre, d'autres un peu d'eau-de-vie, du rhum; enfin on y met du lait ou de la crème, surtout le matin à déjeuner.

On prépare avec cette graine des bonbons, des glaces, des sorbets, des crèmes, une liqueur. On a cherché à lui substituer l'avoine, le marron, le gland, l'orge et mille autres substances : aucune n'a pu rivaliser.

L'usage habituel du café paraît avoir été connu en Perse en 875. Soliman Aga, Turc puissant par sa position et sa fortune, en avait fait usage, à Paris, en 1660. Un Américain en vendit publiquement à la foire de Saint-Germain en 1670. Quant aux cafés publics, leur ouverture date de 1555 pour Constantinople, de 1645 pour l'Italie, de 1652 pour Londres, 1671 pour Marseille, de 1672 pour Paris. Le premier café orné de glaces et de tables de marbre, à peu près comme on les voit de nos jours, fut établi dans la rue Saint-André-des-Arts, puis un autre rue Croix-des-Petits-Champs, près de la Banque.

CAILLE (*pron.* ka-glie), tetrao coturnix.

All., wachtel; *angl.*, quail; *esp.*, codorniz; *ital.*, quaglia.

Huet prétend que cet oiseau a pris son nom de la couleur des écailles de certains poissons. Ménage, après Scaliger, croit qu'il le doit à son chant, qui semble en prononcer la première syllabe. Ce mot viendrait de l'arabe *kukli*, dont les Italiens ont fait quaglia.

Oh! que j'aime la destinée
De cet aimable enfant des airs,
Qui, dans sa course fortunée,
Franchit le cercle de l'année
Sans jamais rencontrer d'hiver!

La caille est un oiseau de passage, de l'ordre des gallinacées et de la famille des perdiciées; elle vient tous les ans des côtes d'Afrique passer en Europe six mois de la belle saison; elle y pond ses œufs, les couve, et repasse la mer en octobre, avec sa nouvelle famille.

Dans un sage conseil, par les chefs assemblé,
Du départ général le grand jour est réglé.

La caille a quelque analogie avec la perdrix, avec qui on pourrait la confondre. Elle pond dans les mêmes lieux, se nourrit de la même manière; mais elle en diffère en ce que le mâle ne s'occupe nullement de la couvée, c'est la femelle qui se charge de ce soin.

Charles X avait fait paraître une ordonnance qui défendait de tuer les cailles sur le littoral de la Méditerranée, au moment où elles arrivent en France.

Solon forçait les jeunes gens à assister aux combats que les cailles se livrent entre elles, pour qu'ils pussent prendre modèle sur l'archarnement que ces oiseaux mettent à combattre leurs ennemis.

Les sévères matrones romaines avaient toujours près d'elles une caille pour se procurer de jolis rêves, du moins elles s'endormaient avec cette persuasion. La chair de cet oiseau est délicate, saine, facile à digérer, à moins qu'elle ne soit trop grasse; on doit la manger de préférence rôtie ou en papillote, parce que le parfum en est très-fugace, et qu'il se perd toutes les fois qu'elle est en contact avec un liquide.

Les anciens faisaient aussi grand cas de cet oiseau; cependant Galien assure qu'il est dangereux d'en manger, parce que, dit-il, la caille se nourrit de graines d'ellébore, ce qui occasionne des convulsions et l'épilepsie. Ce préjugé est sans fondement, comme on le voit dans les deux vers suivants:

In pretio sum nunc, olim damnata coturnix.
Vox nomen, pretium dat sapor ipse mihi.

CALEBASSE (*pron.* kal-bas), fruit du cucurbita lagenaria. *All.*, Flanchenkürbifs; *angl.*, gourd; *esp.*, calabaza; *ital.*, zucca lunga.

Cucurbitacées; plante originaire de l'Arabie, de l'Inde, cultivée dans nos jardins, et dont on mange le fruit en potage et en ragoût. La calebasse, qui a la forme d'une bouteille, sert aux nègres à fabriquer des ustensiles de ménage, et des gourdes semblables à celles que portent les pèlerins; ils n'ont pour cela d'autre peine que de les débarrasser de leur pulpe; souvent ils dessinent dessus des paysages ou des animaux.

CANARD DOMESTIQUE (*pron.* ka-nar), anas boschus. *All.*, ente; *angl.*, duck; *esp.*, anade; *ital.*, anitra.

Le carnard domestique est le même que le sauvage; c'est un palmipède de la famille des anas, dont les espèces peuvent se rapporter à deux divisions, les hydrobates et les canards proprement dits.

Le canard domestique, excepté le canard de Barbarie, paraît descendre du canard sauvage, et provient sans doute d'œufs de cette espèce qui auront été couvés par des poules. Il existe plusieurs variétés de ces oiseaux; ils portent les noms de grand et petit barboteur, de ridienne, appelé *chapeau* en Normandie, et *rousseau* en Bretagne; il y a encore le canard siffleur, le canard de la Caroline et le canard radjah.

Le canard a au bout du croupion des vésicules remplies d'une huile grasse, qui lui sert à se lisser les plumes, ce qui le préserve de l'humidité et du contact de l'eau, qui est presque son élément; tous les oiseaux en général ont de ces glandes, seulement, chez quelques-uns elles sont placées sous l'aile.

Le canard voyage par troupes sur les rivières, les lacs et les étangs. Son cri est disgracieux; il se fait surtout entendre lorsque le temps est à l'orage ou que quelque chose l'inquiète.

Cet oiseau est d'une grande utilité dans les fermes et les basses-cours; il les débarrasse des vers, des insectes et de tous les détritus de ménage; sa voracité est telle, qu'il avale souvent des corps insolubles. Qui de nous n'a pas enlevé un canard de son voisin en lui jetant un bouchon de liége attaché à une ficelle? Souvent ce voisin, qui en mangeait sa part, le trouvait plus délicat que s'il l'avait mangé sur sa propre table.

La chair du canard rend beaucoup de services aux habitants des campagnes; elle est peu colorée, sapide, grasse, difficile à digérer; elle contient beaucoup d'osmazôme; les bons estomacs seuls peuvent la digérer. Les gourmets préfèrent les canards engraissés avec le maïs bouilli, ceux surtout qui viennent du Languedoc. Le canard se mange rôti, aux olives, aux petits pois, en daube, aux navets. On fait avec son foie des pâtés qui jouissent d'une grande éputation; un ami de Carême lui écrivait :

Aux éloges d'un mets si quelque foie a part,
C'est celui de la poule ou celui du canard.

CANARD SAUVAGE, anas.
All., ente ; *angl.*, drake ; *esp.*, anade.

Les oiseaux amis des orages
S'assemblent pour quitter nos champs ;
Ils poussent de longs cris sauvages,
On les voit fuir dans les nuages,
Emportés sur l'aile des vents.

Le canard sauvage est un palmipède de passage ; il a la double faculté de parcourir l'immensité des airs, et de voyager à la surface des ondes. Il n'a pas de patrie ; il vagabonde du Nord au Midi, selon la rigueur des saisons ; cependant on le trouve toute l'année dans les prairies de Ferrare, de Venise, de Ravenne et de Mantoue.

On compte soixante-dix variétés de cet oiseau ; seize passent pour appartenir à la zone septentrionale. L'espèce la plus répandue en Europe et en Asie est le canard domestique, dont le premier type est le canard sauvage.

Le canard sauvage est d'une grande voracité ; il se plonge sans répugnance dans les eaux les plus bourbeuses pour y saisir des poissons, des mollusques, des vermisseaux, des plantes, des fucus ou des débris de substances végétales ou animales ; il ne craint pas de salir son plumage, car il est enduit d'une huile grasse qui le protége contre l'humidité.

Les canards sauvages voyagent par bandes ; ils sont quelquefois si nombreux qu'ils interceptent un instant la lumière, on dirait un nuage qui passe au-dessus de notre tête.

Ainsi, dans leur saison, les canes du Lapland
Partent, formant dans l'air un triangle volant.
Chaque oiseau tour à tour à la pointe se place,
Un autre le relève aussitôt qu'il se lasse ;
Chacun du dernier rang se transporte au premier,
Chacun du premier rang se replace au dernier.

Ils abordent : les bois, les monts et les rivages
Retentissent du vol de ces vivants nuages,
Que l'instinct, le besoin, aidés d'un vent heureux,
Poussent vers des climats qui n'étaient pas pour eux.

Le canard sauvage se chasse, dans notre pays, aux mois de novembre et de décembre. Il est facile d'attirer ceux qui se trouvent dans une localité, en plaçant dans un marais des canards domestiques ; ce simple moyen a été proposé bien avant Alciat, qui vivait sous François Ier, car il parle dans une des légendes placées sous ses emblèmes :

Altilis allectator anas...
... Et cærula pennis.

Il n'y a pas de pays au monde où il y ait plus de canards sauvages qu'en Laponie ; c'est à un tel point qu'on peut les tuer presque à coups de bâton ; les œufs y sont en si grand nombre qu'on en trouve à chaque pas dans les déserts. La chair du canard sauvage est plus noire que celle du canard de basse-cour ; elle a une saveur forte, une odeur de venaison, un goût fin, délicat ; elle est succulente, grasse, échauffante. Les Romains ne mangeaient de cet oiseau que la tête et la poitrine.

... Tota mihi anas, sed pectore tantum
Et cervice sapit ; cætera redde coquo.

Les anciens pensaient que le sang du canard sauvage était la base du fameux antidote de Mithridate ; cette opinion était appuyée par Guillaume den Brosche.

La plume et le duvet de ce palmipède sont employés à faire des lits, des édredons.

L'auteur de l'Ecole de Salerne, en parlant des substances alimentaires, dit que la chair du canard sauvage est indigeste ; il s'exprime ainsi sur le compte de cet oiseau :

Tu les surpasses tous, canard, par ta douceur ;
Mais, si j'eusse pris garde à ton goût enchanteur,

Si j'eusse retenu mon appétit de chèvre,
De quatre en quatre jours je n'aurais pas la fièvre.

CANNELLE (*pron.* ka-nel), écorce du laurus cinnamomum. Du latin *canna*, roseau, bâton, jonc.

All., zimmt; *angl.*, cinnamom; *esp.*, canela; *ital.*, cannella.

Vous estimez beaucoup l'écorce salutaire
Que l'île de Ceylan fournit seule à la terre.

Le laurus cinnamomum appartient à la famille des laurinées; c'est un arbre de moyenne grandeur, toujours vert; il croît aux Antilles, dans les Indes orientales, en Cochinchine, et surtout à Ceylan; on le cultive auprès de la ville de Colombo, sur un espace de terrain considérable, nommé *Champs de cannelle*. Toutes les parties du cannellier peuvent servir; on en retire une huile essentielle, employée par le distillateur et le confiseur; le caractère de cette huile est d'être plus lourde que l'eau.

On distingue deux sortes principales de cannelle, la cannelle de Ceylan et celle de Chine.

Lorsque l'écorce du cannellier possède les qualités requises, on pratique, selon la grosseur des branches, deux ou trois incisions longitudinales, qui forment autant de lanières qu'on enlève et que l'on dispose les unes sur les autres. Après vingt-quatre heures, on en sépare la couche épidermique (car c'est le liber qui constitue la cannelle); on les fait sécher; c'est alors qu'elles se roulent sur elles-mêmes.

La bonne cannelle doit être mince, *papyracée*, roulée en tuyaux gros comme le doigt, longs comme le bras, qui en contiennent d'autres plus petits; scarieuse, lisse, jaune rougeâtre ou fauve, sa cassure est esquilleuse, son odeur agréable, sa saveur aromatique, douce, sucrée, puis âcre et brûlante.

La cannelle de Chine est plus grosse que la précédente et beaucoup plus épaisse, l'odeur en est moins agréable.

La cannelle est un condiment de haut goût, peu employé en France; elle est très-appréciée des peuples du Nord qui en font une grande consommation; ils l'aiment surtout dans le vin chaud; les Anglais en sont très-amateurs. Dans le commerce on falsifie cette écorce réduite en poudre avec des coquilles d'amandes douces également pulvérisées.

Cette écorce contient du tannin, un acide particulier, une résine, de l'amidon, du camphre, une huile essentielle.

CAPRE (*pronon.* kapr), fleurs du capparis spinosa. De l'arabe *cappar*.

All., coper ; *angl.*, coper ; *esp.*, alcaparra ; *ital.*, cappero.

Le câprier passe pour être originaire de l'Asie, d'où il nous aurait été apporté par une colonie grecque. Cet arbrisseau est du genre et de la famille des capparidées ; il s'est naturalisé dans le midi de la France et dans toute l'Europe australe ; il se plaît le long des murs bien exposés aux rayons du soleil, dans les endroits pierreux, dans les fentes des rochers ; on en voit, entre Marseille et Toulon, des champs entiers.

Rien n'est charmant comme ce petit arbrisseau dans sa floraison ; c'est une des plus admirables plantes qui existent ; on devrait le cultiver pour sa fleur seule.

Dès que l'Orient se colore,
Brillant de leurs attraits nouveaux,
Tes boutons plus frais et plus beaux
S'épanouissent à l'aurore.

Malheureusement la spéculation, qui s'empare du bouton de cette fleur pour la consommation culinaire, n'en laisse qu'un très-petit nombre s'épanouir, et seulement pour la graine.

On confit dans le vinaigre les boutons de cette plante, on s'en sert comme condiment. MM. Bernard, Miller, et beaucoup d'autres agronomistes ont donné des procédés pour confire les fleurs de cet arbrisseau ; elles se préparent de la même manière que les cornichons ; leur qualité dépend de leur fraîcheur.

Les câpres entrent dans beaucoup de sauces.

CAPUCINE, tropœolum majus.

All., capucinernne ; *angl.*, capucine ; *esp.*, capuchina ; *ital.*, nasturzio d'India.

Des mains de la nature
Echappée au hasard,
Tu fleuris sans culture
Et tu brilles sans art.

La capucine est une plante herbacée, originaire du Mexique et du Pérou où elle est vivace ; elle a été introduite en Europe par les soins de Jérôme Neverninck, naturaliste hollandais.

La capucine appartient à la famille des géraniées. On la cultive dans tous les jardins de France, où elle fait un effet charmant. Sa nature grimpante, l'éclat de ses fleurs l'ont fait choisir par les ouvriers des grandes villes pour orner les fenêtres de leurs modestes mansardes ; aussi, c'est avec un plaisir extrême que la jeune fille, en voyant cette fleur, se rappelle sa mère et les champs qui l'ont vue naître. Oui, fleur charmante,

Quand tu te renouvelles
Au retour des zéphyrs,
Combien tu me rappelles
De touchants souvenirs !

Tout est sensible dans l'univers ; la fleur même des champs, dont la bergère fait ses bouquets, renferme des mystères. Le charme que l'on éprouve au milieu d'un parterre a quelque chose de céleste qui dispose à la méditation et à l'amour ; c'est peut-être pour exprimer cette sensation que les Chinois ont dit que leur Amida ou déesse avait pris naissance dans le sein de cette fleur.

La capucine offre un phénomène très-curieux, constaté par la fille du célèbre Linné, qui nous apprend que lorsque le pollen de la capucine tombe sur le pistil, il se dégage de la lumière. Ce phénomène est très-visible le soir pendant les fortes chaleurs de l'été.

M. Braconnot pense que la capucine laisse dégager du phosphore, car la plante en contient une grande quantité à l'état de phosphate de chaux.

Toutes les parties de la capucine fraîche ont une saveur âcre et piquante, assez agréable, analogue à celle du cresson. On mêle ses fleurs dans les salades ; les graines, confites au vinaigre, font un excellent assaisonnement, elles se servent comme les cornichons. La capucine est souvent désignée sous le nom de *cresson d'Inde, cresson du Pérou, cresson du Mexique;* elle contient une huile essentielle, du soufre, des phosphates de chaux, un principe colorant, du mucilage, de la chlorophylle.

CARDON, Cynara carduncculus. Du latin, *carduus*, ou du bas latin, *cardo*, chardon.

All., spanische-artischocke, *angl.*; thistle; *esp.*, cardo; *ital.*, cardone.

Le cardon, ou cragon commun, est une plante potagère herbacée, originaire de la Barbarie, de la Sardaigne et de la Provence, de la famille des cardulacées. Le cardon est une espèce d'artichaut, dont les pétioles des feuilles, larges et épais sont employés comme aliment, après avoir été étiolés.

On cultive cette plante dans les jardins ; elle se multiplie par graine. On en distingue deux espèces qui sont renommées ; une d'elles porte quelquefois le nom d'*artichaut-carde;* elle ne diffère de l'artichaut que par les épines raides et longues dont les angles des feuilles et les écailles des calices sont armés.

Lorsque les feuilles du cardon sont parvenues à leur grandeur, on les enveloppe de paille, et on les butte d'un peu de terre qui, en diminuant le contact de l'air, les attendrit et leur fait perdre de leur amertume.

Pline, dans son *Traité d'histoire naturelle*, a consacré un long article à l'art de blanchir ce légume.

Le cardon se mange cuit, assaisonné au jus; il est peu nourrissant; on le dit stimulant; il est facile à digérer, il convient aux estomacs faibles.

CAROTTE (*pron.* ka-rot), daucus carota. Du celt. *car*, rouge, roux, jaune. Ombellifères.

All., mœhre; *angl.*, a carrot; *esp.*, zanahoria; *ital.*, carota.

> ... L'un voudra que tu plantes des choux,
> L'autre voudra que ce soit des carottes.

La carotte est une plante annuelle, herbacée, cultivée dans tous les jardins potagers; elle est indigène. Sa feuille est odorante; sa racine est pivotante, charnue, douce, sucrée, légèrement aromatique, bonne à manger tant qu'elle est nouvelle, car elle devient dure et ligneuse avec le temps. Cette racine se met en ragoût, au gras ou au maigre, dans le pot-au-feu; brûlée, elle sert à colorer le bouillon et à lui donner du goût. Dans cet état, on a essayé d'en faire un succédané du café; cela n'a pas réussi.

La carotte séchée et réduite en poudre est précieuse en voyage, et surtout dans les temps de disette, car on peut alors en faire des potages, des purées, la mêler au riz et à la farine pour en faire du pain.

Les meilleures carottes nous viennent de la Flandre. Il en existe plusieurs variétés qui se distinguent par leur couleur; la blanche craint moins l'humidité; celle qui est d'un rouge vif est la plus recherchée des Hollandais. Les Anglais préfèrent celle à couleur orange. La carotte est employée en médecine contre la jaunisse. Cette racine contient du sucre liquide, du malate acide de chaux, de la fécule, une matière colorante jaune, des sels. Ses cendres contiennent des carbonates de chaux et de magnésie.

Par la distillation on en retire de l'huile essentielle qui donne un bon goût au beurre.

CARPE (*pron.* karp), cyprinus carpo. Du lat. *carpio*.
All., kœrpfen; *angl.*, a carp; *esp.*, carpa; *ital.*, carpione.

Prenez garde, mes fils, côtoyez moins le bord,
Suivez le fond de la rivière;
Craignez la ligne meurtrière
Ou l'épervier plus dangereux encor.
C'est ainsi que parlait une carpe de Seine
A de jeunes poissons qui l'écoutaient à peine.

La carpe est un poisson de la famille des gymnopomes; elle est reconnaissable à son corps écailleux, à son dos garni seulement d'une nageoire, à sa bouche sans dents, dont les lèvres sont comme soudées. Ce poisson peut vivre deux cents ans; rarement il atteint plus d'un mètre de longueur. Sa fécondité est très-grande; on s'est assuré qu'une femelle, pesant 1 kilogramme, avait 237,000 œufs, et qu'une autre, qui pesait 5 kilogrammes, en avait 621,600.

La carpe ne vit que dans l'eau douce, on la trouve dans presque toutes les rivières, lacs et marais de France; elle vit d'herbes ou de limon; elle se plaît dans les eaux bourbeuses. La carpe laitée est le mâle, et l'œuvée la femelle.

La chair de ce poisson est d'une extrême délicatesse au mois de mars ou d'avril; la langue et la chair qui forme son palais sont les morceaux recherchés.

Les carpes de rivière, de Seine, du Rhin, de Perle-Chen en Chine, sont les plus renommées.

Le palais de Fontainebleau a des réservoirs dans lesquels on en voit qui font l'admiration de tous les étrangers;

il y en a de si vieilles qu'elles sont devenues toutes blanches.

CARPE A MIROIR, reine des carpes.

All., karpfen ; *angl.*, a carp.; *esp.*, carpa; *ital.*, carpione.

La carpe aux bonds légers, et qui rebelle encor,
Fait vaciller l'éclat de ses écailles d'or.

La carpe à miroir est très-commune en Allemagne et dans les étangs de la Lorraine ; son corps est à demi-nu, son dos et son ventre sont les seuls endroits couverts de deux ou trois rangées d'écailles dorées, et beaucoup plus grandes que celles des carpes ordinaires.

Les carpes à miroir du Rhône, de la Saône, sont les plus estimées ; elles se mangent comme les carpes ordinaires. Un gastronome a dit :

Que le brochet est bon ! que la perche est friande !
Qui pourrait dédaigner la plie et la limande ?
Qui ne vous mangerait, rouget, truite et goujon,
Vous carpe, et tanche, et sole, et morue, et saumon ?

La carpe à miroir a les mêmes habitudes, les mêmes mœurs que la carpe de Seine ; elle se prend au filet, à la ligne, à l'épervier et au tramail : l'odorat de ce poisson, comme celui de toute son espèce, est très-délicat ; il aime les parfums ; aussi on l'attire avec les substances suivantes :

Jetez dans vos filets quelques tiges d'anis,
Du nard aromatique empruntez les épis ;
Profitez du parfum qu'exhale au loin la menthe :
Vos mailles se rompront sous leur charge pesante.

CARRELET (*pron.* kar-lé), ou plie. Pleuronectes platessa.

All., platessa ; *angl.*, flounder ; *esp.*, acedia ; *ital.*, passerino.

La plie, ou carrelet, est plate comme la limande ; elle est tachée de plaques de couleur aurore. Ce poisson est de la la famille des pleuronectes ; il habite l'Océan.

La chair du carrelet est molle, fade, elle a une odeur de vase ; on la mange frite, cuite au vin.

CASSIS (*pron.* ka-ciss), ribex nigrum.

All., schwarze Johannisbeere ; *angl.* cassis ; *esp.*, sorta d'albero.

Le cassis est un petit arbrisseau de la même famille que le groseillier ; il n'a pas d'épines, sa feuille est odorante. Le cassis est originaire du nord de l'Europe ; on le cultive dans presque tous les jardins.

Le fruit de cet arbrisseau est noir, sa saveur est fortement aromatique, un peu sucrée ; on ne le recherche pas sur la table ; on en fait une liqueur très-estimée comme tonique, digestive et cordiale ; ce fruit, fermenté et distillé, donne de l'eau-de-vie ; on peut aussi en faire, avec de l'eau, une boisson qui remplace le vin.

CÉLERI (*pron.* sél-ri), apium graveolens.

All., sellerie ; *angl.*, celery ; *esp.*, apio ; *ital.*, appio.

Quelques botanistes pensent que notre céleri n'est que l'ache des marais, perfectionnée par la culture ; ils l'ont placé dans la famille des ombellifères. Toutes les parties de cette plante herbacée exhalent une odeur aromatique analogue à celle du persil, mais beaucoup plus forte.

On distingue plusieurs variétés de céleri ; toutes ont besoin d'être liées et buttées ; les tiges, de verte qu'elles étaient, deviennent blanches, parce qu'elles sont privées d'air.

Le céleri pousse naturellement dans les campagnes ; par la culture on l'obtient plus beau. On le mange cru, ou cuit comme aromate autour des viandes bouillies ; on le confit au sucre comme l'angélique. On sert également sur les tables le céleri-rave, qui n'est qu' une variété du précédent.

Cette plante est considérée comme un puissant stimulant, mais surtout comme un aliment échauffant; les estomacs dits froids ne peuvent le supporter.

Les anciens avaient une grande vénération pour le céleri; ils en donnaient une couronne à celui qui se signalait aux jeux néméens.

Son analyse chimique a fourni une huile volatile, une huile grasse, du soufre, de la mannite, de la bassorine, de la gomme.

CERF (*pron.* cèr), cervus elaphus. Du grec κεραας, cornu.

All., hirsch ; *angl.*, a stag ; *esp.*, ciervo ; *ital.*, cervo.

Le cerf est un animal mammifère, quadrupède, à pieds fourchus, à cornes branchues non creuses, et tombant chaque année.

Le cerf se trouve dans l'ancien continent ; il habite les forêts; il est herbivore, d'une taille moyenne, d'un caractère doux ; il semble fait pour embellir et animer la solitude des bois ; sa forme est élégante et légère, ses membres sont flexibles et nerveux, sa tête est plutôt parée qu'armée d'un bois vivant ; son pelage est fauve, quelquefois d'un brun roux. On dirait que Dieu l'a créé pour le plaisir des rois et des princes.

La femelle du cerf se nomme biche, et le petit, faon.

Le mâle seul porte les bois ou cornes; elles poussent six mois après sa naissance.

Alors on aperçoit sur sa tête deux bosses ou tubercules. A cette époque, on le nomme un hère. A un an, ces tubercules se sont allongés; quoique simples, ils ont deux à trois décimètres de long; l'animal perd alors la peau qui les couvrait; le bois reste quelque temps à nu avant de tomber, et le hère prend alors le nom de daguet. Lorsque le faon arrive à la troisième année, il perd les dagues, et les bois qui les remplacent présentent ordinairement trois ramifications, qu'on nomme andouillers ; de sorte que le bois des vieux cerfs est composé de sept ramifications qui proviennent d'une tige commune nommée *perche*, ou *merrain*.

La chasse du cerf a été un sujet d'études pour des hommes sérieux ; il en est qui ont passé leur vie à écrire les règles du combat. Rien de plus curieux qu'une meute lancée contre un cerf à plusieurs andouillers ; quelle puissance l'entraîne ! le danger seul peut lui donner cette légèreté. Laissons parler Delille, notre poëte favori :

A ces apprêts de guerre, au bruit des combattants,
Le cerf frémit, s'étonne et balance longtemps.
Doit-il loin des chasseurs prendre son vol rapide ?
Doit-il leur opposer son audace intrépide ?
De son front menaçant ou de ses pieds légers,
A qui se fiera-t-il dans ces pressants dangers?
Il flotte irrésolu : la peur enfin l'emporte;
Il part, il court, il vole : un moment le transporte
Bien loin de la forêt et des chiens et du cor.

Le cerf, échauffé par la course, laisse tomber sur le sol ou les feuilles des arbres une sueur très-odorante dont les chiens recueillent le fumet, et qui les met sur sa trace.

Du son lointain des cors bientôt épouvanté,
Il part, rase la terre; ou vieilli dans la feinte,
De ses pas en sautant il interrompt l'empreinte :
Ou, tremblant et tapi loin des chemins frayés,
Veille et porte à l'entour ses regards effrayés.

Enfin, la meute arrive; l'animal ne sait où donner de la tête, son ennemi le presse de près.

Alors, las de traîner sa course vagabonde,
De la terre infidèle il s'élance dans l'onde,
Et change d'élément sans changer de destin.

Les chasseurs et les chiens l'entourent, la mêlée devient terrible ; il lutte en vain.

> Il chancelle, il succombe, et deux ruisseaux de pleurs
> De ses assassins même attendrissent les cœurs.

Les cerfs sont très-abondants en Ecosse, au Sénégal. En Amérique, on les parque dans les forêts ; le lait des biches sert à faire des fromages.

La nature est bonne mère, elle prévoit tout ; au Groënland, comme dans toutes les régions froides du globe, elle place chez le cerf, ainsi que chez la plupart des autres animaux, les oiseaux compris, la graisse entre la peau et la chair pour les préserver de la rigueur du climat.

La chair du cerf n'est pas agréable à manger, à cause de son odeur forte. Au Sénégal, on ne le mange qu'après l'avoir fait sécher ; les filets, la culotte et le gigot sont les morceaux que l'on recherche.

La chair de la biche n'est pas mauvaise ; celle du faon est agréable, et d'une digestion facile.

Dans le Sénégal, en Afrique, et même en Chine, les femmes chassent le cerf ; pour elles ce plaisir a beaucoup d'attraits ; on peut en juger par les regrets de cette jeune fille :

> Pleurez, ô mes jeunes compagnes !
> Du faon léger, sur la montagne,
> Je n'irai plus suivre les pas,
> Près d'un amant, le soir sous la feuillée
> Vous danserez aux jeux de la veillée,
> Et Velléda n'y sera pas !

La peau du cerf est employée dans les arts : les cornes servent dans la coutellerie ; la médecine croit leur reconnaître une propriété efficace pour combattre la diarrhée ; on l'administre râpée ou calcinée.

CERFEUIL (*pron.* cèr-feu-ye), scandix cerefolium. Du grec, γαιρω, je me réjouis, φυλλον, feuille.

All., kerbel ; *angl.*, chervil ; *esp.*, perifollo ; *ital.*, cerfoglio.

Le cerfeuil est une plante annuelle, potagère, de la famille des ombellifères ; ses feuilles sont profondément découpées, ses fleurs sont en ombilic. Toute sa plante, dans son état de fraîcheur, exhale une odeur aromatique ; elle a une saveur chaude et piquante, analogue à celle de l'anis. On la croit originaire d'Italie ; elle fut apportée en France par Rabelais. Les lapins aiment beaucoup cette plante, elle communique à leur chair une odeur aromatique qui en masque la fadeur.

Le cerfeuil est stomachique ; dépuratif, il convient dans l'hydropisie ; uni au cresson et à la chicorée, il constitue un mélange dépuratif très-employé au printemps.

Cette plante est employée comme condiment ; la cuisinière l'ajoute aux sauces, aux ragoûts, à la salade ; elle aide à la digestion. Les estomacs faibles et délicats ne doivent point abuser de son usage.

Le cerfeuil donne, à la distillation, de l'huile essentielle qui contient un principe analogue au camphre.

CERISE, fruit du cerasus sativa.

All., kirschen ; *angl.*, cherry ; *esp.*, cereza ; *ital.*, ciriegia.

> ... Et la brise rafraîchissante
> S'embaume en se jouant dans les lilas tremblants
> Ou sème sur la terre une neige odorante
> En balançant les cerisiers tout blancs.

Le cerisier est un arbre de la famille des rosacées ; il est d'une médiocre grandeur, dix mètres au plus ; sa tige est droite et bien prise, il est couvert de nombreux rameaux. On pense généralement que le cerisier a été importé en Europe par Lucullus, qui le transporta de Cérasonte à

Rome, après avoir vaincu Mithridate ; son nom lui vient de cette ville. C'est à cette occasion qu'un poëte a dit :

Le sage dans la foule aimait à voir ses mains
Porter le cerisier en triomphe aux Romains.

La cerise est une baie ou un fruit à noyau, dont la chair est fort aqueuse, et la peau très-mince ; elle doit être choisie douce, un peu acide, bien mûre et de bon goût ; dans cet état elle est facile à digérer elle est tempérante, rafraîchissante, calmante ; cependant les personnes âgées, flegmatiques, celles dont l'estomac est paresseux, doivent la préférer cuite.

On fait avec ce fruit un sirop, une compote, une conserve à l'eau-de-vie, au sucre ; on la sèche au four ou au soleil. Ce fruit contient assez de sucre pour fournir de l'alcool par la fermentation.

Le cerisier est le type de presque toutes les espèces de cerises connues jusques aujourd'hui ; on greffe sur lui le *merisier*, le *bigarreautier*, le *griottier*. Le griottier et le cerisier de Montmorency sont les deux variétés qui donnent les fruits les plus salubres et les plus agréables. Parmi les variétés de ce fruit, qui sont très-communes, on cite le guimdoux, cerise qui se trouve abondamment dans le Languedoc et la Gascogne ; la griotte ou cerise noire, espèce agréable au goût, aigrelette, et facile à digérer ; le cœuret, variété de la précédente, mais un peu plus tendre ; la cerise jaune, dont l'odeur est pénétrante et un peu musquée. Parmi les autres espèces qui ont joui d'une certaine réputation, il en est une que nous n'avons plus, et dont Virgile parle en quelque endroit.

Alba ligustra cadunt, vaccinia nigra leguntur.

La cerise la plus estimée à Paris est celle dite de Montmorency.

Qui de nous n'a parcouru cette charmante vallée de Montmorency, et n'est pas tombé en extase à l'aspect de ce site couvert de cerisiers? En trois mois, il subit deux métamorphoses des plus brillantes : au printemps, chaque cerisier, vu de loin, a l'air d'une boule de neige; quelques mois après, il est chargé de petits globes rouge-feu ; l'œil se perd dans cette contemplation ; car

... Le cerisier montre aux yeux éblouis
Ses fruits mûrs suspendus en groupes de rubis.

Quelle joie pour le Parisien de pouvoir, le dimanche, acheter la récolte d'un de ces arbres, grimper à ses branches et lui ravir son fruit! Que lui importe la nature? il se donne de l'air, il court; tout ce qui l'entoure l'invite à admirer; et cependant il n'entend pas, dans sa folâtrerie vagabonde, cette voix qui lui crie :

Contemple seulement l'arbre que je fais naître :
Mon suc dans la racine à peine répandu,
Du tronc qui le reçoit à la branche est rendu ;
La feuille le demande, et la branche fidèle,
Prodigue de son bien, le partage avec elle.
De l'éclat de ses fruits justement enchanté,
Ne méprise jamais ces plantes sans beauté.

La cerise renferme de la gomme, de l'albumine végétale, de l'acide malique, du malate de potasse, de la chaux, un principe colorant, du sucre, de l'eau. L'amande qui est renfermée dans le noyau contient les mêmes principes que les amandes amères.

La queue de la cerise est employée, en médecine, comme astringente et diurétique; elle contient du tannin, une matière résineuse, de la gomme. Le bois du cerisier est employé en menuiserie; on en fait de très-beaux meubles. Son écorce a été préconisée comme fébrifuge.

La cerise noire, vulgairement appelée merise, *cerasus avium*, donne, par la fermentation, le kirsch des Allemands.

Cette liqueur doit toute sa qualité, c'est-à-dire son arome et son goût à l'huile essentielle et à l'acide prussique contenus dans l'amande.

Cerise, aimable fruit, quels biens tu nous procures !
Tu flattes notre goût, tu rends nos humeurs pures,
Tu fais dans notre corps couler un sang nouveau,
Et pour les calculeux tu donnes ton noyau.

CHAIR (*pron.* scèr), caro.

All., bischôflicher ; *angl.*, pulpit; *esp.*, carne; *ital.*, carne ; *grec*, κρέας.

La chair est une substance molle et sanguine, qui est entre la peau et les os des animaux ; elle est composée de fibrine, de graisse, de gélatine, de sang, d'albumine et d'osmazôme ; elle se distingue des substances végétales, en ce qu'elle fournit, à l'analyse, de l'azote et du phosphate de chaux.

La chair est blanche, brune, noire et sanguine ; son arome diffère selon l'âge, la nourriture, le lieu, et l'espèce d'animal qui la fournit.

La chair qui provient des animaux entiers est rarement bonne ; le verrat, le bélier, le taureau, le bouc, le coq, ont une fibre dure, coriace, sèche, et une odeur désagréable, totalement différente de celle du bœuf, du cochon, du mouton, du poulet.

La chair a besoin de sel, d'épices et de condiments ; on la conserve sèche, salée, fumée, marinée, ou d'après le procédé d'Appert.

La chair bouillie cède à l'eau les principes solubles nutritifs ; ce qui a fait dire à Brillat-Savarin que la *viande bouillie était de la chair moins son jus* ; le rôti, au contraire, conserve toutes ses qualités.

L'homme n'a pas toujours fait usage de la chair. L'*Ecriture sainte* nous parle des patriarches qui ne vivaient que de fruits, de laitage et de racines. Pythagore s'abstenait d'en manger ; il lui répugnait de briser sous sa dent les os d'un animal qu'il avait vu vivant. Un poëte a dit quelque part ·

Les peaux rampaient sur la terre, écorchées,
Les chairs au feu mugissaient embrochées,
L'homme ne put les manger sans frémir
Et dans son sein les entendre gémir.

CHAMPIGNON, agaricus campestris. De l'ital. *campinione*, de *campus*, champ.

All., erdschwamm; *angl.*, mushroom; *esp.*, seta; *ital.*, fungo.

Craignez le champignon, délice des festins,
Que l'art fait chaque jour naître dans nos jardins.

Le champignon est une plante sans organes sexuels apparents, d'une consistance molle, spongieuse, ou coriace, dénuée de feuilles et de racines, dont la forme et la couleur varient à l'infini; il naît d'un corps filamenteux qui porte le nom de *mycelion* ou *thallus*, que le jardinier nomme *blanc de champignon*.

Les bons champignons doivent être squameux, leur chapeau convexe, blanchâtre, à lames roussâtres; ils doivent être venus dans un lieu découvert, et autant que possible par culture; ils doivent avoir crû promptement, en un ou deux jours, n'avoir pas vieilli sur terre; ils doivent encore avoir la grosseur d'une châtaigne, et être hémisphériques, d'une consistance un peu ferme, d'une odeur agréable, d'une saveur aromatique, avoir le stipe épais, court et plein; enfin, avant d'en manger on peut demander à son hôte :

Vous savez discerner quel est le champignon
Qui cache sous sa voûte un germe de poison?

Il faut rejeter, au contraire, tous les champignons plats

ou concaves, colorés de quelque manière que ce soit, tous ceux dont l'odeur est désagréable, qui naissent dans les lieux humides et privés des rayons du soleil, qui ont une apparence muqueuse ou livide ; ceux qui ont une odeur herbacée, une saveur fade, vireuse, rappelant l'odeur du soufre, du moisi, de la térébenthine.

Les bons champignons se dessèchent sur leurs tiges, tandis que les mauvais se putréfient. On compte au nombre des champignons comestibles : les bolets, les ceps, plusieurs agarics ou amanites, tels que l'oronge, l'odorant ou mousseron ; les morilles, telles que les chanterelles, les clavaires, dites griffes ou ménattes, les esculentes, enfin les truffes noires et blanches.

Le champignon est un mets délicat et très-recherché ; il est servi sur la table du pauvre comme sur la table du riche ; la nature le fournit en si grande abondance, la récolte en est si prompte, si facile, qu'on ne doit pas s'étonner que dans certaines contrées de la France, de l'Italie, de l'Allemagne et de la Sibérie, beaucoup de malheureux s'en nourrissent presque exclusivement. A Paris on mange beaucoup de *l'eudis agaricus* ; il vient sous couche.

Le docteur Gérard prétend que les champignons les plus vénéneux peuvent être mangés après les avoir fait bouillir dans de l'eau et du vinaigre ; on prétend aussi que le contact immédiat du feu en détruit les principes toxiques, ainsi, cuits sur le gril. Les contre-poisons des champignons sont : l'éther, l'émétique, le vinaigre. On reconnaît leur qualité au moyen d'une lame d'argent, de la chaleur et du vinaigre ; à leur contact, aucun champignon, s'il est bon, ne doit noircir ni changer de couleur.

L'histoire dit que l'empereur Claude fut empoisonné en mangeant des champignons, et que depuis ce temps on les appela *viande des dieux*.

Le champignon est composé d'albumine, de mucus, de gélatine, d'osmazôme ; les champignons dangereux contiennent en plus de la fongine, de l'acide bolétique, de l'acide fongique, des sels minéraux.

Les Romains étaient très-friands de champignons; ils recherchaient principalement celui que nous nommons oronge (amanita); ils l'appelaient *fungorum princeps*, *boletus*.

Martial, en parlant de ce végétal, nous dit :

> Argentum atque aurum facile est lanamque, togamque,
> Mittere; boletos mittere difficile est.

CHATAIGNE, fruit du castanea. Amentacées.

All., castanie; *angl.*, a chestnut; *esp.*, castaña; *ital.*, castagna.

> L'acier tranchant élague les rameaux
> Du châtaignier qui s'allonge en solives.

Le châtaignier est naturel à l'Europe ; il habite les montagnes et les coteaux sablonneux et rocailleux. Cet arbre croît en abondance en Angleterre, en Suisse, en Italie, en Allemagne, ainsi que dans l'Amérique méridionale; il acquiert, sur le mont Etna, une élévation et une grosseur prodigieuses; on a vu de ces arbres avoir plus de 55 mètres de circonférence; en Angleterre, à Bristol, il y en a un qui est âgé de plus de cinq cents ans. Dans le comté de Glowcester, le châtaignier de Tortworth sert de limite depuis une longue série de siècles. Sa circonférence est de 18 mètres; en 1150 il était appelé *the Great Chesnut;* on présume qu'il a plus de mille ans d'existence. Le châtaignier a besoin d'être greffé pour avoir de bons fruits; cette greffe s'opère par anneau.

La charpente de Notre-Dame de Paris, comme celles de la plupart des cathédrales, sont faites en bois de châtaignier. Ce bois a l'immense avantage de rester toujours intact de piqûres des insectes et de ne pourrir que difficilement.

Du reste, il a une grande ténacité et peut rester longtemps dans l'eau sans s'altérer.

Comme chauffage, le bois du châtaignier donne assez de chaleur, flambe bien, produit assez de charbon. Les jeunes branches de cet arbre servent à faire des cerceaux, des treillages, des échalas.

Le fruit du châtaignier est d'une très-grande utilité ; le climat contribue beaucoup à lui donner de la qualité et surtout de la grosseur.

Les châtaignes du Portugal sont plus grosses que les nôtres ; celles d'Angleterre sont les plus petites. Dans l'Auvergne, le Limousin, le Vivarais, la châtaigne rend de grands services ; les paysans n'ont presque pas d'autres aliments.

On fait cuire la châtaigne à l'eau, à la vapeur, sous la cendre, dans des poêles trouées ; réduites en farine, on en fait entrer dans le pain ; on les conserve sèches.

La châtaigne est un aliment sain ; elle se digère beaucoup mieux lorsqu'elle est un peu salée ; on l'unit à la viande ; on en fait des purées avec du lait et du beurre.

Dans les chartres de Paris on trouve une ordonnance de Henri III, de 1580, qui veut qu'on ne coupe le châtaignier qu'à sa sixième ou septième année.

CHATAIGNE D'EAU, macre flottante, cornuelle, truffe d'eau, châtaigne du Berry. Tribulus aquaticus.

Si ces brillantes fleurs qui parent nos ruisseaux
N'avaient porté jadis un féminin visage,
Les verrait-on encor se pencher sur les eaux
Pour y contempler leur image?

La cornuelle est une plante aquatique ; ses fleurs sont petites, blanches, composées de quatre pétales avec autant d'étamines. A ces fleurs succèdent des fruits semblables à des châtaignes, mais armés chacun de quatre grosses pointes ou épines très-dures, de couleur grise, couvertes d'une membrane qui s'en sépare ; ces fruits deviennent noirs comme le jais ; le noyau qu'ils renferment est blanc, d'un goût de châtaigne ; ils se mangent cuits dans l'eau.

La châtaigne aquatique, au sein du lac placée,
Promène entre deux eaux sa coque hérissée;
Si quelque enfant d'Eole, en traversant ces lieux,
S'amuse à soulever les flots séditieux,
Plus d'un fruit, emporté par la vague et l'orage,
Roule et vient sous mes mains échouer au rivage.

La cornuelle se plaît dans les eaux vaseuses et dormantes ; les marais, les lacs, les étangs en sont quelquefois embarrassés. La fable a donné à cette plante une origine miraculeuse; on prétend aussi que son fruit a donné aux anciens le modèle de cet instrument en fer, répandu en temps de guerre sur les routes pour arrêter l'ennemi dans sa fuite.

Les Thraces et certains habitants des bords du Nil font avec l'amande de ce fruit du pain d'un goût très-agréable ; dans le Berry, le Limousin, le Maine, l'Anjou, on en fait une bouillie que les habitants des campagnes mangent avec du lait ou du beurre.

La fécule de la macre flottante a à peu près la même composition physique que celle de la châtaigne ; elle est plus blanche et un peu plus fine. Quant à la composition chimique, elle paraît être la même. Elles diffèrent cependant l'une de l'autre par la quantité de sel de potasse qu'on retire de leur combustion, celle de la macre étant plus abondante.

CHÊNE (*pron.* scèn), quercus robur. Du bas lat. *chaisnus* ou *casnus*, formé du celt. *cen* ou *chen*, beau ; en sous-entendant *wen*, arbre. *Quercus* est tiré du gaulois ; ce mot signifie bel arbre ; *quer*, beau ; *cus*, de *cuez*, *guez*, arbre.

All., eiche steineiche ; *angl.*, oak ; *esp.*, roble ; *ital.*, quercia, cerro.

Cependant que mon front, au Caucase pareil,
Non content d'arrêter les rayons du soleil,
Brave l'effort de la tempête,
Tout vous est aquilon, tout me semble zéphyr.

Le chêne vulgaire est le plus grand, le plus beau, le plus durable et le plus utile des végétaux qui croissent dans nos forêts d'Europe; il est classé dans la famille des amentacées.

Les anciens croyaient que cet arbre, né avec la terre, avait offert aux premiers hommes et la nourriture et un abri; aussi l'avaient-ils en grande vénération. Les païens avaient consacré le chêne à Jupiter Capitolin ; ils prétendaient qu'il avait pris naissance en Arcadie sur le mont Lycée. Les Grecs, les Romains et les Gaulois surtout avaient pour cet arbre un respect qui était de l'idolâtrie. En Epire, les chênes de Dodone rendaient des oracles; ceux des Gaules couvraient les mystères des druides ; chez les Celtes il était aussi l'emblème de l'hospitalité.

Les hamadryades, les fées et les génies n'enchantent plus nos sombres forêts, mais l'aspect d'un chêne majestueux nous remplit encore d'admiration. De nos jours, les poëtes, les philosophes, les économistes, les agronomes regardent encore le *quercus robur* comme le roi de nos forêts. La dureté de son bois, la durée de sa vie sont proportionnées à la lenteur de son accroissement; il lui faut un siècle pour devenir un arbre. En Angleterre, on a vu un seul chêne couvrir de son ombre plus de quatre mille soldats; dans le même pays, auprès de Shrewsbury, le chêne royal, encore debout, rappelle les malheurs de Charles II, fugitif au milieu de son royaume. On montre encore, dans le bois de Vincennes, la place occupée jadis par le chêne sous lequel saint Louis venait s'asseoir pour rendre la justice à son peuple.

Le chêne pousse indifféremment dans les sols arides ou humides. Nul bois n'est d'un usage aussi général ; on l'emploie en menuiserie, pour la charpente et dans la marine. Son écorce réduite en poudre sert à tanner les cuirs, à préparer des couches pour les serres chaudes, à composer des médicaments astringents et des mottes à brûler. Les excroissances qui se développent sur sa feuille, par suite de la piqûre d'un insecte, sont employées dans les arts pour faire des teintures noires et de l'encre.

Le gland, qui autrefois avait été abandonné aux dindes, aux poules, aux cochons et aux sangliers, sert à préparer un café qui passe pour nutritif, calmant, antispasmodique et stomachique ; il n'est pas excitant comme le vrai café ; on préfère celui d'Espagne, et dans le commerce il porte le nom de gland doux. On a voulu employer ce fruit dans la fabrication du pain ; jusqu'à présent les essais n'ont pas réussi.

Les feuilles du chêne sont d'une grande ressource pour les pauvres habitants des campagnes ; ils les ramassent au commencement de l'hiver et en font un combustible ; la cendre qui en provient est un très-bon engrais.

Une forêt de chênes présente à l'homme un spectacle imposant qui le pénètre d'admiration, quelquefois de crainte. Qui ne s'est oublié dans le silence de ces verts ombrages pour regarder l'avenir, regretter le passé et contempler cette nature qui nous rapproche de Dieu ? on voudrait l'éterniser, mais cependant elle change d'aspect et de forme par l'influence des saisons.

Pourquoi tomber déjà, feuille jaune et flétrie?
J'aimais ton doux aspect, dans ce triste vallon.
Un printemps, un été, furent toute ta vie,
Et tu vas sommeiller sur le pâle gazon.

CHÈVRE (*pron.* scèvr), capra. De *carpere*, brouter. *All.*, ziege ; *angl.*, she-goat ; *esp.*, cabra ; *ital.*, capra.

Là, s'il est quelque lieu sans route et sans chemins,
Un rocher, quelque mont pendant en précipices,

C'est où ces dames vont promener leurs caprices;
Rien ne peut arrêter cet animal grimpant.

La chèvre est la femelle du bouc; c'est un animal quadrupède mammifère. Elle a, de sa nature, plus de sentiment et de ressource que la brebis. L'humanité réclame sa conservation; elle est partout où il existe des malheureux, c'est sous le chaume du pauvre qu'on apprécie ce qu'elle vaut. Elle se familiarise aisément, elle est sensible aux caresses. Compagne des infortunés, elle s'y attache et soulage leur misère en prodiguant un lait très-substantiel, elle qui se contente d'une nourriture grossière et quelquefois insuffisante.

La chèvre nous vient du Levant. Sa couleur varie selon le climat. Elle est légère, agile, plus vive que la brebis; elle porte sur la tête de longues et belles cornes qu'elle présente au moindre danger. Cet animal ne reste jamais à la même place; il va, il vient; aussi La Fontaine a dit:

Dès que les chèvres ont brouté,
Certain esprit de liberté
Leur fait chercher fortune.

La chèvre multiplie beaucoup; elle donne un lait aussi bon qu'abondant. Sa chair est peu estimée: la classe pauvre du Midi en fait une grande consommation. Le poil et la peau de cet animal servent dans les arts. La chèvre mange le papier avec passion; elle en mange à se faire du mal, si on lui en laisse à discrétion.

Les outres pour conserver le vin sont en peau de chèvre.

Varron dit que le mot *chèvre* dérive du mot *carpere*, brouter, d'où on a fait *capra*.

Les Mendésiens et les habitants de la ville de Copte en Egypte adoraient les chèvres, parce qu'elles étaient le divertissement d'Isis.

Cet animal était consacré à Jupiter, à cause de la chèvre Amalthée, dont on a fait la constellation de la *Chèvre*.

5

On trouve des chèvres sauvages, qui paraissent être le chamois.

CHEVREAU. Mammifère.

All., junge ziege; *angl.*, kid ; *esp.*, cabrito ; *ital.*, capretto.

Le chevreau est le petit de la chèvre; il est timide, craintif et défiant; on ne l'aborde que difficilement. La Fontaine l'avait bien jugé :

> Le biquet soupçonneux par la fente regarde :
> Montrez-moi patte blanche ou je n'ouvrirai point,
> S'écria-t-il d'abord. Patte blanche est un point
> Chez les loups, comme on sait, rarement en usage.

Rien de plus gracieux, de plus leste que ce joli petit animal. Florian et beaucoup d'autres poëtes l'ont donné pour compagnon fidèle à la bergère. Il était la victime la plus ordinaire du dieu Faune et des autres dieux champêtres.

Les anciens disaient un *chevrel;* ils en servaient dans leurs plus magnifiques repas : l'Ecriture nous en fournit plusieurs exemples à l'égard des Hébreux.

La chair du chevreau est tendre et délicate, agréable au goût, facile à digérer, analogue, quant à ses usages bromatologiques, à celle de l'agneau. La peau de cet animal sert à faire des souliers et des gants.

CHEVREUIL. Cervus capreolus. Diminutif de *caper,* bouc.

All., reh ; *angl.*, roe-buck ; *esp.*, bicerra ; *ital.*, capriolo.

Le chevreuil est une espèce de bête fauve, plus petite que le cerf, et qui a quelque ressemblance avec la chèvre. On peut distinguer son âge par le nombre des andouillers qui sont à son bois ; il en porte jusqu'à dix, et alors il a dix ans. Le pelage de cet animal est brun, roux, rarement fauve.

Le chevreuil a de la grâce, de la vivacité, et même du courage ; on l'apprivoise facilement.

> Dans un bois du canton pris dès son plus jeune âge,
> Il était familier, bien qu'au fond tout sauvage ;
> Aux heures du repas, gentiment dans la main
> Il s'en venait manger et des fruits et du pain.
> On entendait sonner ses pieds secs sur les dalles ;
> Puis, soudain attiré par les forêts natales,
> Il partait, défiant tous les chiens du manoir,
> Et se faisant par eux chasser jusques au soir :
> Alors, les flancs battus et l'écume à la bouche,
> Il rentrait en vainqueur caressant et farouche.

Cet animal se plaît sur les montagnes, dans les bois ; il est très-commun dans les Alpes et en Suisse ; on en trouve quelques-uns dans les forêts du centre de la France.

La chair du chevreuil est délicate, excellente, facile à digérer, surtout si elle est marinée, et prise sur des sujets de huit à dix mois ; celle de la chevrette est un peu moins recherchée.

CHICORÉE (*pron.* sci-ko-ré). Intybe. Chicorium intybus. Les anciens paraissent avoir conservé le nom d'*endive* au *chicorium*, et celui de *seris* pour la chicorée sauvage.

All., cichorie; *angl.*, saccory; *esp.*, escarola ; *ital.*, cicoria.

La chicorée est une plante herbacée, annuelle, de la famille des chicoracées et de la syngénésie polygamie égale. Elle est indigène ; on la trouve à l'état sauvage dans presque tout la France ; on la cultive à Paris comme plante potagère.

Les feuilles de la chicorée sont sujettes à varier quant à la forme : pendant la belle saison, elles sont longues et entières ; et lorsque la température commence à se refroidir, elles sont découpées en plusieurs lobes, jusque vers la côte du milieu.

La chicorée est amère, inodore comme toutes les plantes

de cette famille. Elle a besoin d'être privée du contact de la lumière; sans cette précaution, elle est narcotique, et peut produire des effets toxiques.

> Ainsi, loin du soleil, dans nos celliers captive,
> Pâlit la chicorée et se blanchit l'endive.

On mange la chicorée fraîche en salade, ou cuite avec de la viande; on la conserve, comme l'oseille, sous une couche de graisse. En médecine on l'emploie comme laxative, dépurative et rafraîchissante. On la sèche pour l'hiver. On en fait un sirop et des boissons.

On a cherché à substituer au café la racine de chicorée sauvage torréfiée. Cette substitution n'a pas réussi; cependant beaucoup de personnes s'en servent encore comme aliment; les limonadiers surtout en ajoutent frauduleusement à leur café.

La scarole est une variété de chicorée.

CHINOIS, orange amère.

Les chinois sont une sorte de petite orange verte, que l'on conserve dans une liqueur spiritueuse.

CHOCOLAT. Du mexicain *choco*, bruit, *latte*, eau, parce qu'au Mexique on préparait cette boisson en battant le cacao avec de l'eau.

All., schocolate; *angl.*, chocolate; *esp.*, chocolate; *ital.*, cioccolata.

Le chocolat est préparé avec les semences du cacaotier; ces semences sont choisies saines et entières, mondées, torréfiées, et broyées à chaud. En France on y ajoute du sucre et des aromates. Le refroidissement et des moules faits exprès pour le recevoir encore chaud donnent au chocolat les formes diverses qu'on lui trouve dans le commerce.

Le chocolat renferme souvent des fécules, telles que sagou, salep, arrow-root, tapioka; il est alors plus nourrissant, plus digestif. On y ajoute quelquefois des substances médicamenteuses pour le rendre purgatif, vermifuge, astringent.

Le chocolat ne doit pas s'épaissir par la coction ; on le fait au lait ou à l'eau ; il doit être préparé dans un vase de faïence, et six à huit heures avant d'en faire usage. On trouve souvent, dans le commerce, cette substance falsifiée avec des fécules avariées, de la sciure de bois, des coques de cacao et du plâtre; dans le but d'arrêter cette coupable manœuvre, il vient de paraître une ordonnance de police qui force les fabricants à ne vendre le chocolat qu'avec désignation de qualité et de poids.

Les Espagnols, dès l'année 1520, trouvèrent l'usage du chocolat établi au Mexique, et en firent longtemps un mystère; ce ne fut que sous Louis XIII que l'usage s'en répandit en France; cette faveur continua sous la Régence. Aujourd'hui la consommation du chocolat est telle, qu'à Paris il s'en fabrique plus de trente mille kilogrammes par jour. En Espagne, son usage est porté à un degré bien plus grand qu'en France, car les dames en prennent quatre et cinq fois par jour; leur amour pour cette substance est tel, qu'elles s'en font quelquefois apporter à l'église. Cette sensualité leur a valu la censure des évêques. Cependant le révérend Escobar, et le cardinal François-Marie Brancacio, ne pouvant empêcher cette manie, parurent y souscrire, en déclarant que le chocolat à l'eau ne rompait pas le jeûne, adoptant ainsi, en faveur de leurs charmantes pénitentes, l'ancien adage : *Liquidum non frangit jejunium*. Cet avis n'a pas été partagé par l'Eglise.

On a souvent cherché la cause du nom de *théobrome* donné au cacao par le célèbre Linné. On suppose qu'il a voulu plaire à Anne d'Autriche, car ce fut elle qui la première apporta cette graine d'Espagne en France. D'autres pensent que le savant botaniste la qualifia selon la sensation qu'il éprouvait en faisant un fréquent usage de cette graine. Aujourd'hui, dans toute la Péninsule, on présente le chocolat dans toutes les occasions où il est de la politesse d'offrir quelques rafraîchissements. Alphonse de Richelieu, cardinal de Lyon, est le premier qui se soit administré le chocolat comme médicament ; il l'employait pour calmer les douleurs de la rate.

Le chocolat, préparé avec soin, est un aliment aussi salutaire qu'agréable ; il est nourrissant, de facile digestion ; il n'a pas certains inconvénients du café ; il est très-convenable aux personnes qui se livrent à une grande contention d'esprit, aux travaux de la chaire ou du barreau, et surtout aux voyageurs ; il convient aux estomacs faibles, aux personnes âgées ou valétudinaires ; on peut en faire le prélude ou le terme du déjeuner ou du dîner.

Le chocolat entre dans beaucoup de crèmes, de bonbons, de liqueurs ; il doit toute sa qualité à la grande quantité de beurre que le cacao contient.

Le chocolat a eu des détracteurs acharnés. Jean-Baptiste Felice, médecin de Venise, le trouvait chaud, lourd et visqueux ; son usage, disait-il, est suivi d'un état de langueur qui dure longtemps. Avanzini a pris sa défense.

Henri Stubbe a écrit en faveur de cet aliment ; il lui donne le nom de *nectar indien*.

Cartheuser s'est montré aussi son partisan ; il le regarde comme le premier analeptique. Bachot, dans une thèse qu'il soutint en 1684, dit que le cacao devait être la nourriture des dieux plutôt que le nectar et l'ambroisie.

Le roi d'Espagne Charles IV, qui a passé à Rome ses dernières années, se faisait servir par jour dix à douze tasses de chocolat.

CHOU, brocoli. Brassica. Quelques auteurs dérivent le mot *chou* de καυλὸς, *caulis*, chou, du celtique *caul*. On dérive *brassica* du grec Βρασικη, qui signifie herbe potagère.

All., kohlrube; *angl.*, cabbage; *esp.*, col; *ital.*, cavalo.

> A côté de vos fleurs, aimez à voir éclore
> Et le chou panaché que la pourpe colore.

Le chou est une plante herbacée', indigène du littoral méditerranéen, des Indes Orientales, de l'Amérique Australe extra-tropicale.

Les Egyptiens avaient pour ce légume une grande vénération; ils ne juraient que par le chou; ils en mangeaient toujours au commencement de leurs festins pour ne pas s'enivrer. Pline nous apprend que Chrysippe et Dieuches ont célébré ses vertus. Hypocracnète prétendait qu'il chassait la bile. Caton l'Ancien lui attribuait des propriétés antipestilentielles. Pythagore avait écrit un livre à son sujet.

On compte de dix-sept à dix-huit variétés de choux, dont les principales sont :

Le *chou-colza*, cultivé dans la Flandre et les Pays-Bas; sa graine fournit l'huile à brûler.

Le *chou vert*, pour la nourriture de l'homme et des animaux.

Le *chou cabus* ou *pommé*, pour le même usage.

Le *chou rouge*, employé en pharmacie pour faire un sirop qui en porte le nom.

Le *chou-rave*, dont on donne la racine aux vaches.

Le *chou-navet*, le *chou d'Allemagne*, qui est tardif; il acquiert quelquefois le poids de trente-cinq à quarante kilogrammes; c'est avec celui-ci qu'on fait de la choucroute.

Le chou est peu nourrissant; il n'acquiert des qualités digestives que par la grande quantité de beurre, de graisse, d'huile, ou mieux encore, de viande qu'on lui associe.

Ce légume est venteux ; il ne convient pas aux femmes, aux enfants, aux personnes sédentaires, aux vieillards. C'est l'aliment ordinaire des gens du peuple. Diogène, lavant un jour ses choux, cria à Aristippe : « Si tu savais manger des choux, tu ne ferais point ta cour aux grands. »

Le chou, d'après l'analyse de Schrader, contient de la fécule verte, de l'albumine verte, une huile volatile, du soufre et divers sels minéraux.

CHOU-FLEUR, brocoli. Brassica oleracea; crucifères.

All., kraut; *angl.*, cauliflower; *esp.*, coliflor.

Le chou-fleur est une plante herbacée, que l'on cultive dans tous les jardins potagers; il s'élève à la hauteur d'un mètre; ses tiges sont rameuses et feuillues; ses fleurs sont par masses plus ou moins volumineuses, d'une couleur blanche jaunâtre; on en distingue plusieurs variétés.

Plantez ces fruits d'une double saison,
Ce chou qui change et de forme et de nom,
Et qu'on peut voir dans l'hiver, dans l'automne,
Blanchi par Flore, arrondi par Pomone.

On doit choisir les choux à têtes blanches, serrées, non piquées des vers.

Ce chou se mange cuit à l'eau et assaisonné au beurre, à l'huile et au vinaigre, au gratin, au fromage. Il se digère assez facilement; cependant il agit chez beaucoup de personnes comme une médecine.

Les choux sont astringents, leur jus est laxatif;
Leur substance et leur jus font presque un purgatif.

CHOU DE BRUXELLES, chou à jets.

Angl., cabbage; *esp.*, col de Bruselas.

Le chou de Bruxelles se cultive dans le Brabant, aux environs de Bruxelles et à l'entour de Paris. On le sert accommodé au jus; tous les estomacs ne le digèrent pas facilement. On est parvenu à conserver tous les légumes par la dessiccation. Cette opération consiste à monder les légumes, à les dessécher dans de vastes calorifères dont la température est très-élevée, et à les soumettre à une presse hydraulique très-puissante, qui les coupe en gâteaux de formes variables.

Dans cette opération on n'altère en rien l'albumine du végétal; on ne lui enlève que son eau de végétation. 920 kilogr. de choux verts donnent, après avoir été épluchés, 725 kilogr.; par la dessiccation, cette quantité donne 69 kilogr. de choux transformés; le poids s'est donc réduit à 13 centièmes du poids primitif. Quand cette opération est complète, la matière pressée est réduite en gâteaux, dont la densité est presque égale à celle du bois; densité telle, que dans un mètre cube il peut tenir 25,000 rations. Chaque ration pèse 25 grammes; traitée plus tard par l'eau et manipulée selon les prescriptions culinaires, elle reprendra un poids de 200 grammes.

CIBOULE. Allium fistulosum. Du lat. *cipula*, dimin. de *cepa*, oignon. On disait autrefois *cibole*.

All., kleine zwichel; *angl.*, scallion; *esp.*, cebolleta; *ital.*, cipoletta.

La ciboule appartient à la famille des liliacées; elle est potagère et bisannuelle; on la dit originaire des montagnes froides de l'Europe et de l'Asie.

Cette plante a une odeur forte et pénétrante; elle entre comme condiment dans les sauces et les salades; elle ne convient qu'aux estomacs robustes et bien portants.

La ciboule contient une huile volatile aromatique analogue à celle de l'ail, et un acide particulier.

CIDRE. S'écrivait autrefois sidre, du lat. *sicera*, en grec σικερα, qui signifie toute espèce de liqueur fermentée, autre que le vin.

All., aepfelweir; *angl.*, cider; *esp.*, cidra; *ital.*, sidro.

Les boissons proprement dites font partie de nos aliments, puisque leur but est de réparer la perte continuelle que nous faisons de nos parties fluides. C'est par la soif que la nature prend soin de nous indiquer le besoin que nous avons de boisson : l'eau, le vin, le cidre, la bière sont les liquides les plus employés pour parvenir à ce but. Après le vin, la plus belle, la plus variée, la plus généreuse de toutes les boissons, le cidre tient le premier rang ; il se retire des pommes, soit douces, soit amères, ou du mélange des deux fruits, ce qui vaut mieux. On conçoit que les poëtes aient chanté la pomme, comme ils ont chanté le raisin ; la pomme fournit des qualités différentes de cidre. Le cidre-poiré est excitant et cause l'ivresse ; il est moins agréable à boire. Le cidre nouvellement préparé a une saveur douce, sucrée ; il est légèrement piquant. Plus tard, par la fermentation, il gagne de la force, devient spiritueux et fortement chargé d'acide carbonique.

Dans le cristal brillant, son nectar argentin
Bouillonne en pétillant dans la coupe écumeuse ;
Puis, écartant son voile avec rapidité,
Reprend sa transparence et sa limpidité.

Le cidre, par la distillation, donne un alcool qu'on est parvenu à rendre aussi agréable que l'eau-de-vie de vin. Le cidre est connu en Amérique, en Espagne, en Allemagne, en Angleterre : c'est une boisson agréable, très-recherchée des femmes et des enfants ; elle est flatulente, et détermine souvent des coliques et des diarrhées.

Le cidre est une boisson très-ancienne. Saint Jérôme l'appelait *sicera*. Les nations postérieures l'ont connu. Les Grecs et les Romains ont fait du vin de pomme. Aussi M. Huet, ancien archevêque d'Avranches, soutient que cette boisson était en usage à Caen dès le treizième siècle. Les capitulaires de Charlemagne mettent au nombre des métiers ordinaires celui de *sicerator*, ou faiseur de cidre.

Ce sont les Basques qui ont appris aux Normands à préparer cette boisson. La *Philippide* de Guillaume le Breton en fait mention et en conseille l'usage.

Le cidre peut se conserver plusieurs années, surtout si on le met dans des bouteilles bien bouchées ; avec le temps il y devient gazeux et mousse comme le vin de Champagne.

Le cidre contient du sucre, des acides malique, pectique, de l'alcool, de l'eau, une huile volatile, des sels de chaux.

CITRON, fruit du citrus medica.

All., citronen ; *angl.*, lemon ; *esp.*, limon ; *ital.*, limone.

Le citronnier est originaire de la Médie ; un traité d'Ebembitar, de 1187, traduit de l'arabe en latin, dit que cet arbre a été apporté d'abord de l'Assyrie et de la Médie en Grèce, puis dans les provinces méridionales de l'Europe ; c'est pourquoi ses fruits sont appelés en latin *mala medica*, par d'autres naturalistes *mala assyria*.

Le citronnier est haut de 4 à 5 mètres au plus ; sa tige est grisâtre ; ses rameaux sont anguleux et violets dans leur jeune âge, plus tard arrondis et verdâtres, garnis de feuilles ovales, oblongues, d'un vert clair ; ses fleurs blanches en dedans, violacées au dehors, exhalent une odeur aromatique. Cet arbre croît près de la Méditerranée ; il a besoin d'être abrité du vent du nord. On peut dire que c'est un arbre complet, car il charme la vue, il satisfait le palais et l'odorat. On connaît plusieurs variétés de citronniers ; ils ne diffèrent que par la forme du fruit.

Le citronnier était connu des Romains ; ils appelaient son fruit *malum medicum*, soit à cause de sa vertu médicinale, soit parce qu'il venait de la Médie. On lit dans le second livre des *Géorgiques*, qu'en Italie on se servait des citrons pour combattre les prétendus enchantements.

On cultive aussi le citronnier en Chine ; on le met en touffes pour en faire des bosquets, sous lesquels on vient le soir se reposer.

Arbre chéri, quand ton feuillage
Répandait l'ombre et la fraîcheur,
Tu vis venir sous ton ombrage
Celle qui faisait mon bonheur.

Aux Indes Orientales et Occidentales, on le plante en pépinière. Cet arbre ne réussit pas très-bien dans les pays du Nord, il n'y donne que des fruits bien inférieurs à ceux des climats chauds.

Le citron a une forme ovoïde, d'un rouge brun et triste en naissant; il prend, en approchant de la maturité, une couleur jaune claire; il offre une double écorce, une blanche et une extérieure jaune. Le citron et le limon ont beaucoup de rapports entre eux : le premier a l'écorce épaisse, blanche, pulpeuse, et le zeste inégal et raboteux ; l'autre a l'écorce mince, le zeste fin, uni, et chargé d'une huile volatile très-odorante; sa forme est plus arrondie; sa chair intérieure est succulente et d'une acidité fort agréable; ses semences sont blanches, oblongues, dures et d'une saveur amère.

Sous Louis XV, les dames se frottaient les lèvres de jus de citron pour les avoir plus roses. On fait sécher le zeste de ce fruit, ou on le distille avec de l'eau pour en retirer l'huile essentielle qu'il contient. On obtient encore cette huile essentielle par expression. Cette huile est beaucoup employée dans la composition des parfums et des bonbons ; elle sert à détacher la soie. Boileau a dit :

Sentez-vous le citron dont on a mis le jus?

Le jus ou suc de citron est employé comme assaisonnement; on en arrose les huîtres, les perdrix, les haricots blancs; il entre dans quelques ragoûts, dans les limonades, les glaces, les gelées; le sirop de limons, étendu d'eau, est une boisson rafraîchissante et fort agréable. En médecine, on l'ordonne comme antivomitif, antiseptique, astringent et calmant; en chirurgie, on en exprime sur les ulcères sanieux, putrides, vermineux.

Joseph Roque dit, dans son Traité des *Matières médicales*, que le scorbut se développe rarement dans les vaisseaux qui sont pourvus de citrons, d'oranges, de pommes ou tous autres fruits acides, parce qu'ils corrigent les mauvais effets des viandes salées, dont on est obligé de faire des provisions pour les voyages de long cours.

L'usage des citrons sauva une partie de l'équipage de l'amiral Anson qui put descendre à temps dans l'île de Juan-Fernandez, où ces fruits étaient abondants.

Les anciens faisaient un grand usage de citrons. Virgile et Pline ont parlé de ses vertus salutaires et antivénéneuses. Athée rapporte qu'un gouverneur d'Egypte ayant condamné deux malfaiteurs à mourir de la morsure des serpents, ils furent guéris par le jus de ce fruit; ce fait est invraisemblable. Galien et Apius croyaient beaucoup aux propriétés de ce fruit.

Les Mèdes mettent des feuilles du citronnier dans leur bouche pour corriger la mauvaise haleine; les vieillards asthmatiques qui en font usage s'en trouvent également bien. Virgile dit à cette occasion :

... Animas et olentia Medi
Ora fovent illo, et senibus medicantur anhelis.

Le citron est composé, dans son péricarpe, d'une huile essentielle volatile, de mucilage, d'albumine, d'un principe colorant jaune; dans la partie charnue, d'eau, d'acides citrique et malique, de quelques sels de chaux, de mucilage, de gomme, de sucre et de fibre végétale.

Les pepins contiennent de l'huile ou principe amer, du mucilage, de la fécule.

On sépare l'acide citrique du jus de citron au moyen de la chaux; on traite ensuite ce citrate de chaux par l'acide sulfurique.

L'acide citrique est employé dans les arts; en pharmacie

on l'unit au carbonate de magnésie pour en faire une limonade purgative ; cet acide a été découvert par Scheele en 1784. Sa consommation est telle, qu'on le fait venir de l'Espagne, de l'Italie et des colonies.

CITROUILLE, potiron, pépon, courge; fruit du cucurbita pepo; cucurbitacées. Du latin *citrullus*, coloquinte.

All., kurbifs; *angl.*, citrul; *esp.*, calabaza; *ital.*, zucca.

La citrouille est une plante herbacée annuelle, dont l'origine est inconnue; on la trouve en Amérique, en Afrique et dans presque toute l'Europe; elle était connue des anciens.

Certes, en voyant la tige grêle, menue qui attache et vivifie un si énorme fruit, on n'est pas étonné que le brave villageois de La Fontaine ait dit :

> Tel fruit, tel arbre, pour bien faire.

et qu'en portant la main à son nez, il ait reconnu que

> Dieu fait bien ce qu'il fait ;

car des citrouilles suspendues aux branches des arbres eussent été pour nous, endormis ou éveillés, ce qu'était une épée pour Damoclès.

On possède plusieurs variétés du cucurbita pepo ; elles sont toutes employées dans la cuisine ou dans les arts.

La citrouille, giraumont ou potiron, est très-grosse, sphérique et aplatie, de couleur jaune, grise ou verte; on la mange cuite, avec ou sans lait, à l'eau et au beurre, au gras; dans le Nivernais on en prépare des tartes, et une sorte de raisiné, en le cuisant avec le vin doux.

La pulpe de citrouille sert à falsifier les pâtes d'abricots d'Auvergne.

Ce fruit contient du sucre, de l'acide pectique, de l'albumine.

Les semences servent aux confiseurs pour faire des dragées, des loochs, un sirop. Elles contiennent de l'huile et de l'émulsine ; on peut en faire un lait d'amande.

On cultive la citrouille dans les vignes, les jardins et les champs; il lui faut un peu d'humidité.

CIVETTE (*pron.* si-vèt), cive. Schœnoprasum.

All., zibeth; *angl.*, civet-cat; *esp.*, cebollino *ital.*, cipollina.

La civette est une plante herbacée annuelle, de la famille des labiées; on la cultive dans nos jardins. C'est une espèce d'oignon dégénéré. On emploie cette plante en cuisine, comme l'ail ; elle a à peu près la même composition chimique que cette plante.

COCHON. Le cochon est un quadrupède mammifère, pachyderme. *Voyez* PORC.

COCHON DE LAIT.

All., spanferkel ; *angl.*, sucking-pig ; *esp.*, lechon ; *ital.*, porchetto.

Ce cochon est le petit de la truie et du verrat ou porc ; sa chair est visqueuse, plus lourde à l'estomac que celle du porc; peu de personnes en font usage ; elle se mange rôtie avec sa peau. Un gourmand a dit : J'aime à voir une table bien servie, sur le milieu de laquelle brille

> ... Le cochon de lait, dont la cuirasse d'or
> Semble le protéger et le défendre encor.

Le cochon de lait est un mets très-recherché pour quelques amateurs ; Brillat-Savarin, Carême en ont fait un grand cas.

COCHON D'INDE.

Esp., conejillo de Indias ; *ital.*, porcellino d'India.

Cet animal appartient au genre cabiais ; il nous vient du Brésil. On l'élève en domesticité. Il est moins gros que le lapin ; il est ordinairement de trois couleurs, blanche, noire et rousse, distribuées par grandes taches. Ce quadrupède a le corps ramassé, presque ovoïde. La femelle est d'une très-grande fécondité ; elle fait des petits tous les quarante jours. La voix du cochon d'Inde est une sorte de piaulement ou de sifflement. La chair de cet animal est blanche, fade, grasse, peu estimée en France.

COING, fruit du pyrus cydonia. Du celt. *coin*, et de *Cydon* en Crète, aujourd'hui la Canée.

All., quitte ; *angl.*, quince ; *esp.*, membrillo ; *ital.*, cologno.

C'est trop peu que des fleurs ; je veux t'offrir encore
Des coings au blond duvet que le safran colore.

Le cognassier est originaire de l'île de Crète ; il croît dans toute l'Europe. Il en existe plusieurs variétés, qui ne diffèrent entre elles que par la forme du fruit.

Le cognassier ou coignassier est un arbre du genre poirier, de la famille des rosacées ; on le cultive dans les jardins pour son fruit, et le plus souvent pour servir de sujet à greffer d'autres espèces de poiriers. Il s'élève à une hauteur de quatre mètres ; sa tige est tortueuse ; ses feuilles sont ovales ; il se plaît sur les coteaux, dans les terres mêlées de sable plutôt que d'argile ; il craint les terrains maigres et superficiels ; il croît abondamment le long du Danube. Il jouissait d'une grande estime chez les anciens ; les mythologues disent qu'il était consacré à Vénus. Virgile l'a chanté dans ses *Eglogues* comme un gage de fidélité.

Quod potui, puero, silvestri ex arbore lecta
Aurea mala decem misi ; cras altera mittam.

Le coing a la forme d'une poire. Son odeur est forte, pénétrante et expansive ; cette odeur plaisait tellement aux Romains qu'ils avaient toujours quelques-uns de ces fruits dans leurs salles d'audience, et que les Grecs, d'après une loi de Solon, prescrivaient aux jeunes mariés de manger de ce fruit, voulant indiquer par là que les jeunes époux devaient avoir l'un pour l'autre des paroles agréables.

Le coing a la peau jaune et cotonneuse; une saveur âpre, peu acide, très-astringente ; il contient de nombreuses graines, semences ou pepins qui servent à faire un mucilage appelé bandoline.

Le coing perd de son arome avec le temps; il ne se mange jamais cru ; il prend par la cuisson une saveur sucrée, d'un arome agréable. On en prépare des gelées, des marmelades, un sirop, une pâte, une conserve réputées astringentes et convenables dans les diarrhées chroniques.

Les Romains faisaient cuire ce fruit avec du miel ; ils l'offraient au dessert.

> Si tibi cecropio saturata cydonica melle
> Ponentur.

Cuit avec le vin doux, il constitue le cotignac ou raisiné, qui est un aliment sain et agréable, surtout pour les personnes relâchées et délicates.

Le coing contient de la pectine, du tannin, du sucre, des sels végétaux et minéraux.

COLLE DE POISSON, ichthyocolle (du grec ἰχθύς, poisson; κόλλη, colle).

All., hausenblase, incinglass ; *angl.*, hunsblas ; *esp.*, cola de pescado ; *ital.*, colle di pesco.

La colle de poisson est la vésicule aérienne desséchée de différents poissons cartilagineux, mais principalement du grand esturgeon, *accipenser huso*, du petit esturgeon ou strelet, *accipenser ruthenus*, et de l'esturgeon ordinaire, *accipenser sturio*, qui abonde dans le Volga et les autres grands fleuves de la mer Caspienne et de la mer Noire.

Le commerce distingue trois espèces de colles de poisson : la première est en lyre ou petit *cordon* ; en cœur ou *gros cordon* ; en *livre* ou *feuilles*. La meilleure de ces sortes est la plus blanche et celle qui se dissout presque sans résidu. La colle de poisson sert en cuisine pour faire des gelées, pour clarifier le vin, les liqueurs ; dans les arts, on s'en sert pour la soierie.

COLOMBE (*pron.* ko-lonb). Palumbus columba. On dit aussi columbus (tiré du grec κολυμβᾷν, plonger, parce que cet oiseau boit en plongeant son bec, sans relever la tête comme les autres oiseaux).

All., taube ; *angl.*, dove ; *esp.*, paloma ; *ital.*, colomba.

Ne pas aimer, c'est être malheureux ;
C'est vivre seul ; aimer, c'est vivre deux ;
C'est exister dans un autre soi-même.

La colombe est un oiseau qui semble former le passage des gallinacés aux passereaux ; ce n'est qu'une variété du pigeon.

Cet oiseau est le type de la fidélité, et pourtant sa femelle se montre quelquefois insensible.

Sur ce dôme azuré la colombe amoureuse
A son amant chéri se montre dédaigneuse.

Le mâle de la colombe a le caractère faible et timide ; il ne montre de l'énergie que pour défendre sa progéniture ; car, comme dit Delille :

Des ennemis souvent ils repoussent la rage
Et dans de faibles corps s'allume un grand courage.

La colombe était l'oiseau favori de Vénus, c'est pour cela qu'on l'appelait l'oiseau de Cythère ; elle le portait à la main ou elle l'attachait à son char. Les habitants d'Ascalon avaient un souverain respect pour la colombe ; ils n'osaient ni en tuer, ni en manger, de peur de se nourrir de leurs dieux mêmes. Les Syriens et les Assyriens adoraient cet oiseau, parce qu'ils croyaient que Sémiramis avait été changée en colombe, comme Decerto, sa mère, le fut en poisson.

Le Saint-Esprit apparut en forme de colombe sur la tête du Sauveur, quand il fut baptisé par Jean.

Les femmes juives, d'après la loi de Moïse, donnaient une paire de colombes lors de leur purification.

La chair de la colombe est bonne et délicate : elle a beaucoup d'analogie avec celle du pigeon ; elle se mange de même.

CONCOMBRE (*pron.* kon-konbr), fruit du *cucumis sativus*,

All., gurke; *angl.*, cucumber ; *esp.*, cohombro ; *ital.*, cetrivolo.

On pense que le concombre est originaire de l'Asie; c'est une plante herbacée, du genre des cucurbitacées. Le fruit est une sorte de petite citrouille qui sert dans l'économie domestique ; il est gros comme le bras, long de trente centimètres; sa surface est souvent parsemée de proéminences ; sa chair est blanche ou jaunâtre, très-succulente et d'une odeur vireuse ou nauséeuse. On cultive le concombre dans les vignes ou les jardins. Le fruit de cette plante se mange cru, en salade, ou cuit avec du lait, de la crème, du jus de citron et quelques aromates.

En Russie, en Pologne, on sale les concombres pour l'hiver ; en France, on fait peu de cas de cet aliment.

Les pharmaciens et les parfumeurs emploient le suc de concombres pour faire une pommade de ce nom.

CONGRE, anguille de mer. Muræna conger (du lat. *conger*). Poisson du genre murène.

All., meeraal ; *angl.*, conger ; *esp.*, congrio ; *ital.*, gongro.

Le congre habite la mer ; on le trouve principalement sur les côtes de l'Europe baignées par l'Océan et la Méditerranée. Ce malacoptérygien acquiert la grosseur de la cuisse d'un homme ; sa longueur est quelquefois de deux mètres. Son plus cruel ennemi est la langouste, de même qu'il fait la chasse aux poules d'eau.

La chair du congre est blanche, grasse, huileuse ; il faut la faire cuire dans l'eau pour lui enlever de son huile; on l'assaisonne à la sauce blanche, à l'huile et au vinaigre. On pêche beaucoup de congres en Bretagne, vers Quimper. Pendant l'été, le congre se plonge entre les rochers et y reste caché.

Les Espagnols et les Anglais estiment beaucoup ce poisson ; il n'en est pas de même en France, où il reste presque exclusivement la nourriture des classes pauvres des bords de la mer.

Quelques peuplades des pôles nord, font sécher et saler ce poisson ; elles le mangent comme nous mangeons la morue.

COQ (*pron.* kok). *Gallus* gallinaceus. *Coq* est une altération du mot latin *gallus*, qui, par abréviation, s'est transformé en *gang*, *gog*, *gau*, *gal*, *coc*, *cox*, *cos*, puis *coq*. D'après Bescherelle aîné, ce n'est qu'une onomatopée du chant bien connu de cet oiseau, chant qu'il représente par les syllabes *co-co-ri-co*.

All., hah ; *angl.*, cock ; *esp.*, gallo; *ital.*, gallo.

Le coq est un genre d'oiseau propre à l'ancien continent, de l'ordre des gallinacés; c'est le mâle de la poule ; il se distingue dans nos basses-cours par la noblesse de sa démarche.

En amour, en fierté, le coq n'a pas d'égal ;
Une crête de pourpre orne son front royal.
Son œil noir lance au loin de vives étincelles,
Un plumage éclatant peint son corps et ses ailes.

Les vers suivants dépeignent les mœurs de cet oiseau mieux que nous ne pourrions le faire.

A leur tête est le coq, père amant, chef heureux,
Qui, roi sans tyrannie, et sultan sans mollesse,
A son sérail ailé prodiguant sa tendresse,

Aux droits de la valeur joint ceux de la beauté ;
Commande avec douceur, caresse avec fierté,
Et, fait pour les plaisirs, et l'empire et la gloire,
Aime, combat, triomphe et chante sa victoire.

Cet oiseau est d'une grande vivacité ; son caractère jaloux et irritable l'empêche de vivre en bonne intelligence avec ses semblables.

Deux coqs vivaient en paix.
Une poule survint,
Et voilà la guerre allumée.

Le coq et la poule sont presque les seuls dans l'ordre des gallinacés qui grattent la terre pour y chercher leur nourriture ; aussi

Nous verrons dans la cour le coq fier et superbe
Pour y chercher le grain éparpiller la gerbe,
Appeler aigrement son sérail assoupi.

De tous les oiseaux de basse-cour, le coq est le plus matinal, il annonce le jour.

... Le coq matinal, par ses chants commencés,
Dit au peuple endormi : Levez-vous, c'est assez !
Il appelle l'aurore, et, s'élevant dans l'ombre,
Sa voix semble déjà rendre la nuit moins sombre.

Chez les Romains, les jeunes coqs passaient pour les interprètes de la volonté des Dieux, et l'on n'entreprenait rien de considérable sans les avoir consultés, en observant comment ils prenaient le grain qu'on leur présentait.

Des Grecs et des Romains autrefois vénéré,
Le coq était des dieux l'interprète sacré.

On immolait cet oiseau à la déesse de la nuit, sans doute parce qu'il est matinal, et qu'il annonce le jour. Les Français, à l'exemple des Grecs, des Gaulois et des Romains, avaient pris cet oiseau pour symbole, en le plaçant au sommet de leurs étendards ; il est maintenant remplacé par l'aigle. La chair du coq est douce, coriace, peu agréable, indigeste, bonne tout au plus à faire du bouillon. Les plumes de cet oiseau servent comme ornement ; on en fait aussi des plumeaux pour épousseter les meubles.

COQ DE BRUYÈRE. Tetras, urogallus ; gallinacés.

All., han ; *angl.*, a keath cock ; *esp.*, gallo silvestre.

Le coq de bruyère habite les forêts de sapin qui couronnent les hautes montagnes de l'Europe ; il est le plus grand des gallinacés ; on le nomme aussi tétras ; la Courlande est son pays de prédilection.

Cet oiseau ne se perche point ; en été son plumage est d'un brun rougeâtre, ou gris blanchâtre ; il devient complétement blanc en hiver.

La chair du coq de bruyère est supérieure à celle de la perdrix, et même du faisan ; elle est noire, difficile à digérer ; la saveur en est résineuse.

CORIANDRE (*pron.* ko-ri-andr.). Coriandrum sativum.

All., Koriander ; *angl.*, coriander ; *esp.*, cilantro ; *ital.*, coriandro.

Les auteurs varient sur la racine de ce nom ; quelques-uns le font venir de Κορις (punaise), et de Ανηρ (homme), mari de la punaise ; ou de l'altération du mot κοριαννον ; d'autres le font venir de κὸρη, qui signifie la prunelle des yeux, et de ανδρων (des hommes), parce qu'elle affaiblit la vue de l'homme.

La coriandre est une plante herbacée, annuelle, originaire d'Italie ; elle est rangée dans la famille des ombellifères ; on la cultive dans les champs, aux environs d'Aubervilliers, près de Paris.

Toute la plante a une odeur de punaise ; cette odeur ne se dissipe que par la dessiccation. Le fruit, que l'on appelle improprement graine, a une odeur aromatique très-agréable ; on le recouvre de sucre pour en faire des dragées ; il entre dans les liqueurs de table ; les Hollandais en mettent dans le pain, dans les boissons fermentées, dans quelques mets ; il est carminatif, stomachique ; les habitants du Nord en consomment beaucoup.

Les anciens ont cru que le suc de la plante verte avait des propriétés vénéneuses ; ils n'y touchaient qu'avec beaucoup de précaution. Plus tard, on reconnut que cette crainte était mal fondée, et on attribua à la graine une propriété dont les vers suivants font mention :

> Pour le cœur et les vents, tu pourras aussi prendre
> La graine que produit la triste coriandre.

CORME (*pron.* korm), fruit du sorbus domestica ; rosacées. Du gr. κορμὸς, bois dur.

All., speyerling ; *angl.*, the service or sorbtree ; *esp.*, serva ; *ital.*, sorba.

Chaque arbre, chaque plante a une physionomie qui lui est propre, et qui semble lui donner un caractère. L'amandier se hâte de donner ses fleurs au printemps, au risque de ne point avoir de fruits en automne ; tandis que le cormier, qui ne s'élève que lentement, ne donne ses fleurs que lorsque la température est chaude.

Le cormier est originaire d'Europe ; il est très-commun dans les bois, les vergers, le long des routes. C'est un arbre de moyenne grandeur ; il est droit, rameux ; ses feuilles sont hâtives et vertes, ailées, pinnées et glabres ; elles forment de jolis ombrages.

> Croissez, croissez, étendez vos rameaux,
> Arbres touffus, solitaires bocages ;
> Au doux printemps rendez vos frais ombrages,
> Pour nos bergers courbez-vous en berceaux.

Les fleurs du cormier sont blanches ; son fruit est à peu

près de la forme d'une petite poire ronde et courte; il prend en mûrissant une couleur rouge jaunâtre ; il n'est bon à manger que lorsqu'il devient blet; son goût approche beaucoup de celui de la nèfle; avant, il est âpre, astringent et peu agréable. Cette saveur est due à un acide particulier nommé *acide sorbique.*

Les cormes servent particulièrement de pâture aux oiseaux ; les grives en sont très-friandes; en France, on en fait du cidre, du vin.

Le cormé suédois est une liqueur piquante et enivrante.

Le bois du sorbier ou cormier est le plus dur de tous ceux que fournissent les arbres de nos forêts; aussi est-il recherché par les tourneurs, les menuisiers, les charrons, les ébénistes, les graveurs, les armuriers ; sa couleur est d'un gris tendre ; il est susceptible du plus beau poli ; il est surtout excellent pour les parties de machines exposées à de grands frottements ; on fait avec son écorce des seaux pour recueillir la poix ; les feuilles et les rameaux donnent, avec le sulfate de fer, une belle couleur noire.

CORNICHON. Fruit du cucumis sativus ; cucurbitacées.

All., gurke ; *angl.*, cucumber ; *esp.*, cohombro ; *ital.*, cetriuolo.

Le cornichon n'est qu'une variété du concombre ; c'est une plante annuelle, herbacée, que l'on suppose originaire de l'Asie, et que l'on cultive en grand dans nos jardins potagers. Son fruit, lorsqu'il est jeune, a une belle couleur verte ; on le confit au vinaigre. La culture a produit successivement des variétés de ce fruit, qui sont également employées dans les arts.

Les cornichons servent rarement d'aliment ; préparés sans précaution, dans des vases de cuivre, ils causent des accidents toxiques. Il est prudent de s'en assurer au moyen de l'acide nitrique, ou d'une épingle d'argent. On peut consulter l'ouvrage de M. Chevallier sur les falsifications des substances alimentaires.

COULEUVRE, anguille de buisson. Coluber natrix.

All., natter ; *angl.*, snake, or adder ; *esp.*, culebra ; *ital.*, serpe.

> Le serpent a ses mœurs, ses combats, ses amours ;
> Son port audacieux, ses habiles détours,
> Mais il fuit nos regards, dans le sein des broussailles.

La couleuvre est un reptile ophidien, de taille moyenne, à vertèbres ; son sang est rouge et froid ; elle rampe plutôt qu'elle ne marche ; elle nage comme l'anguille ; elle est inoffensive pour l'homme, et ne contient aucun venin.

Ce reptile vit de mouches, de limaçons, de grenouilles ; il fascine de son regard les oiseaux dont il fait aussi sa proie.

> Et, l'œil étincelant, contemple avec fureur
> Le nid où cet oiseau, reposant sans frayeur,
> Voit ses petits joyeux sortir de leur coquille
> Et chante tendrement son aimable famille.

La couleuvre change de peau plusieurs fois l'année ; elle est ovipare ; l'hiver, elle reste engourdie sous les feuilles, dans les trous, entre les fissures des murs ou des rochers ; au printemps, elle reparaît.

> La couleuvre, fuyant son antre ténébreux,
> Fixe l'astre du jour, se ranime à ses feux.

La chair de la couleuvre est délicate, saine et agréable ; les Espagnols et les Provençaux en sont très-friands ; on la mange comme l'anguille.

Les gens du peuple attribuent à la peau de ce reptile de grandes propriétés médicinales contre les foulures et les contusions.

Chez les anciens, ce serpent était le symbole de la médecine, c'est-à-dire de la prudence.

COURGE ou CALEBASSE. Curcurbita lagenaria; cucurbitacées. Du latin *curvus*, courbe, à cause de sa forme.

All., kurbifs; *angl.*, gourd; *esp.*, calabaza silvestre; *ital.*, zucca.

La courge est une plante annuelle, herbacée, que l'on mange en soupe dans quelques pays méridionaux, sous le nom de *calebasse*. Elle est originaire des contrées chaudes du globe, l'Arabie et l'Inde. On la cultive dans nos jardins potagers. Le fruit en est succulent et charnu.

COURLIS ou COURLIEU. Onomatopée tirée de son chant.

All., brachvogel ; *angl.*, curlew; *esp.*, chorlito comun.

Le courlis est un oiseau de passage, aquatique, de l'ordre des échassiers ; il vient régulièrement dans les contrées boréales au printemps ; il arrive en France au mois d'avril ; il y fait sa ponte, élève ses petits, puis repart dans les derniers jours d'août.

« L'univers est la patrie des oiseaux émigrants, mais l'Europe seule a droit à leurs amours. »

Le courlis ne chante pas ; il a une sorte de sifflement aigu, que l'on entend de fort loin. Son bec est destiné par la nature à ne s'enfoncer que dans la vase molle, dans l'épaisseur de laquelle les vers doivent se trouver. Cet oiseau a un plumage sombre, lui-même est triste et sauvage ; les chasseurs ont beaucoup de peine à l'approcher; il vit de vers, d'escargots et d'insectes aquatiques ; sa chair est forte en goût, noire, lourde ; elle ne plaît pas à tout le monde ; on la mange rôtie, entre deux tranches de lard.

CRÈME (*pron.* krèm), cremor.

All., milchrahon ; *ang.*, cream ; *esp.*, crema ; *ital.*, crema.

La crème est une des trois substances qui composent le

lait; elle est blanche, un peu jaune, épaisse et onctueuse, d'une odeur et d'une saveur agréables; elle vient surnager le lait abandonné à lui-même et reposé à l'air; elle est principalement formée de beurre, de caséum, de sérum.

On associe la crème au café, au chocolat, aux œufs; on la mêle aux fraises, aux framboises, aux liqueurs; on en fait de la crème fouettée qu'on aromatise, et qu'on sucre convenablement.

On falsifie la crème avec de la fécule, de la farine, des œufs.

Cet aliment est froid, et souvent difficile à digérer.

CRESSON (*pron.* kré-çon), sisymbrium nasturtium.

Dans la basse latinité, on trouve *crissonium*, ou *crisonium*, pour signifier une herbe marécageuse; selon quelques auteurs, cresson vient de *crescio*. Son nom *nasturtium* est dérivé de *nasus tortus*, parce que son goût âcre excite une sorte de contraction dans les muscles du nez.

All., brunneakresse; *angl.*, watercress; *esp.*, berro; *ital.*, crescione.

Le cresson est une plante herbacée, vivace, qui croît dans les eaux vives, telles que rivières et fontaines; on le trouve dans presque toute l'Europe, à l'île Bourbon, en Perse, en Amérique, aux Cordilières; les botanistes l'ont placé dans la famille des crucifères. Sa saveur est forte, piquante et un peu âcre; on l'emploie beaucoup au printemps comme salade; à Paris, surtout, on en fait une énorme consommation; de là, sa qualification de *santé du corps*, que le peuple lui donne.

La tige du cresson est creuse, rameuse, à cannelures irrégulières; elle s'élève à peine au-dessus des eaux qui la baignent; ses feuilles sont alternes, ailées, à folioles ovales ou presque rondes, unies, douces, molles au toucher, d'un gros vert; ses fleurs sont blanches ou d'un blanc rose, disposées en corymbe. Varron, en parlant du cresson, dit : *Nasturtium nonne vides ab eo dici, quòd nasum torqueat?* Joseph Rocque n'est pas de son avis. Oui, dit notre spirituel naturaliste moderne, le cresson stimule agréablement les papilles de la bouche, mais sans *tordre le nez.*

La plus haute antiquité a reconnu les bonnes qualités de cette plante.

Les peuples anciens, les Grecs surtout, en mangeaient pour se donner de la force, du courage, du caractère ; aussi disait-on aux gens faibles : mangez du cresson. Si vous ne me croyez point, lisez les *Guêpes* d'Aristophane.

La cuisson enlève à cette plante ce goût piquant qui en fait le charme.

On le mange à l'huile et au vinaigre sur les volailles rôties, les filets, les biftecks. On doit choisir les très-jeunes feuilles ; le cresson est très-usité comme médicament, mais seulement à l'état frais ; ses propriétés sont toniques, antiscorbutiques, dépuratives ; on l'applique quelquefois à l'extérieur, sous forme de cataplasme.

> Si l'on frotte son chef de pur suc de cresson,
> On évite, on répare une affreuse pelade.
> Mais ce suc est utile à bien plus d'un malade :
> Il console ; il est bon dans les douleurs de dent ;
> Et le miel aux dartreux en fait un liniment.

D'après l'analyse de M. Chatin, le cresson contient de l'iode, un principe huileux volatil, de l'extractif.

CRESSON DES JARDINS, nasitort, cresson alénois. *Lepidium sativum.*

Angl., cresses ; *esp.*, berro.

Le cresson des jardins est originaire du Levant ; on le cultive depuis longtemps en France pour l'employer au défaut de cresson de fontaine.

Cette plante herbacée est âcre, antiscorbutique, sternutatoire ; elle se mange en salade, principalement comme assaisonnement ; il est échauffant ; les personnes irritables doivent s'en abstenir.

CRESSON DE PARA. Spilanthus oleraceus.

Angl., cresses ; *esp.*, malpica.

Le cresson de Para est entièrement différent des autres cressons ; il est originaire du Brésil ; en France, on ne le cultive que dans les jardins. Cette plante est herbacée, de la famille des synanthérées ; elle est âcre, irritante ; elle excite fortement la salivation ; on ne l'emploie que dans les sauces.

CREVETTE, CHEVRETTE, SALICOQUE.

All., steuerkrabbe ; *angl.*, prawn ; *esp.*, langostino de mar ó gamaro ; *ital.*, scavamento.

La crevette ou écrevisse de mer habite sur les côtes ; elle se retire souvent parmi les fucus qui tapissent les rochers ; elle remonte rarement dans les eaux douces ; il en existe plusieurs variétés, qui ne diffèrent que par la couleur qu'elles prennent avec la cuisson, car, avant, elles sont grises ou noires.

On dit que la chair de la crevette grise est plus estimée que celle de la rouge : il n'en est pas ainsi à Paris, on y préfère la rouge.

Je voudrais avoir le talent de Berchoux ou de Brillat-Savarin pour décrire le goût d'un excellent pâté de crevettes, que deux de mes amis me firent manger.

Si Calais n'était pas connu par son port de mer, ses nombreuses fabriques de tulle, et surtout par le siége qu'il eut à soutenir contre les Anglais, il mériterait de l'être pour ses pâtés. Honneur donc aux pâtissiers de cette ville, qui savent chaque jour attirer leurs voisins d'outre-Manche par l'attrait d'un si excellent produit.

La crevette se mange cuite dans l'eau avec du sel, et à la sauce blanche ; elle excite l'estomac, prépare l'appétit, mais ne convient pas aux personnes convalescentes et délicates.

CUMIN. Cuminum, cyminum.

All., kummel ; *angl.*, cumin ; *esp.* et *ital.*, comino.

Le cumin est une plante herbacée, annuelle, semblable au fenouil ; on le cultive en Egypte, en Sicile, et surtout à Malte.

Les séminoïdes ou graines de cette plante sont ovoïdes, allongés, marqués de lignes qui se prolongent en une pointe au sommet, ce qui les distingue de toutes les autres graines d'ombellifères ; rudes ; entre ces lignes de couleur roussâtre, styles persistants ; leur odeur est forte, piquante, fatigante ; leur saveur est chaude et très-aromatique.

Les Hollandais mettent la graine de cumin dans le fromage et dans le pain ; les Allemands et les Anglais s'en servent comme condiment, à la manière du céleri. Les anciens faisaient un plus grand usage de cette graine que nous ; ils en assaisonnaient leurs mets.

De maints objets divers on connut l'amalgame ;
On unit le cumin, l'origan, le césame.

Les semences de cumin contiennent une huile essentielle que l'on peut obtenir par la distillation, du mucilage et une matière résineuse.

CYGNE. Anas olor ; palmipède. Du grec κύκνος.

All., schwan ; *esp.*, cisne ; *ital.*, cigno.

Le cygne est le plus grand de tous les oiseaux aquatiques. Les poëtes l'ont chanté avec raison, car c'est un très-beau navigateur ailé ; on se plaît à le voir sur un fleuve ou sur une pièce d'eau.

Le cygne au plumage argenté,
Sur l'onde se jouant sans cesse,
Incline son cou, le redresse,
Plonge ; et, tout fier de sa beauté,
De sa grâce et de sa noblesse,
Navigue avec agilité.

Les proportions physiques de cet oiseau sont nobles et élégantes : son cou est long et bien pris ; sa tête ovale est petite ; son bec est plus haut que large à la base ; son plumage n'est qu'une riche fourrure blanche. Il aime et recherche la société de l'homme, surtout s'il voit un danger. Ses ennemis mortels sont l'aigle et le vautour, contre lesquels il n'a aucune défense.

> Un cygne que poursuit l'oiseau de Jupiter,
> Hâtant à coups pressés ses rames éperdues,
> Fuit le brigand céleste aux ailes étendues ;
> Puis, trompant son espoir déjà victorieux,
> Semble aux pieds de Léda tomber du haut des cieux.

Le cygne se trouve dans l'ancien et le nouveau continent; il préfère les régions septentrionales à celles du Midi ; il vit à l'état sauvage en Pologne, en Prusse, et surtout en Sibérie.

Le cygne se nourrit de graines, de feuilles, de racines, de grenouilles, de sangsues et d'insectes; il en existe plusieurs variétés, qui ne diffèrent que par la nuance du plumage ou la grosseur de l'oiseau.

En France, le cygne est un oiseau d'ornement; on le met dans les pièces d'eau pour en rompre la monotonie ; il s'apprivoise facilement.

> Beaux cygnes, rarement vous quittez les bassins
> Où vos cabanes sont construites ;
> Vous en savez par cœur tous les bords, tous les flots.

On dit que la durée de la vie du cygne est de deux à trois cents ans. Cet oiseau est d'un caractère jaloux, méchant. Il est sans cesse occupé de sa toilette. Son cri est dur, rauque et peu agréable.

La chair de ce palmipède, même à l'état de domesticité, est noire, dure, coriace, difficile à digérer, à moins qu'on ne mange l'oiseau lorsqu'il est jeune, et encore faut-il qu'il soit faisandé et fortement assaisonné. Les Kamtschadales en font leur nourriture ordinaire.

La plume et le duvet du cygne sont très-recherchés pour les lits et divers ornements; sa peau est prescrite aux personnes qui ont des douleurs rhumatismales; on l'emploie comme celle de l'agneau. Les anciens, frappés de la blancheur du cygne et de son extérieur séduisant, en ont fait le coursier du char de Vénus; ils prétendaient qu'Hélène était née de Léda et du cygne, dont Jupiter avait pris les traits.

Un poëte a fait sur les derniers moments de cet oiseau une charmante fiction, lorsqu'il a composé les vers suivants :

Le cygne, à la fin de sa vie,
Fait entendre un touchant accord,
Et d'une voix affaiblie
Chante lui-même sa mort.

D

DAIM. Cervus dama.

All., damhirch; *angl.*, buck; *esp.*, gamo; *ital.*, daino.

Tel qu'un daim qu'a percé la flèche du chasseur
Traverse des forêts la sauvage épaisseur.

Le daim est un mammifère de l'ordre des ruminants et du genre cerf; sa taille est intermédiaire entre celle du cerf et du chevreuil.

La nature a établi entre le daim et le cerf une antipathie

qui s'oppose à leur alliance; elle est égale à celle qui existe entre le lièvre et le lapin.

Le daim habite les forêts ; il est d'une très-grande agilité. Son pelage est fauve ; il y en a de blancs, de fauves bruns, à taches ou raies blanches ; d'autres entièrement noirs. La tête du daim mue comme celle du cerf ; mais ses cornes tombent plus tard ; elles sont à peu près le même temps à se refaire.

Le daim est plus sociable que le cerf; il peut vivre en société ; il se met souvent en hordes, et reste toujours avec ses semblables. M. de Buffon a décrit les combats que ces hordes se livrent entre elles ; ces combats sont singuliers, par la disposition qui paraît y régner ; les daims s'attaquent avec ordre, se battent avec courage, se soutiennent les uns les autres, et ne se croient pas vaincus par un seul échec, car ils reviennent le lendemain ; le combat se renouvelle jusqu'à ce qu'enfin les plus forts chassent les plus faibles du bon pâturage qu'ils désirent conserver.

Le daim se nourrit de grains, de bois; il broute de plus près que le cerf; l'herbe qu'il a coupée repousse difficilement ; cet animal vit vingt-cinq ans.

L'Angleterre est la contrée de l'Europe où il y a le plus de ces animaux ; ils y sont élevés dans des parcs, à l'état de domesticité ; sa chair y est estimée ; en France on la prise peu.

La peau du daim est très-employée dans les arts; pour faire des gants, des gilets, des culottes , elle est d'un usage parfait.

DATTE (*pron.* dat), fruit du phœnix dactylifera. Du grec δακτυλος, doigt, en latin *dactylus*, parce que ce fruit ressemble au bout du doigt, étant rond et oblong.

All., dattel ; *angl.*, daate ; *esp.*, dátil ; *ital.*, dattero.

Un miel solide et pur pend au haut du dattier.

Le dattier est de la famille des palmiers. Linné l'a surnommé le prince des végétaux. Il pousse naturellement dans la partie sablonneuse et brûlante de la vaste Barbarie ; on le trouve aussi dans l'Inde, en Perse, en Amérique, partout où les végétaux nécessaires à la vie de l'homme refusent de croître; aussi dans ces pays le regarde-t-on comme le plus grand bienfait que la nature ait accordé.

Le dattier ne ressemble à aucun des arbres de l'Europe ; sa tige est nue, cylindrique, grosse de trente à cinquante centimètres de diamètre ; elle est haute de vingt mètres environ, et se forme des débris des feuilles qui chaque année s'en détachent.

Cet arbre se couronne d'une gerbe élégante de feuilles très-serrées, entre lesquelles naissent de nombreuses grappes de fleurs qui, fécondées par l'action du pollen des pieds mâles, se transforment en un fruit oblong, charnu, d'un jaune doré, dont le péricarpe épais se conserve facilement par la dessiccation au soleil. Ce fruit renferme un noyau osseux, cylindrique, profondément sillonné sur une de ses faces ; il contient une matière huileuse, sucrée, émulsive.

Une forêt de dattiers est pour le voyageur qui vient de quitter l'Europe un spectacle plein de grandeur et tout à fait nouveau ; il se croit transporté dans un autre univers. La cime de ces stipes rapprochées et touffues forme un dôme obscur, dont l'ensemble représente un temple majestueux ; c'est là qu'on peut dire :

L'athée est plus aveugle encore en son erreur,
Lorsque élevant un impuissant murmure,
Il veut nier un créateur
En présence de la nature.

On compte plus de vingt espèces de dattiers ; toutes poussent spontanément. Quelques-unes n'ont pas pour l'homme le même intérêt.

Le dattier peut porter en une seule fois vingt mille dattes.

Toutes les parties du palmier-dattier ont leur utilité.

Le bois, quoique d'un tissu assez lâche, se conserve un si grand nombre d'années, que dans le pays on le croit incorruptible; les jeunes branches nouvellement coupées fournissent un lait aussi salubre qu'agréable; ce lait ou sève, fermenté, donne une boisson alcoolique que l'on nomme lakhby, ou *vin de palmier*.

On enlève souvent l'écorce et les parties fibreuses des jeunes tiges pour manger la substance blanche contenue dans leur centre; on mange aussi, lorsqu'elles sont encore tendres, les jeunes feuilles et les fleurs mâles de cet arbre, que l'on assaisonne avec du jus de citron; c'est même un manger délicieux.

Les feuilles sèches servent à faire des tapis et divers ouvrages; des côtes du pétiole on retire une fibre ligneuse, dont on fait des cordes, et qu'on pourrait utiliser pour faire de la toile.

On exprime dans des vases percés de trous les dattes fraîches et succulentes, pour en extraire la pulpe, qu'on appelle en Arabie miel de datte, et qui remplace le sucre et le beurre.

Les dattes, séchées et pilées, forment une farine qui, pétrie avec de l'eau, donne, par la dessiccation, une galette très-saine et agréable. Les dattes, fermentées avec de l'eau, fournissent une boisson très-salubre; par la distillation, on en retire une grande quantité d'alcool.

On confit ce fruit au sucre, pour les desserts. On doit préférer celui qui vient d'Egypte, de Syrie, de Barbarie, de Tunis. Les dattes de Provence sont plus petites, et d'une mauvaise conservation; les vers s'y mettent facilement.

Les dattes servent, en pharmacie, à préparer une pâte, un sirop, une boisson, qui jouissent de propriétés calmantes; elles entrent dans les quatre fruits pectoraux.

On doit cueillir ce fruit un peu avant sa maturité ; il est consommé comme aliment dans les pays chauds ; en France, il paraît peu sur les tables.

La datte a fourni à l'analyse chimique du sucre cristallisable, en notable quantité ; du sucre incristallisable, du mucilage, de la gomme, de l'albumine, de la gélatine, du parenchyme.

Les noyaux contenus dans le fruit servent de nourriture aux chameaux et aux moutons, après les avoir broyés ou mis à ramollir dans l'eau.

DINDON. Meleagris gallopavo. Radical *Inde*, par allusion à son origine. Ce gallinacé a été nommé coq ou poule d'Inde, et, par abréviation, dinde, dindon ; dans le peuple, on l'appelle jésuite.

All., truthenne ; *angl.*, turkey ; *esp.*, pavo ; *ital.*, pollo d'India.

Le dindon est un oiseau de basse-cour, de la famille des gallinacés. Selon quelques naturalistes, il est originaire de l'Inde ; selon d'autres, il est originaire du Nord. Il paraît avoir été importé en France vers le quinzième siècle. On dit que c'est aux noces de Charles IX qu'on en mangea pour la première fois en France.

Hernandez a fait connaître les mœurs de cet oiseau dans l'état sauvage ; il dit qu'il vit en petites troupes dans les grands bois ; qu'il se perche la nuit dans les branchages, et descend rarement dans les plaines. Les dindes, à l'état de liberté, se livrent souvent des combats furieux ; cette irascibilité s'est conservée dans l'esclavage.

Le dindon est d'une taille élevée ; son bec est médiocre et convexe ; il se distingue surtout par la caroncule ou membrane charnue, mamelonnée, qui recouvre sa tête et s'étend sur une partie du bec et du cou. Le plumage du dindon ordinaire est d'un brun noir ou verdâtre, mélangé de gris ou de blanc ; on en trouve dans le Berry, la Champagne et dans la Bourgogne, qui sont complétement blancs; ce sont même les plus délicats.

Le dindon, à l'état de domesticité, est le type de la stupidité; il n'en est pas de même à l'état sauvage, car il est fier et de belle allure.

Cet oiseau est sujet à plusieurs maladies épidémiques; les maladies de peau et d'yeux tuent la moitié de ce qu'on en élève, et cependant il serait facile de les guérir. Lorsqu'il est élevé dans de bonnes conditions, le dindon peut acquérir un poids de neuf à dix kilos. Sa chair est blanche, savoureuse, surtout si l'animal a été nourri de glands de chêne. Un dindonneau farci de truffes est un mets très-recherché; il faut le manger rôti.

Chapon doré, succulente perdrix,
Dindonneau tendre, au brillant coloris,
Mets enchanteurs que l'odorat dévore,
Vous manger seul a sans doute son prix,
Mangés à deux, vous valez mieux encore.

Le dindon se mange l'hiver; la France, chaque année, en exporte en Angleterre pour plusieurs millions de francs.

Les œufs de cet oiseau sont beaucoup plus gros que ceux de la poule; ils ont une coquille d'un blanc légèrement gris; on les trouve délicats.

E

EAU (*pron.* o). Aqua. Du celt. *aches, ag;* en grec ὕδωρ. *All.*, wasser; *angl.*, water; *esp.*, agua; *ital.*, acqua.

L'eau n'est plus regardée comme un élément; la chimie moderne l'a trouvée composée de deux parties d'hydrogène et d'une d'oxygène. Elle existe dans la nature à l'état gazeux (vapeur, nuages), à l'état liquide ou en rosée, à l'état demi-solide (neige), à l'état solide (grêle, glace).

L'atmosphère et presque tous les corps de la nature contiennent de l'eau ; elle est essentielle à la vie des animaux et des végétaux ; l'homme a su l'utiliser comme force, il ne saurait s'en passer.

L'eau baigne nos jardins, coule dans nos buffets,
Compose nos liqueurs et prépare nos mets ;
Pour tempérer l'ardeur de nos vins délectables,
En des cristaux brillants elle assiste à nos tables ;
En source jaillissante arrose nos remparts,
Ainsi que la nature, elle anime nos arts ;
Le grain par son secours sous la meule se broie ;
Elle apprend à la roue à dévider la soie ;
Elle conduit la scie, élève les marteaux
Qui foulent le papier ou domptent les métaux.
Utile à nos plaisirs, à nos maux salutaire,
Nous lui devons du bain l'usage nécessaire.

L'eau est divisée en eau de source, de pluie, de fleuve, de rivière, de fontaine, de citerne ; la meilleure pour l'homme est celle des grands fleuves et des larges rivières qui coulent sur un lit de sable ou de roc ; elle doit être pure, transparente, inodore, incolore, insipide ou sans goût ; elle doit dissoudre le savon, cuire les légumes, réfléchir la lumière, conduire le son, l'électricité, le calorique ; elle doit bouillir à cent degrés, geler à zéro, se volatiliser, et contenir une certaine quantité d'air atmosphérique.

L'eau n'est pas toujours saine et salubre ; elle est souvent trouble, chaude, non aérée, chargée de sels, de corps étrangers dissous ou en suspension. On emploie pour la purifier la filtration, le rafraîchissement, le repos, l'ébullition, la distillation, le charbon, le silex, l'agitation, l'addition du carbonate de potasse. Aujourd'hui on rend l'eau de la mer potable.

L'eau sert à la cuisson d'un grand nombre d'aliments, à la préparation des bouillons nutritifs ou médicamenteux; elle est la boisson la plus ordinaire, la plus saine et la plus indispensable à l'homme et aux animaux. Il est cependant des hommes qui la dédaignent. L'un d'eux nous dit :

Grotte d'où sort ce clair ruisseau,
De mousse et de fleurs tapissée,
N'entretiens jamais ma pensée
Que du murmure de ton eau.

L'eau froide stimule, l'eau tiède relâche, l'eau chaude excite, l'eau bouillante rubéfie, brûle ; prise à une température ordinaire, elle rafraîchit, calme la soif, aide la digestion en délayant les aliments et en multipliant leurs points de contact avec les dissolvants renfermés dans l'estomac.

On dit que l'eau conserve les forces de la santé, maîtrise les passions, prolonge la vie, maintient les fonctions intellectuelles dans une intégrité parfaite, qu'elle donne du courage et n'annihile pas le génie.

L'histoire rapporte que Pittacus, Charles XII, roi de Suède, Démosthène, Locke, Haller, Milton et beaucoup d'autres philosophes ne buvaient que de l'eau.

En Angleterre, la corporation des buveurs d'eau s'augmente toujours de nouveaux prosélytes.

L'eau n'est pas moins indispensable aux végétaux qu'aux animaux ; elle dissout les sucs nourriciers contenus dans la terre et une certaine quantité d'air atmosphérique, et les transmet aux organes absorbants, tels que racines, tiges, feuilles et fleurs ; sans elle la végétation ne pourrait exister.

Ainsi donc, un peu d'eau, tombant du haut des airs,
Pour notre bien se change en mille objets divers,
Et Dieu semble prêter tout son pouvoir à l'onde
Pour charmer, embellir et conserver le monde.

EAU-DE-VIE, cognac. Du lat. *aqua vitis*, et non *vitæ*; eau de la vigne.

Angl., proof-spirit; *ital.*, aquavita.

L'eau-de-vie est un mélange d'eau et d'alcool obtenu de la distillation des liqueurs sucrées, fermentées.

La meilleure eau-de-vie s'obtient du vin; elle doit marquer 45° à 60° c. (12 à 22° de Cartier).

L'eau-de-vie, au moment de la distillation, est blanche; elle se colore en jaune-paille dans les tonneaux dans lesquels on la conserve; elle contient de l'acide acétique, une huile volatile, en plus une matière colorante due au bois.

L'eau-de-vie de Cognac est la plus estimée.

Cette boisson est aromatique, chaude, tonique, excitante; elle ne convient ni aux femmes, ni aux enfants, ni aux vieillards; on doit en user modérément et à petite dose, jamais à jeun.

L'usage de l'eau-de-vie sucrée et aromatisée ne date que de Louis XIV; le premier mélange que l'on en fit fut administré à ce roi pour rétablir des facultés physiques que l'âge et l'abus lui avaient fait perdre.

Dans le commerce on trouve de l'eau-de-vie falsifiée avec du poivre, de l'esprit de fécule et différentes autres drogues.

Cette boisson n'acquiert aucune qualité en bouteille; on doit la tenir dans un lieu légèrement chaud.

ÉCHALOTTE, allium ascalonicum.

All., schalotte; *angl.*, shalot; *esp.*, chalota; *ital.*, cipolla scalogua.

L'échalotte est une plante herbacée, de la famille des liliacées, du genre de l'ail. Sa racine est bulbeuse, oblongue, blanche intérieurement, et d'un rouge clair et vif à l'extérieur; on l'emploie journellement dans la cuisine, comme stimulant des organes digestifs, comme correctif ou adjuvant des mets peu sapides. Ce condiment ne plaît pas à tout le monde, à cause de son odeur et de sa saveur alliacée, qui est forte et persistante.

Cette plante est originaire de Palestine; elle fut importée et multipliée en Europe du temps de la première croisade. L'échalotte est cultivée en grand dans le Bas-Poitou et dans l'île d'Oléron ; son exportation est considérable; on en voit une immense quantité aux foires de Beaucaire. On la mange dans le Berry avec du pain et du beurre. Les gens du peuple lui attribuent des propriétés antiseptiques, anti-pestilentielles. Sa composition chimique est à peu près analogue à celle de l'ail.

ÉCREVISSE (*pron.* ekr-vis). Cancer astacus ; en grec καραβος, crabe.

All., krebs; *angl.*, craw-fisch; *esp.*, cangrejo; *ital.*, gambero.

Mère écrevisse un jour à sa fille disait :
Comme tu vas, bon Dieu ! ne peux-tu marcher droit?
Et comme vous allez vous-même! dit la fille,
Puis-je autrement marcher que ne fait ma famille?
Veut-on que j'aille droit quand on y va tortu?

L'écrevisse est de l'ordre des décapodes, famille des macroures, tribu des homards.

Cet habitant des eaux douces a une queue longue et volumineuse, qui lui sert à nager; son corps est brun verdâtre; il devient rouge vif par la cuisson et les acides; il change d'enveloppe tous les ans ; ses pattes et ses antennes repoussent après leur amputation. Il marche assez difficilement sur la terre; il nage à reculons avec assez de facilité. Un poëte l'a ainsi dépeint :

... C'est l'écrevisse aux longs crocs, au pas lent,
Dont le pas rétrograde avance en reculant.

L'écrevisse est abondante en Europe, sur le bord des

ruisseaux, dans les lacs, dans les cavités des petites rivières. On fait de sa pêche une partie de plaisir; on la prend à la balance, à la main, au fagot, au flambeau; on l'attire avec l'odeur du musc, de l'essence de térébenthine, de la viande gâtée.

L'écrevisse a dans l'estomac deux petites pierres qui sont composées de phosphate de chaux, d'une matière animale et de traces d'albumine; ces pierres se nomment *yeux d'écrevisse;* elles servaient autrefois en médecine, pour combattre la diarrhée.

On mange l'écrevisse en mars et avril, mois où les œufs sont abondants; sa chair est lourde, succulente; on la fait cuire comme la crevette. Les Polonais font cuire ce crustacé avec des herbes aromatiques, et l'assaisonnent à la sauce blanche.

ÉPERLAN, salmo eperlanus.

All., spiering; *angl.*, smelt; *esp.*, menas; *ital.*, eperlano.

L'éperlan est de l'ordre des malacoptérygiens abdominaux, famille des saumons.

Ce poisson se pêche dans la mer, à l'embouchure des grands fleuves, de la Seine en particulier.

L'unique espèce que nous ayons est longue d'un décimètre; ses nageoires sont molles; sa couleur est argentée.

Les opinions sur la saveur et l'odeur de ce poisson sont partagées : nous trouvons sa chair tendre, blanche, délicate, d'un léger goût de violette; les Allemands disent qu'elle sent mauvais; qu'elle est détestable; les Anglais en font grand cas, ils lui trouvent le goût du concombre.

L'éperlan se mange frit, au printemps et à la fin de l'été; il est toujours cher à Paris.

ÉPINARD (*pron.* é-pi-nar). Spinacia oleracea; famille des chénopodées.

All., spinat; *angl.*, spinage; *esp.*, espinaca; *ital.*, spinace.

L'épinard est une plante herbacée, originaire de l'Orient; elle a été introduite en France au quinzième siècle; aujourd'hui, elle est cultivée dans tous les jardins potagers.

Cette plante contient de la chlorophylle en très-grande quantité, de l'albumine, des acides végétaux. On la brûle pour en retirer, par le lavage des cendres, le sel de soude qu'elle contient.

Les épinards cuits à l'eau sont un aliment peu nourrissant; ils sont légers et de facile digestion ; ils peuvent procurer et entretenir la liberté du ventre ; ils sont très-tiles dans les cas où on interdit la viande.

As-tu l'estomac chaud ? la bile, par hasard,
Brûle-t-elle ta bouche? use de l'épinard.

Les épinards ne sont bons, suivant les friands et les amateurs, qu'après avoir été cuits à plusieurs reprises dans une nouvelle quantité de beurre frais ; ce qui a fait dire aux cuisinières qu'ils *étaient la mort au beurre.* Cette addition de corps gras les rend digestifs.

Les épinards se mangent aussi à la crème, au jus de viande ; ils conviennent aux personnes convalescentes et aux goutteux.

Les épinards servent quelquefois dans les arts pour colorer en vert les corps gras, et les liqueurs telles que l'absinthe, l'esprit de fenouil.

ÉPINE-VINETTE. Berberis vulgaris. Type de la famille naturelle des berbéridées ou vinetiers.

All., saurach ; *angl.*, berbery ; *ital.*, crespino.

Le vinetier, ou berbéris, est un petit arbrisseau indigène, muni de fortes et nombreuses épines. Son fruit ou baie est rouge, allongé, d'une forme ovoïde, d'une acidité agréable. Dans le Nord, il remplace le citron ; fermenté, il donne une espèce de vin ou piquette qui sert de boisson dans quelques pays. Ce fruit, confit avec du sucre, est servi sur les tables comme dessert et friandise; on en fait un sirop, un rob rafraîchissant.

L'épine-vinette contient un principe colorant, des acides végétaux, un peu de sucre, de l'acide oxalique. On fait sécher ce fruit; bouilli avec de l'eau, il constitue une boisson rafraîchissante.

ESPRIT-DE-VIN, alcool, esprit ardent, eau de feu, esprit subtil. Alcool est formé de l'article *al*, et de *cohl*, collyre ou surmé, espèce de poudre extrêmement fine dont les femmes se servent en Orient. Ce n'est que par métaphore que les chimistes ont appliqué ce mot à l'esprit-de-vin.

L'alcool ou alcohol est un liquide très-volatil; il entre en ébullition à la température de 79°, thermomètre centigrade, sous la pression de 76 centimètres. La pesanteur de sa vapeur est de 1, 61, 33, celle de l'air étant prise pour unité; elle est trois fois aussi considérable que celle de l'eau. Si l'on fait passer l'alcool en vapeur à travers un tube de porcelaine rouge, on le décompose.

M. de Saussure a retiré de 81,17 grammes d'alcool liquide soumis à cette expérience, et contenant 11,23 grammes d'eau : 1° gaz hydrogène carboné, gaz oxyde de carbone, et un atome de gaz acide carbonique, 59,069 ; eau, 17,771 ; huile essentielle brune, 0,41 ; un atome d'acide acétique, alcool non décomposé, 65 ; charbon, 0,005 ; perte, 3,042.

L'alcool ne se congèle qu'à 45° au-dessous de zéro. Suivant Hutton, il se solidifie et se cristallise.

L'alcool est incolore et odorant, sa saveur est chaude ; il s'enflamme au contact d'un corps allumé ; il se mêle à l'eau. Brillat-Savarin dit que c'est le roi des liquides, parce qu'il porte au dernier degré l'excitation palatale.

L'alcool, ou esprit-de-vin, est toujours un produit de l'art; il est de la nature de ces composés éphémères qui prennent naissance au moment où certains principes immédiats commencent à s'altérer. Pour qu'il se forme, il faut que le corps contienne du sucre, de l'eau, un principe fermentescible, du gaz oxygène, et qu'il soit soumis à une température de 15 à 20 degrés au-dessus de zéro.

On pense que les anciens n'ont pas connu l'alcool ; la première description qui en a été faite est du onzième siècle, par un Arabe, nommé Albuker.

Arnauld de Villeneuve, alchimiste et professeur de médecine à Montpellier au treizième siècle, est le premier qui ait décrit l'art de tirer de l'esprit des boissons ou liqueurs en fermentation. L'alcool sert dans les arts : le pharmacien, le liquoriste, le distillateur, le parfumeur, ne sauraient s'en passer ; il sert à conserver des pièces d'anatomie. Pris à l'intérieur, l'alcool rectifié, très-étendu d'eau, constitue une boisson nommée eau-de-vie. Dans les arts, on en fait des vernis ; et un liquide qui prend le nom d'hydrogène liquide, lorsqu'il est mêlé à parties égales d'essence de térébenthine rectifiée. Distillé avec des acides minéraux, tels que acides sulfurique, muriatique, nitrique, acétique, il donne pour produit des éthers, qui furent appelés par Fobrenius αἰθήρ, air. Les éthers sont considérés comme de l'alcool privé d'eau.

ESTRAGON, artemisia dracunculus.

All., dragrun ; *angl.*, tarragon ; *esp.*, estragon ; *ital.*, serpentaria.

L'estragon est une plante annuelle, herbacée, haute d'un mètre, de la famille des synanthérées, originaire de Sibérie ; son odeur est forte, aromatique ; sa saveur est âcre. Cette plante excite l'appétit, dissipe les vents, facilite la digestion. On en met sur la salade ; on en prépare un vinaigre très-recherché, surtout pour la fabrication de la moutarde.

ESTURGEON. Acipenser sturio.

All., stor; *angl.*, stargeon; *esp.*, esturion; *ital.*, sturione.

L'esturgeon a le corps long, d'une forme pentagone; il vit dans la Méditerranée. C'est un poisson cartilagineux, de l'ordre des chondroptérygiens, famille des sturioniens. Il remonte dans les eaux douces. On pêche ce poisson du côté de Bordeaux, au commencement de février. Sa chair est grasse, difficile à digérer; elle ressemble, pour le goût et l'apparence, à celle du veau; le dos, la laitance, le ventre, sont les parties les plus recherchées.

Les Romains appréciaient la chair de ce poisson à tel point, qu'ils le firent porter en triomphe sur leurs tables par des esclaves couronnés de fleurs, et au son des instruments.

Les œufs de l'esturgeon servent à faire un mets très-recherché dans le Nord; on le nomme *caviar*. Les Italiens coupent en tranches minces le dos de ce poisson, et le font saler et fumer; ils nomment ce mets *spinachia* ou *schinalia*.

De la vessie natatoire du sturio acipenser, on fait l'ichthyocolle, ou colle de poisson, très-employée dans les arts, surtout pour clarifier les vins blancs.

F

FAISAN (*pron.* fézan). Phasianus. De Φᾶσις, le Phase, fleuve; φασιόνας, faisan.

All., fasan; *angl.*, pheasant; *esp.*, faisan; *ital.*, fagiano.

> Argivâ primùm sum transportata carinâ;
> Antè mihi notum nil, nisi Phasis erat.

Le faisan est un oiseau du genre des gallinacés, de la famille des nudipèdes. Il est originaire de l'Asie occidentale; il s'est parfaitement acclimaté en Europe; on le trouve à l'état sauvage dans quelques-unes de nos forêts.

On dit que cet oiseau a été apporté en Europe par les Grecs, lorsqu'ils revinrent de la conquête de la toison d'or. Son nom lui vient du fleuve le Phase, où il est très-commun.

Le faisan est gros comme un chapon; on en connaît six variétés, qui ne diffèrent que par le plumage; les plus recherchés sont ceux à collier blanc, noir; le doré, de Chine, est plus commun, surtout en Angleterre, où on l'élève comme les poules.

Cet oiseau ressemble beaucoup au paon, quant à la queue; il peut rivaliser avec lui en beauté. La queue est étagée, ou à pennes inégales en longueur.

Le faisan est fier à l'état sauvage; il est peu caressant; il devient même farouche dans la domesticité; il fuit la société.

Cet oiseau aime beaucoup le sarrasin; aussi, lorsqu'on est voisin d'une personne qui en possède, on peut les attirer en semant de cette graine dans un bois. Le faisan se nourrit et s'élève comme le perdreau; sa chair est brune, riche en osmazome, très-savoureuse, surtout en automne; il faut la laisser se faisander pour qu'elle soit agréable et sapide.

Pétrarque blâmait l'usage de cet oiseau comme aliment; il le considérait comme excès de gourmandise. Charles VII aimait beaucoup le faisan; il allait souvent en manger avec la belle Agnès Sorel dans le petit château du conseiller Bonneau.

On appelle poule faisane la femelle du faisan; les œufs de cet oiseau sont très-recherchés.

FAON (*pron.* fan).

All., hirschkalb; *angl.*, fawn; *esp.*, cervatillo; *ital.*, cerviatto.

Le faon est le petit de la biche et du cerf. Il est joli, gracieux, léger, timide et craintif.

La biche encore enfant d'épouvante bondit.

Le chasseur véritable se croirait déshonoré si on l'accusait d'avoir tué cet enfant des bois.

La chair du faon est savoureuse, elle n'a pas besoin d'être faisandée comme celle du cerf.

FENOUIL. Feniculum anethum. Du lat. *feniculum*, dérivé de *fenum*, foin, à cause de la ressemblance de l'odeur des deux herbes, lorsqu'elles sont fauchées et qu'elles sèchent au soleil.

All., fenchel; *angl.*, fennel; *esp.*, hinojo ; *ital.*, finocchio.

Le fenouil est une plante herbacée, annuelle, de la famille des ombellifères; il vient sans culture dans toutes les parties méridionales de la France. Toute la plante a une odeur très-aromatique; elle est employée en médecine et par le distillateur. Les feuilles vertes sont, dans quelques départements de la France, servies en salade. Comme le cerfeuil et le persil, il n'est du goût d'aucun des animaux domestiques. En Italie, en Languedoc, on met la graine du fenouil dans le fromage, dans le pain, dans quelques boissons fermentées et dans les liqueurs. On mange aussi les jeunes pousses et la tête de la plante, en les assaisonnant avec le poivre, l'huile et le vinaigre, comme on le fait pour le céleri.

La feuille entre dans les espèces aromatiques qu'on ajoute au jambon.

Le fenouil sert en médecine comme sudorifique et vulnéraire; il fait partie des espèces apéritives. Distillé avec de l'eau, il fournit une grande quantité d'huile essentielle très-aromatique.

Le fenouil préfère les lieux humides et chauds.

FÈVE. Faba.

All., bohne ; *angl.*, bean ; *esp.*, haba.

> Eglé, je te fais souveraine :
> Au sort je dois ma royauté,
> Tu dois la tienne à ta beauté.
> Le destin m'a fait roi,
> L'amour seul te fait reine.
> Amour ! fais que demain elle fasse pour moi
> Ce qu'aujourd'hui je fais pour elle.

La fève est la semence d'une plante annuelle, originaire de la Perse, de la famille des papilionacées; on la cultive actuellement dans toute l'Europe; aux environs de Paris, elle vient abondamment dans les terrains appelés *marais*. Cette semence est oblongue, légèrement comprimée dans sa forme. Elle est précieuse pour les pauvres, dont elle est une des ressources pendant l'hiver; on la mange sèche, privée de son enveloppe; dans cet état, on en fait des purées, des potages; on l'associe ordinairement avec des aromates et principalement la *sarriette*, afin d'en rehausser la saveur. Dans sa primeur, on mange cette semence avec sa robe, au maigre ou au gras.

Les fèves et les féveroles sont très-nutritives, très-saines et d'une facile digestion, sous quelque forme qu'on les prépare. Autrefois on leur attribuait des propriétés qu'elles n'ont pas; on disait :

> Les fèves sont à craindre : elles donnent la goutte.
> Allez à la santé, mais par une autre route.

Dans les moments de disette, les Romains avaient la ressource de ce légume ; nous avons suivi leur exemple, car aujourd'hui on mêle la farine de cette semence à celle du froment; le pain qu'on en obtient est encore de bonne qualité.

Les semences de fève conviennent parfaitement au bétail; elles donnent beaucoup de lait aux vaches, aux chèvres et aux brebis.

D'après Fourcroy et Vauquelin, les fèves contiennent de la gomme, une substance amère, de l'amidon, de la fibre amylacée, de la glaïadine, de l'albumine, des sels de chaux et de magnésie.

L'origine du roi de la fève se perd dans la nuit des temps; on ne sait qui y a donné lieu.

Malgré l'abolition du trône, 93 et 1848 ont eu plus d'un roi : ceux-là au moins se sont endormis sans la crainte du lendemain!

Que le roi de la fève est un beau sire!
Il règne pendant un repas.
La nappe ôtée, adieu tout son empire!
C'était César, ce n'est plus que Lycas.

Pythagore avait défendu l'usage de la semence de fève à ses disciples, parce qu'il la considérait comme excitante et qu'elle provoque l'indigestion. Horace n'admettait pas ces mauvais effets, et, en dépit du philosophe, il aimait à en manger de cuites avec du petit salé :

O quando faba, Pithagoræ cognata, simulque,
Uncta satis pingui ponentur oluscula lardo!

FIBRINE ANIMALE. La fibrine est la partie ligneuse de la chair des animaux ; elle se présente à l'œil après la cuisson ; la fibrine résiste à l'eau bouillante et conserve sa forme, quoique dépouillée de sa peau ou enveloppe. La fibrine est blanche, insipide, inodore, un peu élastique ; elle ne se digère pas.

FIGUE (*pron.* fighe), fruit du figuier, *ficus carica.* Σῦκον. *All.*, feige; *angl.*, fig; *esp.*, higo; *ital.*, fico.

Ici le noir figuier de son feuillage sombre
Protége les amants étendus sous son ombre.

Le figuier est un arbre de la famille des urticées, à fleurs amentacées monoïques, c'est-à-dire mâles et femelles, dont le fruit est composé d'un grand nombre de cariopses réunies dans un involucre charnu et succulent. Il en existe un très-grand nombre de variétés, différant entre elles par la grosseur de leurs fruits. Il est des figuiers tellement vénéneux que l'on peut empoisonner des flèches avec le suc qui en découle.

Le figuier domestique est originaire de l'Asie; on dit qu'il n'y a qu'un siècle qu'on le cultive en Afrique. L'histoire Sainte nous apprend qu'Adam et Eve prirent la feuille de cet arbre pour s'en faire un vêtement. Le fruit du figuier était très-recherché des Grecs et des Romains. Les Lacédémoniens pensaient que c'était Bacchus qui leur avait planté le premier figuier. Les Syriens couronnaient de figues fraîches les statues de Saturne.

Le figuier acquiert une assez grande élévation; son feuillage est d'un vert sombre, sa feuille est couverte d'un duvet rugueux; aussi est-il dangereux de dormir sous son ombrage. Les jeunes tiges renferment un suc laiteux amer et très-âcre, qui communique aux jeunes figues une saveur repoussante; cette saveur se détruit par la maturité.

Dans le commerce, on distingue trois espèces de figues : la blanche, la violette, la grasse.

Les figues du nord de la France et des environs de Paris sont peu sucrées; les meilleures nous viennent d'Alger, de Tunis, de Provence, d'Espagne, d'Italie. On doit les choisir molles, succulentes et de bon goût, non fermentées. Dans le Midi, on emploie quelquefois un singulier moyen pour en augmenter le volume : on prend les branches d'une sorte de figuier sauvage nommé *caprificus*, on les secoue sur les figuiers cultivés lorsqu'ils sont en fleurs. Il paraît que l'on propage par ce moyen sur le figuier un petit insecte du genre *cinyps*, qui vit habituellement sur le caprifiguier ; cet insecte s'attache sur le fruit, s'y introduit même et y cause une abondance de suc qui tourne à l'avantage du fruit. Dans les environs de Paris, on introduit dans chaque figue une goutte d'huile d'olive qui la pénètre et la dilate ; ce procédé nuit à sa qualité.

Les Romains fabriquaient avec la figue du vin et du vinaigre ; aux Canaries, dans l'Archipel, on en retire par la fermentation et la distillation une eau-de-vie très-agréable. De nos jours, en Afrique et dans certains cantons de l'Italie et de l'Espagne, des peuplades entières ne vivent presque que de ce fruit. Chez nous, on mange les figues fraîches ou sèches; on les sert comme hors-d'œuvre après le potage; quelques personnes les donnent au dessert ; elles sont très-difficiles à digérer ; elles font partie des quatre-mendiants et des fruits pectoraux.

Dans les campagnes du Berry, on cultive le figuier ; il n'y a pas de ferme sans cet arbre ; son existence s'y passe comme celle de celui qui l'a planté ; aussi on peut dire que

> Auprès de la cabane obscure
> Tu nais, tu vieillis et tu meurs.

La figue paraît contenir du sucre cristallisable, de la glucose, de l'albumine, du mucilage, une matière résineuse aromatique, des traces de mannite.

L'Ecole de Salerne, dans ses aphorismes, donne à la figue des propriétés que bien des personnes ne lui supposent pas :

> Figue crue ou confite est un doux laxatif :
> Dans les maux de poitrine elle est un lénitif ;
> Elle nourrit, engraisse, et, mise en cataplasme,
> Des tumeurs qu'elle fond elle apaise le spasme ;

Si, dans une fracture, on l'unit aux pavots,
Elle attire au dehors les esquilles des os.

Pediculos, veneremque vocat, sed cuilibet obstat.

FEINTE, pucelle. Clupea.

La feinte habite la Seine et la Loire ; c'est une alose qui n'est point encore pleine d'œufs.

Ce poisson se nomme *feinte* à Rouen, *couvers* à Angers, *couveros* à Saumur, *gatte* à Bayonne.

La feinte a une chair délicate, surtout la femelle ; on la mange comme l'alose.

FRAISE. Fragaria vesca.

All., erdbeere ; *angl.*, strawberry ; *esp.*, fresa; *ital.*, fravola.

Le fraisier est rangé parmi les plantes herbacées gazonnantes, de la famille des rosacées dryadées ; sa fleur est blanche ou jaune, en corymbe à l'extrémité des tiges ; il habite les bois parmi les mousses, il couvre leurs lisières de son fruit délicieux, fruit qui appartient à tous ceux qui veulent le cueillir.

Le fraisier est très-commun en Europe ; son fruit est une baie d'une couleur rouge charmante quand elle est bien mûre, d'un parfum délicieux, d'un goût exquis ; c'est surtout au milieu des glaciers des Alpes qu'on aime à le retrouver, surtout lorsqu'on est brûlé du soleil et accablé de fatigue et de soif.

Là, de l'œillet sauvage éclatent les boutons
Et la fraise vermeille embaume les gazons.

On mange les fraises fraîches, seules ou avec une petite quantité de sucre, de rhum, d'eau-de-vie, ou du vin d'Espagne. On en prépare des sorbets, des glaces, des gelées, des sirops. Ce fruit ne convient pas à tous les estomacs ; les personnes délicates doivent en manger peu, et s'assurer de leur digestibilité. Elles donnent souvent des éruptions cutanées. Le savant Linné fut guéri de fréquentes attaques de goutte par l'usage des fraises; souvent ce fruit a rendu la santé à des malades abandonnés de tous les médecins.

Le suc de la fraise peut donner du sucre, et, par la fermentation, de l'alcool. Il contient de l'acide malique, citrique, une matière colorante, de la gomme, une huile aromatique, de l'eau, des sels de chaux. On en fait un sirop et des bonbons.

La racine du fraisier passe pour diurétique; on l'emploie en tisane par décoction dans l'eau.

FRAMBOISE, fruit du idæus rubus.

All., himbeere; *angl.*, aspberry; *esp.*, sangüesa; *ital.*, lampione.

Le framboisier est un arbrisseau des haies de toute l'Europe, du genre ronce; il croît naturellement parmi les roches des Hautes et Basses-Alpes et dans toutes les grandes forêts; il est si commun sur le mont Ida que Dioscoride l'avait surnommé *ronce du mont Ida*; on le trouve dans les taillis de la Suisse, de l'Allemagne et de l'Angleterre. En France, on le cultive dans les jardins; on le distingue de la ronce en ce que ses tiges sont droites, tandis que celles de la ronce sauvage sont rampantes.

Il y a deux variétés de framboises : l'une blanche et l'autre rouge. Elles se servent sur les tables, mêlées aux fraises et aux groseilles, avec lesquelles elles rivalisent de bonté et de beauté.

On mange ce fruit seul ou avec du sucre, de la crème, du vin. Il est imprudent d'en manger, comme des fraises, en grande quantité, car elles déterminent des coliques et des diarrhées. On en prépare des confitures, des gelées, des sorbets, des sirops, des bonbons.

Le suc de ce fruit peut donner par la fermentation du

vin, de l'eau-de-vie, du vinaigre. Les Russes font un grand cas d'une boisson faite avec ce fruit et l'eau.

La framboise ne peut se conserver longtemps; elle se remplit de petits vers blancs qui dégoûtent beaucoup de personnes.

La framboise contient de la gomme, de l'acide malique, citrique, pectique ; de l'albumine végétale, un principe colorant, du sucre, du tannin, des sels de chaux et de potasse.

FROMAGE. Du grec φορμός, forme, espèce de tissu de jonc ou d'osier dans lequel on met le fromage égoutter et sécher ; du lat. *forma*; on écrivait autrefois formage.

All., kase; *angl.*, cheese ; *esp.*, queso; *ital.*, cacio.

Le fromage frais n'est autre chose que le caséum du lait; on l'obtient par plusieurs manipulations; le lieu où il se prépare se nomme laiterie. Les fromages sont ordinairement faits d'une seule espèce de lait, principalement de vache, de brebis, de chèvre; on y ajoute quelquefois des substances végétales et minérales, telles que aromates, principe colorant, du sel, des oxydes de fer.

Pour obtenir le fromage, on expose au grand air le caséum bien égoutté et salé; on le retourne tous les deux jours; en vieillissant, il s'y forme de l'aposépédine, de l'ammoniaque unie à l'acide caséique, et un peu de gomme. On coagule, ou pour mieux dire on tourne le lait avec du vinaigre ou de la présure ; on peut aussi employer le caille-lait, la crème de tartre.

On distingue deux espèces de fromage : les uns sont écrémés, les autres ne le sont pas.

Les premiers sont faits avec la partie du lait qui reste lorsque l'on a séparé la crème qui sert à faire le beurre ; les seconds conservent la crème avec le lait. Pour faire de bon fromage il faut beaucoup de soins et des vases convenablement préparés. Castel tient surtout à la propreté.

La propreté l'habite ; elle y tient toujours prêts
Les doux présents d'Io, la crème, le laitage,
Et dans des joncs tressés épaissit le fromage.

Il existe une très-grande variété de fromages ; ils diffèrent tous par la forme, la couleur, l'odeur et la saveur ; il y en a de mous, de demi-solides, de solides et de très-durs. Brillat-Savarin dit qu'un dessert sans fromage est une belle à laquelle il manque un œil. Ce mot doit être vrai, car dès la plus haute antiquité le fromage joue un très-grand rôle dans tous les repas. Il en sera encore ainsi, car

... Les gourmands des siècles à venir,
Comme les gourmands de notre âge,
Pourront chanter l'amour et le plaisir
Entre la poire et le fromage.

Le fromage frais, appelé fromage à la crème, est agréable, facile à digérer ; on le mange seul ou avec du sel, du sucre et des fines herbes, des fraises, des framboises.

Le fromage fait ne convient qu'aux estomacs forts et robustes ; il est stimulant, digestif, nourrissant. Les jeunes filles, les enfants doivent s'en abstenir ; ce mets fait trouver le vin bon : c'est l'âme des desserts.

Le dessert est servi : quel brillant étalage !
On a senti de loin cet énorme fromage,
Qui doit tout son mérite aux outrages du temps.

Le fromage est susceptible de s'altérer avec le temps ; il s'y forme des champignons, des vers et de la mite. Dans cet état, on doit le rejeter comme dangereux.

L'Ecole de Salerne conseille ce mets, mais à petite dose. Elle s'exprime ainsi :

D'un ignorant, au reste, ici le témoignage
Ne fait rien contre moi, nous dit le bon fromage ;
La docte expérience il vous faut consulter,
Et sa décision toute seule écouter.

Or, connaît-on pourquoi le fromage est nuisible ?
Non certes, et du contraire on a raison plausible.
Il aide l'estomac, car s'il ne l'aidait pas,
Qui voudrait, comme on fait, le servir au repas ?
Mais que le bon fromage en petit se mange.

En chimie, les fromages fermentés sont considérés comme de véritables sels (caséates); les fromages *mous blancs, à la crème, à la pie,* etc., sont du caséum mélangé à une certaine quantité de beurre, de crème et de sérum.

FROMENT (*pron.* fro-man), blé. Frumentum. Dérivé de l'hébr. *far*, ou plutôt *bar*, nourriture. De *far* les Italiens ont fait *fourmento*, et les Français *fourment*, *froument*, et enfin, froment. On dérive le mot blé ou bled (triticum hybernum) du latin barbare *bladum*, fruit, semence, dérivé du saxon *blad*, qui veut dire grain.

All., weitzen; *angl.*, wheat; *esp.*, trigo; *ital.*, formento.

On appelle *blé* ce qui est pur froment; et lorsqu'on dit *blé* simplement, on entend toujours le froment. Le blé est une plante de l'ancien et du nouveau continent: il est herbacé et de la famille des graminées; sa tige est longue, mince et creuse; son grain, d'une grosseur variable, est renfermé dans un épi. On distingue quatre variétés de froment, qui sont cultivées pour les besoins de l'homme et des animaux; il se divise en blé à barbe et blé sans barbe; les uns sont à grains ronds ou oblongs; le blé le plus recherché est ovale, d'une belle couleur jaune, recouvert d'une pellicule dure, transparente, qui, séparée par le moulin et le blutoir de la partie farineuse, porte le nom de son. Le blé est très-reconnaissable. Un poëte a dit:

Puis-je te méconnaître, ô précieux froment!
Oui, c'est toi des humains le plus cher aliment.
Toute plante, tout grain te cède en abondance.

Les philosophes, les économistes, les agronomes de tous

les siècles ont cherché les meilleurs moyens d'activer et d'améliorer la culture du blé. Aujourd'hui la chimie lui rend d'immenses services, en faisant mieux connaître la nature des terres et des engrais qui lui sont propres. Virgile s'était beaucoup occupé de ce sujet. Les *Géorgiques* nous ont transmis ses observations ; Delille, notre poëte national, a été l'interprète de ses pensées dans les vers suivants :

Enfin, pour le froment choisis ces terrains forts,
Pleins de sucs au dedans, noirâtres au dehors,
Dont la terre est broyée et pour qui la nature
Semble avoir épargné les frais de la culture.

Ce qui a été dit et écrit sur l'art de cultiver le blé est immense.

Dans ce moment, où toutes les professions sont encombrées, on revient à l'agriculture de ce monocotylédone ; et très-heureusement, car de son abondance dépendent le progrès, la bonne hygiène et la civilisation des peuples, en leur donnant l'aisance et la prospérité.

Malheureusement la guerre civile, cette divinité infernale, sort quelquefois des enfers, et pour venir parmi nous elle se fait toujours accompagner de sa sœur la famine :

Elle cherche la Faim ; là, sous des rocs pendants,
Elle la voit qui rampe et ronge de ses dents
Quelques brins d'herbe épars sur la roche indigente ;

et à elles deux, elles déciment les peuples comme la peste et l'inondation.

La culture du froment n'exige que très-peu de soins : on laboure la terre, on répand dessus le fumier, on sème le grain, on le recouvre en hersant la terre, puis on l'abandonne aux soins de la Providence. Malheureusement, à combien de fléaux il est exposé jusqu'au moment de sa récolte ! Pauvre cultivateur ! tu crains pour lui les insectes, les oiseaux, l'inondation, la sécheresse ; ton front se rembrunit toutes les fois que dans le ciel il se forme de gros nuages. Qui de nous n'a plaint le laboureur dont la fortune dépend du caprice des vents, et surtout

... Lorsqu'un torrent, soudain tombé des nues,
Couvrait de ses épis les rives inconnues,
Ou, lorsqu'en un désastre aux champs non moins fatal,
Lançant du haut des airs ses noyaux de cristal,
La grêle ne faisait, de sa moisson entière
Et du plus riche espoir, qu'un amas de litière !

Le froment est de tous les végétaux celui qui fournit à l'homme la nourriture la plus saine ; aussi sa culture et son usage remontent-ils jusqu'aux temps fabuleux ; le paganisme l'avait voué au culte dont Cérès était la divinité.

On ignore quelle est la patrie du blé ; on sait seulement qu'il est très-rare entre les tropiques, plus abondant dans l'Amérique Australe extra-tropicale, et qu'il est très-répandu dans les parties tempérées de l'hémisphère boréal ; mais c'est surtout dans les contrées méditerranéennes de l'Orient qu'il est le plus abondant, et où il acquiert une belle qualité.

Chaque jour l'homme est à même de voir que Dieu a été prévoyant dans tout ce qu'il a fait : il a assorti les productions du sol à la nature des climats ; ainsi, il a donné le froment à l'Europe, le riz à l'Asie, le panès sec à l'Afrique, le maïs à l'Amérique. Le blé est composé, 1° d'une *balle* ou *glume*, qui n'est autre chose que l'enveloppe *floréale* ; elle se détache du grain par la dessiccation ; 2° d'une partie corticale, que l'on nomme *son* ; 3° de *fécule* ou *d'amidon* ; 4° de *gluten* ; 5° de quelques sels minéraux. La balle du froment est mangée par les animaux ; on s'en sert dans les arts pour faire des lits ; le son est également donné en nourriture aux animaux. M. Bouchardat a démontré que cette substance était nourrissante ; un autre chimiste pense que son usage habituel ne serait pas sans danger ; on emploie le son comme émollient ; il sert à emballer les objets fragiles. En Amérique et en Angleterre surtout le pain de son est très-employé contre la constipation habituelle, il paraît y rendre de très-grands services; on fait cuire le son avec de l'eau, on y ajoute quelquefois un peu de mélasse; la dose est de 3 à 400 grammes de ce mélange pour un adulte, que l'on mange de préférence au déjeuner. Le gluten est une substance solide, visqueuse, collante, insipide, composée d'hydrogène, d'oxygène, de carbone et d'azote; il est le principe le plus nutritif du blé.

Il a été découvert par Baccario, chimiste italien; il est composé de quatre parties de substances azotées : *glutine, fibrine, albumine* et *caséine végétale;* il contient, en outre, des matières grasses, des phosphates de chaux, de magnésie, et une très-faible partie d'amidon. Il se rapproche des matières animales; il peut suffire à la nourriture des animaux, même carnivores.

Il sert à composer les pâtes dites d'Italie; c'est ainsi que l'industrie française est parvenue à obtenir, avec le blé ordinaire, des macaronis, des vermicelles, qui valent et surpassent les produits d'Italie.

Pour préparer le vermicelle ou le macaroni avec addition de gluten, on fait le mélange suivant : 30 kilog. de farine ordinaire, 10 kilog. de gluten frais, 7 kilog. d'eau; cette dose représente 30 kilog. d'une pâte sèche, très-nourrissante; elle ne se met pas en bouillie par la coction; pour que le macaroni soit de bonne qualité, il faut qu'il laisse facilement circuler l'air, même lorsqu'il est recourbé en plusieurs sens.

Le gluten frais, granulé avec deux fois son poids de farine, et divisé à la main et à la mécanique, est supérieur à toutes les pâtes qui nous viennent d'Italie; il est plus agréable et plus nourrissant; il cuit promptement : on peut en faire des biscuits de mer.

Le mode de préparer le gluten est très-simple : aujourd'hui, on le retire de la farine sans en altérer l'amidon; 100 kilog. de farine donnent 42 kilog. d'amidon de première qualité, 20 kilog. de seconde, et le gluten reste intact.

On essaye la qualité d'une farine par le moyen suivant : on fait une pâte avec 500 grammes de farine et une suffisante quantité d'eau froide ; puis on laisse tomber goutte à goutte de l'eau sur cette pâte, en ayant soin de la malaxer; l'amidon se détache, le gluten reste dans la main ; on pèse le résidu obtenu.

Le gluten est utile à la végétation de la graine; c'est sous son influence que l'amidon se transforme en une matière sucrée destinée à alimenter le jeune embryon pendant les premiers moments de son existence.

L'amidon (du grec α priv. μύλη, meule, parce qu'on ne moud pas le grain dont on fait l'amidon) est une substance blanche, brillante, grenue, pulvérulente, insoluble dans l'eau ; on l'obtenait autrefois par la fermentation ; on a renoncé à ce mode de procéder, comme étant dangereux pour les ouvriers employés à ce travail. L'amidon, en latin *amylum*, a été connu des anciens ; sa préparation paraît avoir été découverte dans l'île de Chio. Cette substance diffère de la fécule en ce qu'elle est retirée d'une graminée azotée, tandis que l'autre provient des racines, des fruits et de certaines graines qui ne contiennent pas de gluten. L'amidon est très-employé dans les arts et en médecine; il sert à faire des apprêts pour les papiers et les étoffes; autrefois on en poudrait les cheveux ; heureusement cette mode est passée, car elle était malpropre et insalubre. L'amidon jouit d'une propriété singulière, c'est celle de faire cesser les démangeaisons causées par certaines affections dartreuses. L'amidon se convertit en sucre (glucose) lorsqu'on le fait bouillir avec de l'eau et de l'acide sulfurique; ce sucre est tout à fait semblable au sucre de raisin. Chauffé avec de l'eau ordinaire, il prend une consistance pâteuse, nommée *empois*. En chimie l'amidon sert à découvrir l'iode ; c'est son réactif par excellence.

La farine (du latin *far*, génitif *faris*, sorte de blé très-dur) diffère de l'amidon en ce qu'elle contient du gluten ; elle est blanche, grenue, odorante; son poids varie; c'est avec elle que nous faisons le pain.

Les anciens ne mangeaient le blé que grillé ; ils le préparaient avec une liqueur appelée *alicia*. De nos jours, nous le passons sous la meule, qui l'écrase et permet d'en séparer la fécule de la partie corticale.

La farine de blé ne doit pas être employée immédiatement après sa fabrication ; il lui faut au moins un mois de préparation ; avant ce terme, elle donne souvent lieu à des dyssenteries très-rebelles, surtout dans les années humides.

Les farines de Kangarook contiennent par cent 22,5 de gluten ; celles de La Rochelle, 11,0 ; celles d'Odessa, 15,0 ; celles de la Brie, 10,5 ; celles de Puzelle, 8,3.

La farine est souvent falsifiée avec des féverolles, de la fécule de pomme de terre, de châtaigne, de haricot, et autres substances végétales. On y a ajouté, dans les moments de disette, des sels de cuivre, de la magnésie, du plâtre, du carbonate de chaux, des fécules avariées ; on peut consulter l'excellent *Traité des falsifications des substances alimentaires et médicamenteuses* de M. Chevallier, dernière édition, année 1852 ; on y trouvera des procédés convenables pour reconnaître ces fraudes.

Le pain résulte de la cuisson d'une pâte faite avec la farine de blé et une certaine quantité d'eau. D'après un règlement de police, les proportions d'eau et de farine sont fixées ; ainsi, cent cinquante-sept kilog. de farine doivent produire cent pains de deux kilog. ; la quantité d'eau varie selon la qualité de la farine et la quantité de levûre qu'on y a mise ; la levûre détermine dans la pâte un mouvement spontané, qu'on appelle *fermentation alcoolique*.

La pâte introduite dans des fours est chauffée par rayonnement; la portion supérieure atteint une température de 210 degrés environ ; elle est comme rissolée ; elle doit sa saveur et son odeur à une huile brune volatile, très-aromatique, qui se forme pendant la cuisson ; l'intérieur du pain est chauffé à 100 degrés ; c'est la mie. La mie de pain doit être percée de trous formés par le dégagement de l'air et de l'acide carbonique.

D'après M. Payen, le pain tendre des boulangers civils présente 5/6 de mie et 1/6 de croûte ; la mie contient 45 0/0 d'eau, la croûte 15 0/0.

L'art de travailler la farine et d'en faire de petits gâteaux est très-ancien ; bien avant Charles IX, les pâtissiers formaient une corporation considérable ; ce prince leur avait donné des statuts où l'on remarque le privilége de fabriquer le pain à *chanter messe.*

Aujourd'hui, l'art de pétrir la pâte et de l'associer au sucre, au beurre, aux aromates, est arrivé à son apogée ; les Allemands excellent dans la grosse pâtisserie ; les Français en font un bonbon délicat appelé petit-four. Paris surtout est la ville où l'on mange les meilleures choses en ce genre.

Brillat-Savarin, en connaisseur expert, avait, dans sa *Physiologie du goût*, vanté le confiseur Achard. Nous pouvons certifier que M. Dardouillet, son successeur, loin de laisser éclipser cette renommée, a enrichi le dessert de plus d'un bonbon nouveau ; aussi on a dit souvent que

> Sous ses doigts délicats les farines pétries
> Sortirent en beignets, en gaufres, en oublies.

La farine soumise à la fermentation donne une grande quantité d'alcool, que l'on nomme esprit de fécule ; cet alcool est moins agréable que celui qu'on obtient du vin ; il est souvent employé dans les arts ; cependant on est parvenu, dans ces derniers temps, à lui enlever un goût empyreumatique, qui lui ôtait une partie de sa valeur.

La vente des farines est soumise, dans les villes, à des règlements de police ; ainsi, il existe à Paris un comité de surveillance choisi dans le sein même de la boulangerie, et présidé par le préfet de la Seine.

Tous les quinze jours, la taxe des farines est fixée d'après la hausse ou la baisse des grains ; il est enjoint à chaque boulanger d'avoir toujours en réserve, dans les greniers du gouvernement, un certain nombre de sacs de farine, en cas de calamité publique ; le conseil des prud'hommes de la boulangerie est chargé de la surveillance de ce dépôt.

La paille du froment contient beaucoup plus de principes nutritifs que celle des autres graminées; aussi on la donne de préférence en nourriture aux bestiaux ; la racine surtout est très-azotée. Dans les arts on emploie la paille pour faire des paillassons, des liens, des nattes, des chapeaux, des siéges de chaises ; on en couvre les chaumières; hachée et réduite en pâte, on en fait du papier, du carton ; brisée sous les pieds des animaux et imprégnée d'urine, elle constitue le fumier.

G

GATEAUX ; cucurbitacées.

Le gâteau est une plante herbacée ; c'est une variété du potiron ; son fruit se mange de même.

GÉLATINE, du latin *gelu*.

La gélatine est une substance animale de consistance variée, incolore, fade, susceptible de passer à la fermentation acide, ayant quelque analogie avec le mucilage ou corps muqueux végétal ; soluble en toute proportion dans l'eau froide et bouillante, formant une gelée tremblante par le refroidissement ; insoluble dans l'alcool, les huiles fixes et essentielles ; très-abondante dans la colle de poisson, dans les os, dans les tissus ou organes blancs fibreux ou membraneux, d'où on l'extrait par une décoction prolongée ou à la vapeur de l'eau.

Les travaux de MM. Magendie, Gannal, Donné, etc., ont

répandu sur la nature de cette substance un grand jour, dont le résultat a été de reconnaître que la gélatine n'est pas nourrissante.

La gélatine est composée de 27,207 parties d'oxygène, de 16,998 d'azote, de 47,881 de carbone, et de 7,914 d'hydrogène en poids.

Cette substance est très-employée dans les arts, pour la décoloration des vins, et pour gommer les tissus; on en fait des tablettes qui portent le nom de bouillon solide, mais alors on y ajoute des légumes et un peu de viande.

GÈLINOTTE, tetrao bronasa. Du v. fr. *géline*, poule.

All., haselhuhn ; *angl.*, young-fat pullet ; *esp.*, polla cebada ; *ital.*, pollastra ingrassata.

La gélinotte est une espèce de ganga ; elle se distingue par sa queue courte, à rectrices étagées, ce qui la fait paraître un peu arrondie ; elle est un peu plus grosse que la perdrix. Au commencement de l'hiver son plumage tombe ; de brun qu'il était, il est remplacé par un autre qui est entièrement blanc. Le nouveau continent possède plusieurs variétés de cet oiseau.

La gélinotte est plus estimée que la perdrix ; sa chair est grasse, savoureuse et délicate; on la mange rôtie entre deux tranches de lard.

GENIÈVRE, fruit du juniperus communis.

All., wachholderbeere; *angl.*, juniper-berry ; *esp.*, nebrina ; *ital.*, gneipro.

Le genévrier est rangé parmi les conifères, près des cyprès et des thuyas. C'est un arbrisseau très-commun en Hollande ; il est facile à reconnaître entre tous les autres arbrisseaux d'Europe, à son aspect sauvage, à ses rameaux diffus, irréguliers, à ses feuilles dures, étroites, en forme d'épines ; son bois est dur, compacte et résineux ; il est l'ornement des jardins en Angleterre et en Chine.

Les anciens avaient consacré le genévrier aux Euménides. La fumée de ses rameaux verts était l'encens qu'ils offraient de préférence aux dieux infernaux. Ses baies étaient brûlées pendant les funérailles pour écarter les maléfices. Le simple villageois de nos campagnes croit encore que cette graine purifie l'air.

Les baies du genévrier sont brunes, noirâtres, aromatiques, d'une saveur amère, résineuse, un peu sucrée. Par la fermentation, on en retire une liqueur alcoolique, nommée en Angleterre *gin*, qui doit son arome à une huile très-aromatique. L'eau de genièvre de Schiedanum, en Hollande, jouit d'une immense réputation et on en fait une très-grande consommation dans le Nord.

Les baies du genévrier contiennent de l'albumine, du sucre, un principe résineux, une huile volatile, de l'extractif, un principe amer. Fermentées avec de l'eau, elles donnent une boisson très-agréable.

Le bois de cet arbrisseau fournit une résine connue dans le commerce sous le nom de sandaraque. Les grives et les merles sont très-friands des baies de genièvre.

GÉNISSE.

All., sunge kuh; *angl.*, heifer; *esp.*, vaquilla; *ital.*, giovenca.

La génisse est une jeune vache qui n'a pas encore produit; c'est elle qui anime les vastes prairies des bords de la Loire et du Cher.

La féconde génisse abandonne l'étable,
Mugit, et, du hameau nourrice inépuisable,
Broutant jusqu'à la nuit un gazon ranimé,
Grossit le doux trésor de son lait parfumé.

Voyez Vache.

GIN. Le gin est une boisson qui s'obtient en Angleterre des liqueurs fermentées de la drèche et des autres céréales. On l'emploie comme l'eau-de-vie.

GINGEMBRE, racine ou rhizome du zinziber amomum. De Gengi, ville où l'on rencontra cette plante.

All., ingber ; *angl.*, ginger ; *esp.*, gengibre ; *ital.*, zenzero.

La plante qui fournit le gingembre croît naturellement dans les Indes, aux îles Philippines et à la Chine. Depuis, elle a été transportée au Mexique, d'où elle s'est répandue dans les Antilles et à Cayenne ; maintenant, ces derniers pays, et surtout la Jamaïque, en produisent une grande quantité. Les botanistes l'ont placé dans la famille des amomées.

La racine de gingembre, telle que le commerce nous l'offre ordinairement, est grosse comme le doigt, aplatie, palmée ou articulée, couverte d'un épiderme ridé, marqué d'anneaux peu apparents. Quelquefois l'épiderme est enlevé ; alors elle paraît blanche, grise, ou jaunâtre. Le gingembre le plus estimé nous vient de Chine.

La racine de gingembre a une saveur âcre, brûlante, d'une odeur aromatique camphrée, qui lui est propre ; elle excite fortement l'éternument ; elle est stimulante et digestive ; elle est composée d'une matière résineuse nommée *pipéroïde de gingembre*, d'huile volatile, d'acide acétique, d'acétate de potasse, de gomme, de soufre et d'amidon.

Les habitants de l'Inde, de l'Allemagne, et surtout de l'Angleterre, font une grande consommation de cette racine ; ils en mettent dans presque tous les aliments et dans leurs boissons. A Cayenne, à Madagascar, au Brésil, on mange le gingembre vert, comme nous mangeons en France le radis noir.

On importe de Chine des confitures faites avec cette racine.

GIRAUMONT ou GIRAUMON ; cucurbitacées.

Le giraumont n'est qu'un pépon, et de la plus belle espèce. Cette variété de la citrouille est très-estimée ; elle se mange comme le potiron.

GIROFLE, fruit du cariophyllus aromaticus.

All., *angl.*, Würznelke cloves; *esp.*, clavo de especia ; *ital.*, garofano.

Le girofle ou gérofle est la fleur du giroflier, avant qu'elle soit épanouie.

Le giroflier est un arbre de la famille des myrtes ; il est cultivé dans les îles Moluques ; sa taille est de cinq à six mètres de haut ; il a une forme pyramidale ; son feuillage est toujours vert ; il a constamment des fleurs roses disposées en corymbes.

L'île Bourbon est redevable de cet arbre et arbrisseau à un Français du nom de *Poivre*. Le giroflier passa à Cayenne en 1770, d'où il se répandit sur le continent américain.

Le calice de la fleur du giroflier est un tube légèrement quadrangulaire, divisé supérieurement en quatre parties ; la corolle a quatre pétales rapprochés ; l'ovaire est placé au fond du calice. On cueille les fleurs lorsque les pétales sont encore fortement soudés au tube rond qui est placé au-dessous du calice ; on les fait sécher au soleil ; elles répandent alors sous les arbres un parfum très-pénétrant, qui a la propriété, au dire des cultivateurs, de rétablir les convalescents. Plus d'un s'est écrié :

Je vous bénis, boutons naissants,
Dont les feuilles tombent en pluie,
D'offrir pour moi ce frais encens
Au Dieu qui m'a rendu la vie.

Le girofle ou clou de girofle a la forme d'un clou, dont la tête est représentée par les pétales couchés ; sa couleur est brune, son odeur est aromatique ; sa saveur est âcre et épicée.

Le clou de girofle contient une huile volatile abondante, qui rougit par l'acide azotique ; une résine (cariophylline) qui se dépose cristallisée ; une teinture concentrée, une huile fixe aromatique (eugénine) ; une matière extractive, de la gomme, de la fibre végétale.

Le girofle est un condiment obligé de tous les mets fades ; il convient à tous les estomacs froids et paresseux ; on le met dans les ragoûts, le pot-au-feu. La teinture de girofle est employée contre le mal de dents.

L'huile essentielle que l'on obtient par la distillation de cette fleur avortée, est employée dans les arts comme parfum.

Les anciens ont connu le girofle ; cependant la description qu'en fait Pline n'est nullement en rapport avec la fleur de notre giroflier. Un médecin grec, Paul Æginète, paraît l'avoir connu ; il serait le premier qui en aurait fait mention.

Les Chinois aiment beaucoup l'odeur du girofle ; ils le mêlent aux parfums qu'ils brûlent dans les pagodes.

Le girofle du commerce est souvent altéré et épuisé de son huile essentielle. En poudre, on le falsifie avec des poudres inertes.

GOUJON, gobie, têtard, véron, goison, gonion. Gobio cyprinus. Du gr. κωβιός, petit poisson.

All., gründling ; *angl.*, gudgeon ; *esp.*, gobio ; *ital.*, chiozzo.

> Suivez, suivez le cours de la rivière,

ou

> Vous irez dans la poêle, et, vous aurez beau dire,
> Dès ce soir on vous fera frire.

Le goujon a un ennemi mortel, le Parisien. Et, en effet, que ferait cet honnête citoyen, le dimanche, s'il ne pouvait se livrer à son innocent plaisir, la pêche? Quelle joie brille dans ses yeux lorsqu'il sent et qu'il voit se balancer au bout de sa ligne cet imprudent poisson ! Tout son La Fontaine lui revient de bonheur ; alors il déclame, d'une voix plus ou moins nasillarde ou chevrotante, cette strophe :

Petit poisson deviendra grand,
Pourvu que Dieu lui prête vie ;
Mais le lâcher en attendant,
Je tiens pour moi que c'est folie,
Car de le rattraper, il n'est pas trop certain.

Le goujon vit dans la fange et l'ordure ; dans la Seine, il se tient à la chute des égouts.

Ce poisson est blanc ; il ne renferme qu'une seule espèce ; il n'acquiert jamais que quelques décimètres de longueur ; sa chair est délicate et agréable, on la mange frite ou à l'étuvée.

GRAISSE, axonge, saindoux.

All., fett; *angl.*, lard ; *esp.*, gordura ; *ital.*, grasso.

La graisse est une substance onctueuse, de consistance molle ou fluide, blanche ou jaunâtre, et le plus souvent incolore ; elle se rancit au contact de l'air ; elle brûle en répandant une fumée noire, abondante ; elle forme des savons lorsqu'elle est en contact avec les alcalis ; elle se trouve chez tous les animaux. Considérée chimiquement, la graisse est formée d'hydrogène et de carbone, et les deux principes qui concourent constamment à sa composition sont la *stéarine* et l'*élaïne* ; on y trouve quelquefois un principe aromatique, qui est tantôt agréable, tantôt désagréable, selon l'animal dont elle provient.

La graisse est employée en cuisine, comme le beurre et l'huile ; elle aide à l'assimilation des aliments ; les fécules se digèrent difficilement sans sa présence ; on ne doit s'en servir que fraîchement préparée. Dans les arts, on en fait une grande consommation pour diminuer le frottement des machines à vapeur; en médecine, elle est l'adjuvant de beaucoup de pommades ou d'onguents.

GRENADE, fruit du punica granatum.

Théophrase donne au grenadier le nom de *roa*. Les Phéniciens l'appelaient *sida*; Pline, *malus punica*; selon d'autres *granata*.

All., granate; *angl.*, pome-granate-tree; *esp.*, granada; *ital.*, melagrana.

Le grenadier est un charmant petit arbre, originaire d'Afrique; il croît très-bien dans le midi de l'Europe, mais les fruits qu'il y porte n'y acquièrent pas, faute d'une grande chaleur, toute la suavité qu'ils ont dans leur pays.

Cet arbre a des fleurs trop belles et des fruits qui rendent trop de services pour qu'on l'ait négligé; ses tiges sont menues, anguleuses, revêtues d'une écorce rougeâtre, armées d'épines raides; ses feuilles sont placées sans ordre, lancéolées, pointues, ayant quelque ressemblance avec celles de l'olivier ou du myrte, lisses et rougeâtres dans leur jeunesse; elles sont d'une odeur forte et désagréable, lorsqu'on les frotte entre les doigts. Les fleurs sont d'un rouge éclatant, ou de couleur écarlate, disposées en rose à cinq pétales, contenues dans un calice qui représente une espèce de petit panier à fleurs; ce calice est oblong, dur, purpurin, large par en haut et a, en quelque manière, la figure d'une cloche; on l'appelait autrefois *cytinus*; aux fleurs succèdent des fruits à peu près de la grosseur des pommes, garnis d'une couronne, un peu aplatis des deux côtés. Ce fruit se nomme *balauste* ou *grenade*, parce qu'il contient une grande quantité de graine; il est rouge extérieurement et intérieurement, bon à manger, d'une saveur douce, acide, sucrée, fraîche, agréable, surtout l'été; les graines sont renfermées dans de *petites cellules*.

Au feu qui détruit et dévore
Elle doit toute sa fraîcheur,
De son parfum la douce odeur
Et l'incarnat qui la colore.

Ce fruit contient de l'acide citrique, malique, du tannin, du sucre, un principe colorant, de l'albumine.

La grenade paraît sur les tables comme dessert; elle se mange crue; on en fait un sirop, un caramel, des bonbons, des gelées, des glaces. Par la fermentation, on en retire une boisson et une eau-de-vie très-agréable.

Les Grecs et les Romains employaient les fleurs du grenadier sous les noms de κυτιναι, βαλαυστια, *balaustia*, et le fruit sous ceux de σιδιον, *malicorium*. L'écorce de la racine de cet arbrisseau était employée comme anthelmentique dès l'époque de Dioscoride; elle l'est encore dans l'Indoustan. Ce fut Buchanan qui la remit en vogue en Europe, vers 1807. Le naturaliste Nérat en préconisa l'usage en France contre le ver solitaire; l'écorce de cette racine contient une substance particulière, nommée *granatine*; on ne sait si c'est cette substance qui agit comme tænifuge. Les fleurs du grenadier contiennent du tannin; on les emploie comme astringentes. L'écorce de la grenade, ou cuir de pomme, est jaunâtre, coriace, astringente; elle contient, sur 100 parties, 18,8 de tannin, 17,1 de mucilage, 10,8 d'extractif, du ligneux. Les chanteurs mettent de cette écorce dans leur bouche pour les guérir du rhume; elle peut servir dans les arts pour faire des couleurs noires.

Le grenadier croît naturellement dans les terrains secs et chauds de l'Espagne, de l'Italie, de la Provence et du Languedoc. Les poëtes l'ont chanté; un d'eux nous dit:

Mon âme avec amour se glisse dans ses fleurs
Ouvertes par l'aurore, humides de ses pleurs.

Les Phéniciens et les Carthaginois ont représenté la fleur du grenadier sur plusieurs médailles; on la brodait aussi sur les habits des grands-prêtres juifs. La mythologie grecque attribuait au fruit une origine merveilleuse ; les Hébreux faisaient usage de grenades dans leurs cérémonies religieuses.

GRENOUILLE (*pron.* gre-nou-ye). Rana esculenta. Du celt. *ran*, ou du latin *ranuncula*, *rana*, onomatopée tirée du râlement désagréable et prolongé de cet ovipare, d'après le Dictionnaire de Bescherelle aîné. En vieux français on a dit *raine*, *renouille*, puis grenouille. Les Grecs l'appelaient βατραχιον.

All., frosch ; *angl.*, frog ; *esp.* et *ital.*, rana.

La grenouille est un animal quadrupède ovipare, reptile batracien, c'est-à-dire reptile dont la peau est unie, sans carapace ni écailles ; sa gueule est garnie de dents.

Les grenouilles ont le sang froid ; elles sont remarquables par leurs métamorphoses.

La femelle de la grenouille jette ses œufs sous la forme glaireuse ; ils prennent le nom de fret ; peu de jours après que les œufs ont séjourné au fond de l'eau, ils s'élèvent à la surface de ce liquide, où ils ne tardent pas à éclore.

On donne le nom de *têtard*, en latin *gyrinus*, au fœtus de la grenouille parvenu à un état que Swammerdam avait comparé à l'état de nymphe. Suivant cet auteur, l'œuf de la grenouille renfermé dans sa première enveloppe se présente sous la forme d'un petit globe noir, placé au centre d'un autre globule d'une substance gélatineuse et transparente. Cette subtance est l'aliment du petit ver, et comme la glaire de l'œuf dont ce ver est le germe. Au bout de quelques jours, le ver se dépouille de sa tunique ou de son enveloppe, qu'il rejette en arrière, et c'est dans cet état qu'il prend le nom de *têtard*. Il nage alors dans la liqueur glaireuse qui l'environne et qui s'est étendue et délayée en grande partie dans l'eau, où elle flotte sous l'apparence d'un petit nuage.

Ce n'est que peu à peu que se fait le développement des différentes parties du corps; au quinzième jour on aperçoit distinctement la tête, la poitrine, le ventre et la queue; c'est ordinairement à la mi-juin que les têtards changent de peau pour devenir des grenouilles. D'abord leur peau se fend sur le dos, près de la tête; la grenouille passe bientôt la tête par cette fente, et l'on voit alors se retirer la bouche du têtard, qui fait partie de sa dépouille; les jambes antérieures qui, jusque-là, étaient restées cachées sous la peau, commencent à se déployer au dehors, et la dépouille étant toujours repoussée en arrière, le reste du corps s'en débarrasse peu à peu.

Les grenouilles quittent leur peau presque tous les huit jours, sous la forme d'une mucosité délayée; les pattes de devant leur servent de bras et celles de derrière de rames pour nager. Le cœur des grenouilles n'est qu'un ventricule. Ces animaux sont de ceux qui résistent le plus longtemps à l'épreuve du vide.

La pêche de la grenouille est très-amusante; on la prend la nuit au flambeau. On peut les faire venir dans un endroit en employant le moyen suivant:

On met un verre bien transparent sur une feuille de papier blanc, près du bord de l'eau; on place une grenouille sous le verre, que l'on charge d'une pierre, pour le maintenir; aussitôt que les grenouilles du voisinage entendent crier celle qui est prisonnière, elles accourent de toutes parts, comme pour la secourir. On les prend encore avec un morceau de drap rouge et un hameçon.

La grenouille commune est d'un beau vert tacheté de noir; elle a trois raies jaunes sur le dos, et le ventre jaunâtre.

Dans une comédie, Aristophane a assez bien rendu le cri le plus ordinaire de cet animal, qui n'est que la réunion des syllabes bre-ké-kec-coax-coax.

La grenouille habite les eaux dormantes, les marais, les petites rivières.

J'aime ces herbes qui s'embrassent,
Et ces roseaux qui s'entrelacent,
Courbés sous le poids d'un oiseau,
Et ces débris tachés de rouille
Où saute la verte grenouille
Dont chaque bond s'étend dans l'eau.

Homère a chanté les grenouilles en beaux vers.

La chair de ce palmipède est délicate ; on la mange en été et à l'automne ; on fait cuire les cuisses en beignets ; le bouillon de grenouille est analeptique ; les Italiens et les Allemands en font un grand cas.

On vend souvent des cuisses de crapaud pour celles de grenouille. Cette substitution n'a rien de dangereux ; seulement la chair du crapaud est jaune, grasse, dure, fade et peu agréable à manger ; puis l'idée seule de l'animal inspire du dégoût.

On transporte, à Vienne, les grenouilles par trente à quarante mille à la fois ; elles sont vendues à des marchands en gros, qui les déposent dans des réservoirs creusés en terre, recouverts de planches, et, durant les grands froids, de paille. C'est là que les détaillants viennent s'approvisionner.

C'est à l'aide de la grenouille que l'on a fait les premières découvertes dans l'électricité galvanique.

GRIVE (*pron.* griv.). Turdus musicus.

All., drossel ; *angl.*, thrush ; *esp.*, tordo ; *ital.*, tordo.

La grive est un oiseau de passage, de l'ordre des passereaux et du genre merle ; on la trouve dans l'ancien comme dans le nouveau continent. Son plumage est grivelé ; elle fait son nid sur le genévrier ; elle s'engraisse de ses fruits, des baies de raisin, de nèfle, d'alise, de buis. On distingue quatre espèces de cet oiseau ; elles portent les noms de draine, jocasse, litorne, mauvis.

Les Romains trouvaient que, de tous les oiseaux granivores, la grive n'avait pas son égale; aussi dépensaient-ils des sommes fabuleuses pour en élever et en engraisser.

Un esclave était chargé des volières et du soin de préparer, au fur et à mesure du besoin, une pâte faite avec des figues pilées et de la farine de froment; cette pâte était roulée en petites boulettes comme des grains de raisin.

La chair de la grive est riche en osmazôme, brune, très-nourrissante, excitante, surtout lorsque l'oiseau est jeune et gras; on la mange en automne; en la voyant sur la table, le gastronome s'écrie :

Quid melius turdo?

Une brochette de grives grasses, bardées, rôties à petit feu, est un mets fort délicat.

... Gustu volucris gratissima turdus.

On ne doit jamais vider cet oiseau.

GROSEILLE (*pron*. gro-zè-ie). Ribes rubrum. Du latin *grossulus*, dimin. de *grossus*.

All., johannisbeere; *angl.*, currant; *esp.*, grosella; *ital.*, ribes.

Le fruit de Cérasonte, à côté des groseilles,
A de riants desserts couronné les corbeilles.

Le groseillier fut longtemps sauvage et ignoré. On le rencontrait çà et là en Europe et en Sibérie; il n'y a que quelques siècles qu'il est descendu des Alpes pour être admis dans nos jardins.

Cet arbrisseau est de la famille des grossulariées, ou ribésiées.

On distingue plusieurs espèces de groseilles; les rouges et les blanches sont les plus recherchées.

La groseille à grappes, ou de Castille, est agréable, acidule, surtout la rouge; facile à digérer, elle convient aux convalescents ; on la mange seule, ou roulée dans le sucre râpé. Dans les desserts, on l'associe souvent aux fraises, aux framboises. On en fait un vin dont on retire beaucoup d'alcool ; des confitures, des gelées, des conserves, et un sirop très-rafraîchissant. Ce fut M. Tancoingue, pharmacien, qui le premier conseilla l'emploi de la cerise acide pour aider la coagulation du moût de groseille.

Ce fruit contient du sucre, de la gomme, de l'acide citrique, de la gélatine, appelée tour à tour pectine ou grossuline; c'est cette pectine qui donne au suc de ce fruit la propriété de se prendre en gelée, lorsqu'il est mêlé au sucre.

GROSEILLE A MAQUEREAU, ou GROSEILLE VERTE ; ribes grosullaria.

Le groseillier à maquereau est de la même famille que le groseillier rouge, groseillier à grappes. Seulement ses tiges sont armées de longues et fortes épines qui font de l'arbrisseau un buisson impénétrable, ce qui n'empêche pas tous les ans des essaims d'enfants de l'entourer pour lui ravir ses fruits, bien avant la maturité ; pour cette conquête, ils bravent tout, remontrances et piqûres.

Les groseilles à maquereau sont rondes ou ovales, séparées, grosses comme des grains de raisin, rayées comme des méridiens. Vertes d'abord et acides au goût, dans leur maturité elles deviennent jaunes, ou couleur lie de vin, molles, pleines d'un jus doux, sucré et vineux.

Lorsque ce fruit est mûr il est d'un joli effet, surtout aux rayons du soleil.

Cet ornement de la nature
Se cache sous un arbrisseau,
Et pour garder sa beauté pure
Arme d'épines son berceau.

La groseille à maquereau se sert peu sur les tables; par la fermentation, on en retire de l'alcool.

En Angleterre, où ce fruit est très-commun, on en fait un vin (gooseberey vrine) qui est assez agréable, et une sorte de confiture qui, mieux préparée, ne manquerait pas d'amateurs.

Le nom de groseille à maquereau lui vient de ce qu'on assaisonne le poisson de ce nom avec le suc de ce fruit.

H

HARENG (*pron.* a-ran). Clupea harengus. Du celt., *haring*; d'où le bas latin *harens*, sel; ou du grec, *ταριχία*, saumure, parce qu'on sale ce poisson.

All., haring; *angl.*, herring; *esp.*, arenque; *ital.*, aringa.

Aidé d'une rame vivante,
Le poisson parcourait les mers.

Le hareng est un poisson de mer, du genre clupe, de la famille des gymnopodes.

L'histoire de ce poisson est très-curieuse; Anderson l'a parfaitement décrite.

Au commencement de chaque année, dit ce naturaliste, un flot ou grande colonne de harengs sort du nord de l'Océan et vient se répandre dans toutes les autres mers pour s'y reproduire; ce flot se partage en deux colonnes égales; l'aile droite se tourne vers l'occident pour se diriger vers l'Islande; l'aile gauche s'étend vers l'orient; là, elle se subdivise en plusieurs petites colonnes; les unes vont par détachements au banc de Terre-Neuve, les autres en Norwège.

Il est une chose remarquable, c'est que toutes ces colonnes se réunissent au même moment, et au même point, pour retourner dans leur patrie. Il dit aussi que toutes ces colonnes réunies forment une masse si compacte, que les navires qui les rencontrent en sont entravés dans leur marche.

Plusieurs signes annoncent le hareng dans nos climats. Les goëlands et les poules de mer voltigent continuellement autour des parages où se tient ce poisson; puis la mer se couvre à cet endroit d'une certaine matière onctueuse, que l'on nomme *grassin*. La nuit, l'eau répand une vive lumière phosphorescente due aux écailles de ce poisson.

La pêche du hareng est de la plus grande importance. Vers le milieu du dix-septième siècle, les Hollandais n'y employaient pas moins de deux mille bâtiments, et l'on a évalué jusqu'à 800,000 le nombre des personnes que cette branche d'industrie occupait et faisait vivre.

On attribue à un Hollandais nommé Guillaume Deukelzoon, le procédé de saler le hareng en caque; cette invention date du treizième siècle. C'est à Dieppe qu'on trouva le moyen de le fumer et le saurir.

Aujourd'hui, la Bretagne envoie à presque toute l'Europe ce poisson conservé.

La pêche du hareng est soumise à des lois et à des coutumes locales qui sont sévèrement observées; elle ne se fait pas sans danger; car, chaque année, on apprend la perte de quelques navires.

Il y a des années où l'on prend une si grande quantité de ce poisson, qu'on se contente d'en extraire l'huile pour la brûler dans les lampes, ou pour la préparation des cuirs; la partie charnue sert à fumer les terres.

La chair du hareng frais est savoureuse; la plus délicate est celle où se trouve la laite ou les œufs; on la mange cuite sur le gril, au beurre frais, ou au beurre noir; elle est facile à digérer; elle entre dans la bouillabaisse.

Le hareng saur ou sauret se consomme dans la classe peu aisée, à cause de son bon marché ; les estomacs robustes et sains peuvent seuls s'en permettre l'usage ; il se mange cuit sur le gril, avec du beurre ou de l'huile ; le hareng fumé de Hambourg est le plus estimé.

Les Anglais, pour s'exciter à boire, mangent, immédiatement après le dîner, un mets qui serait très-peu apprécié des Français, et dont la seule pensée ou le fumet ferait fuir nos délicates Parisiennes.

Ce mets se prépare de la manière suivante :

On ouvre, par la moitié, un hareng fumé à Hambourg ; on le place dans un bol d'argent, avec la valeur d'une bouteille de rhum ; on y met le feu ; on l'éteint lorsque le liquide est aux trois quarts consommé ; on divise le hareng dans la liqueur, et on le mange encore chaud.

HARICOT (*pron.* a-ri-ko). Phaseolus vulgaris.

All., schminkbohne ; *angl.*, haricot ; *esp.*, habichuela ; *ital.*, faguiolo.

Le haricot est un herbacé originaire de l'Asie. On le cultive en Europe depuis un temps immémorial. Il pousse aussi bien dans les jardins qu'en pleine terre ; on l'a placé dans la famille des légumineuses.

Sa tige est grêle, grimpante ; ses feuilles sont larges et échancrées ; sa fleur est odorante ; elle est composée d'un calice à deux lèvres, une supérieure échancrée, une inférieure à trois dents, d'un étendard réfléchi, d'une carène et d'organes sexuels contournés en spirale ; ses nuances sont veloutées ; elles rappellent celles de l'arc-en-ciel. Du disque de la fleur part une gousse allongée, droite ou courbée, un peu comprimée dans les parties occupées par les graines ; ces graines sont bivalves ; elles renferment plusieurs semences réniformes marquées d'un hile petit, séparées souvent les unes des autres par des cloisons membraneuses.

Le haricot a eu ses admirateurs. Pendant un temps, il

était de mode d'en former un délicieux ombrage. Un critique a dit :

Jadis, d'un vain dégoût nos poëtes esclaves,
N'entraient dans les jardins qu'embarrassés d'entraves ;
Phœbus ne nommait, pas sans un tour recherché,
Le haricot grimpant à la rame attaché.

On connaît plus de trente espèces de haricots ; elles ne diffèrent que par la forme, la grosseur ou la couleur de la semence. Ce légume est d'une culture facile ; il est très-abondant et d'une grande ressource pour toutes les classes de la société.

Les meilleurs haricots doivent avoir une peau fine et tendre ; ils doivent cuire promptement, se réduire facilement en farine, en bouillie, en purée. L'espèce la plus renommée est celle dite de Soissons, de Clamart. On raconte qu'un plaisant mit ces deux vers sur un des murs de la ville de Soissons. Ah ! que

Les Soissonnais sont heureux,
Les haricots sont chez eux.

Berchoux, notre célèbre et spirituel gastronome, eût été de son avis ; il n'avait pas besoin d'aller dans le département de l'Aisne pour chanter ce légume.

J'aime mieux un tendre gigot
Qui, sans pompe et sans étalage,
Se montre avec un entourage
De laitue ou de haricot.
Souvent j'ai dédaigné pour vous,
Chez la baronne ou la marquise,
La poularde la plus exquise,
Et même la perdrix aux choux.

Les haricots se mangent en gousse, pendant les mois de mai et de juin ; c'est ce qu'on appelle *haricots verts* ; en cet état ils sont moins flatulents ; ils constituent alors un mets délicat, très-estimé, et convenable surtout aux personnes faibles et nerveuses. On les sert cuits à l'eau et assaisonnés au beurre ou à l'huile. On mange encore les haricots, dans leur primeur, sautés au beurre, à la maître-d'hôtel. Les haricots secs rendent d'immenses services aux ouvriers, aux artisans et aux gens de la campagne ; souvent, l'hiver, ils n'ont que lui pour tout légume.

Les plus recherchés sont les rouges et les blancs.

Le haricot sec a la réputation de former beaucoup de gaz intestinaux, d'être lourd, indigeste, échauffant. Le docteur Foy, dans son excellent Traité d'hygiène, prétend que ces inconvénients ne s'observent que sur les sujets faibles et délicats; les personnes robustes, accoutumées aux travaux durs et actifs, ne sont nullement incommodées par ce légume. Les haricots rouges causent moins de borborygmes que les haricots blancs.

On conserve les haricots verts dans la saumure, dans la graisse, ou séchés au four ou au soleil. On prépare avec ce légume sec une farine ou poudre qui peut entrer dans le pain.

Le haricot contient une fécule dont les granules n'ont aucune analogie avec ceux de la pomme de terre ou du froment.

HÉRON (*pron.* éron). Ardea. Du grec ἐρωδιός.

All., reiher ; *angl.*, hern ; *esp.*, garza real ; *ital.*, aghirone.

Le héron est un grand oiseau de l'ordre des échassiers ; il a le bec fort long et les jambes fort hautes. Il appartient aux deux continents.

Cet oiseau est triste, solitaire, et ne va jamais par troupe ; il s'éloigne de toutes les habitations. On ne le rencontre que dans les vastes forêts, là où il y a des étangs à l'abri du soleil. La Fontaine a dit :

> Un jour sur ses longs pieds allait je ne sais où,
> Le héron au long bec emmanché d'un long cou :
> Il côtoyait une rivière.

Le héron a le vol léger; il s'élève à des hauteurs prodigieuses, et y plane des heures entières. Il fait son nid sur le sommet des arbres les plus élevés. Il vit principalement de poisson, de grenouilles ; il mange quelquefois des couleuvres.

> Dans le lit de la rivière,
> Le héron fait ses repas;
> En fouillant de sa rapière
> Buissons d'épine et de houx,
> Roche moussue et cailloux,
> Pour remplir sa carnassière.

La chasse du héron était autrefois un des premiers divertissements de l'Angleterre, et il y avait une amande de vingt schellings pour ceux qui auraient dérobé les œufs de cet oiseau.

La chair du héron a été longtemps qualifiée de *viande royale*, tant elle était estimée ; aujourd'hui encore on en fait d'excellents pâtés.

Les plumassiers emploient les longues plumes noires qui pendent derrière la tête de cet oiseau pour en faire des aigrettes, qui ont une très-grande valeur en Orient.

HOMARD (*pron.* o-mar). Cancer gammarus ; crustacés.

All., hummer ; *angl.*, lobester ; *esp.*, cabrajo ; *ital.*, astaco.

Le homard est l'écrevisse de mer : il est très-recherché comme aliment ; on le pêche sur les côtes de la Normandie et de la Bretagne. Sa chair est blanche, ferme, savoureuse, lourde ; celle qui se trouve renfermée dans les pinces et la queue est la plus estimée ; elle a besoin d'une sauce piquante et fortement épicée.

Homère, dans sa *Guerre des rats et des grenouilles*, dépeint ainsi le homard que Jupiter leur envoya :

> Soudain vient un renfort d'épouvantables bêtes,
> D'animaux contrefaits, de monstres à deux têtes;

Leur corps est revêtu de solides écailles,
Leurs dents sont des ciseaux, et leurs pieds des tenailles.
Ils ont deux bras nerveux, ils ont huit pieds fourchus,
Leurs bras, leurs mains, leurs doigts et leurs pieds sont crochus,
Ils marchent de travers, et souvent en arrière,
Leur œil voit et dessous et devant et derrière.

HOUBLON, humulus lupulus. Du bas lat. *lupulone*, qui est devenu le mot flamand.

All., hopfen ; *angl.*, hops ; *esp.*, lupulo ; *ital.*, luppolo.

Le houblon est une plante grimpante, sarmenteuse, dioïque, à feuilles palmées, rappelant celles de la vigne ; inflorescente, en cônes foliacés, de la famille des urticées.

Le houblon glisse au milieu des haies pour former des buissons touffus. On le cultive pour les besoins des brasseries.

Les sommités, cônes ou fruits de cette plante exhalent une odeur forte, fragrante, narcotique ; elles cèdent à l'eau et à l'alcool un principe amer, *lupuline*.

Les jeunes pousses de cette plante se mangent au printemps, à la manière des asperges ; elles contiennent une matière sucrée ; elles sont faciles à digérer, et conviennent aux enfants faibles et lymphatiques.

Les cônes du houblon, infusés dans une décoction d'orge germée et fermentée, font la base de la bière, ou du moins l'empêchent de s'aigrir. Ils sont regardés en médecine comme subnarcotiques amers ; on les emploie en infusion aqueuse dans le rachitisme, les scrofules, les maladies de peau. La lupuline a les mêmes propriétés.

HUILE. Oleum. Du grec ἔλαιον.

All., ohl ; *angl.*, oil ; *esp.*, aceite ; *ital.*, olio.

Les huiles sont en général des substances extraites des animaux et des végétaux, grasses et onctueuses au toucher, ordinairement liquides à la température ordinaire et peu solubles dans l'eau, d'une pesanteur presque toujours moindre que celle de ce liquide, s'enflammant plus ou moins promptement par le contact d'un corps embrasé.

On divise les huiles en *huiles fixes* et en huiles *volatiles*; les premières supportent une chaleur de 250 à 300 degrés sans se volatiliser; les autres se volatilisent à une chaleur de 150 à 160 degrés, et même à la chaleur de l'eau bouillante lorsqu'elles sont mêlées à ce liquide, mais sans éprouver de décomposition.

Les huiles fixes tirées du règne animal varient dans leur composition chimique; quelques-unes sont formées de phocénine, de principes colorants, d'oléine; d'autres contiennent de la cétine, de l'oléine, et divers autres principes.

Les huiles fixes tirées du règne végétal sont généralement formées d'*oléine* et de *margarine*. Elles se rencontrent presque exclusivement dans les semences des végétaux.

Les huiles fixes servent comme condiment. Dans beaucoup de pays on les emploie en guise de beurre. On en tire parti également dans les arts. Les anciens s'en servaient pour graisser les machines et oindre leurs athlètes.

> Enfin de nos lutteurs l'essaim est assemblé;
> Sur leurs corps demi-nus des flots d'huile ont coulé.

L'huile servait chez les Hébreux à la consécration des rois, et dans quelques autres cérémonies religieuses. Il est dit dans l'Ecriture :

> ... Le chef de l'Eglise chrétienne
> Avait, au nom du Ciel, à l'exemple d'Etienne,
> Répandu sur son front l'huile sainte des rois.

Les huiles volatiles sont placées dans les racines, les tiges, les feuilles, le calice des fleurs, dans l'enveloppe des fruits et des semences, et jamais dans l'intérieur de ces dernières parties. Elles sont solides ou liquides ; elles diffèrent des huiles grasses en ce qu'elles ne tachent jamais le papier ; elles sont constituées, en des rapports variables, par deux principes, l'un solide à la température ordinaire, nommé stéaroptène ; l'autre, liquide, a reçu le nom d'élæoptène ; et, sous le rapport de leur composition élémentaire, on les a divisées en huiles volatiles *hydrocarbonées*, c'est le plus grand nombre ; en huiles oxygénées et en huiles azotées et sulfurées.

Les huiles essentielles sont stimulantes : on les emploie comme parfum. Leur abus peut occasionner de graves accidents.

HUITRE. Ostrea edulis. Du grec ὄστρεον. Anciennement on disait *oistre*, dont on a fait dans la basse latinité *ostreum*.

All., auster ; *angl.*, an-owlot ; *esp.*, ostra ; *ital.*, ostrica.

Mollusque acéphale testacé, hermaphrodite ; genre de coquillage marin bivalve.

L'huître est un animal sans pieds, sans bras, sans aucun siphon saillant, à coquille bivalve irrégulière, lamelleuse, quelquefois papyracée, et portant une seule empreinte musculaire au centre de chaque valve ; elle habite par bancs presque toutes les mers ; on la trouve près des rivages, à peu de profondeur ; elle abonde surtout dans les golfes formés à l'embouchure des grands fleuves, comme on le voit pour la Loire, et surtout la baie de Cancale, qui, seule, approvisionne une grande partie du centre de la France.

La pêche des huîtres, en général, se fait, en France, du mois de septembre au mois d'avril ; elles ne deviennent bonnes qu'après avoir été parquées, c'est-à-dire après avoir séjourné pendant quelque temps dans un réservoir d'eau salée, de trois à quatre pieds de profondeur, communiquant avec la mer par un petit chenal.

L'huître, dit Belon, est le meilleur des testacés ; les anciens et les modernes l'ont regardée comme un mets exquis. Macrobe dit qu'on en servait toujours sur les tables des pontifes romains. Horace a fait l'éloge des huîtres de Circé. Les anciens vantaient aussi celles des Dardanelles, du lac Lucrin, du détroit de Cumes, et celles de Venise.

Apius, professeur de cuisine, avait un art particulier de conserver les huîtres, puisqu'il en envoya d'Italie en Perse, à l'empereur Trajan, et qu'à leur arrivée elles étaient aussi fraîches que le jour de leur pêche.

Les parcs de Marennes, du Tréport, Dunkerque, Fécamp, Saint-Wast, Étretat, donnent des huîtres supérieures à celles des parcs de Cancale, du Havre et de Dieppe.

Parmi les gourmets, les uns les aiment blanches, grosses, larges, épaisses, et pourvues d'une eau abondante et limpide ; les autres, plus friands, les préfèrent vertes, petites, rondes, peu épaisses, également baignées par beaucoup d'eau ; telles sont celles qui viennent d'Ostende. Enfin, les uns n'aiment que les mâles ; les autres regardent les femelles comme bien supérieures ; erreur énorme tant en histoire naturelle qu'en gastronomie, car les huîtres sont hermaphrodites et vivipares.

Ce testacé jette, au commencement du printemps, un frai qui ressemble assez à une goutte de suif ; c'est dans ce frai qu'on distingue, à l'aide de la loupe, une infinité de petites huîtres toutes fermées qui s'attachent aux rochers des bords de la mer.

> Parmi tant d'huîtres toutes closes,
> Une s'était ouverte et bâillait au soleil,
> Par un doux zéphir réjouie,
> Humait l'air, respirait, était épanouie,
> Blanche, grasse, et d'un goût, à la voir, non pareil.

La couleur des huîtres varie autant que leur qualité et leur goût : il y en a de rousses et rouges en Espagne, de brunes en Illyrie ; celles de la mer Noire ont une couleur d'iris ; en d'autres endroits la chair et l'écaille sont noires. Les observations de M. Valenciennes portent à croire que la couleur verte des huîtres appartient à une matière animale qui serait distincte de toutes les substances organiques connues, et qu'elle est due à un état particulier de la bile: du reste, il n'y a que les quatre feuillets des branchies qui sont colorés.

L'huître est mangée le plus ordinairement crue, n'ayant pour tout assaisonnement que l'eau de la mer ; ou bien on l'arrose d'un peu de jus de citron, de vinaigre, ou on la saupoudre de gros poivre ; elle est saine et agréable ; elle nourrit peu et passe pour hors-d'œuvre.

On cite des amateurs qui absorbent jusqu'à quinze à vingt douzaines d'huîtres le matin à déjeuner, sans préjudice des autres aliments. Il a été constaté qu'une douzaine d'huîtres, eau comprise, pèse cent vingt-cinq grammes.

L'huître marinée acquiert des qualités qui ne manquent pas d'appréciateurs ; cuite dans une fricassée de poulet, elle est dure et peu digestive.

Ce mollusque convient non-seulement aux personnes bien portantes, mais encore aux malades et aux convalescents ; les phthisiques, les goutteux, les scrofuleux, les chlorotiques se trouvent très-bien de leur usage.

L'huître ne doit se manger que depuis septembre jusqu'à la fin d'avril ; pendant les quatre autres mois de l'année elle devient laiteuse, et extrêmement indigeste et malsaine.

Les écailles d'huîtres pilées sont très-bonnes comme engrais ; elles servent à faire des nacres, de la chaux à bâtir ; calcinées et prises en poudre à l'intérieur, elles agissent comme absorbant.

L'huître contient de l'albumine, de l'hydrochlorate de soude ; la coquille est composée de phosphate de chaux, de fer, de muriate de soude, de silice, d'une matière animalisée aromatique.

Les Grecs faisaient une grande consommation de ce mollusque ; ils dépensaient même des sommes immenses pour s'en procurer ; ils ne le parquaient pas, ils le mangeaient sitôt sorti de la mer.

J

JUJUBE, fruit du rhamnus zizyphus. En grec ξιζυφον.

All., brustbeere ; *angl.*, jujube ; *esp.*, yuyuba ; *ital.*, biuggiola.

Le jujubier est originaire de la Syrie ; les Arabes et les nouveaux Grecs l'ont cultivé ; il fut apporté en Italie au temps d'Auguste ; maintenant il est naturalisé dans nos départements méridionaux et surtout dans l'île d'Hières. Cet arbrisseau atteint de six à sept mètres de hauteur ; il est tortu, et armé d'aiguillons géminés, dont l'un est recourbé ; ses feuilles sont ovées-oblongues et luisantes. Le fruit est un drupe ovoïde ou elliptique, de la grosseur d'une olive, recouvert d'un épiderme rouge, lisse, coriace, renfermant une pulpe jaunâtre, douce et sucrée, et un noyau à deux loges, osseux et allongé, surmonté d'une pointe ligneuse.

Ce fruit est peu usité sur les tables ; on en fait une pâte, un sirop ; il entre dans la composition des quatre fruits pectoraux.

K

KIRSCH-WASSER, ou simplement kirsch.

C'est une liqueur obtenue du suc fermenté des merises noires ; il doit son odeur d'amandes amères à de l'acide prussique qu'il contient et à une huile essentielle aromatique.

Le meilleur kirsch nous vient de la forêt Noire; il est agréable, aromatique, chaud, stimulant; son abus occasionne de graves désordres dans l'économie animale; on ne doit en faire usage qu'après un copieux dîner, il agit alors comme digestif et stimulant. A Paris, on fabrique du kirsch de toute pièce, il faut le rejeter comme dangereux.

L

LAIT (*pron.* lè). Lac.

All., milch; *angl.*, milk; *esp.*, leche; grec γάλα; *ital.*, latte.

Le lait est un fluide sécrété par les glandes mammaires des animaux. Il est essentiellement destiné à nourrir leurs petits; aussi sa fermentation précède-t-elle de peu, ou a-t-elle lieu immédiatement après la naissance.

Ovide dit que dans l'origine l'homme n'avait que le lait et l'herbe pour toute nourriture.

> Lacte mero veteres usi memorantur et herbis,
> Sponte suâ si quas terra ferebat, ait.

Le lait est un liquide opaque, d'un blanc mat, légèrement jaunâtre; plus pesant que l'eau; doué d'une saveur douce sucrée; il est émulsif.

Tous les laits n'ont pas les mêmes quantités de principes nutritifs; cela tient à la nature, à la force, aux mœurs, à la nourriture des animaux qui les ont fournis.

Le lait contient, sur 100 parties: eau, 86,60; matière azotée, caséine, albumine, matière soluble, 4,25; matière grasse ou beurre, 3,50; sucre (ou lactine), 5,50; de plus, il y a dans de très-petites proportions des sels insolubles, phosphates de chaux, de magnésie, de fer, des sels solubles, chlorure de potassium et de sodium, un millième environ de soude à l'état libre; enfin, le lait contient une matière dont on n'a pu peser la quantité, matière aromatique, huile essentielle qui donne au lait et au beurre un arome particulier.

Le lait est ordinairement alcalin; il devient très-promptement acide au contact de l'air; il se conserve parfaitement sous une température de sept à huit degrés.

Lorsque le lait n'est plus frais, l'ébullition le fait tourner; pour retarder cette altération, on peut y ajouter un peu de bicarbonate de soude; on conserve encore ce liquide par la méthode d'Appert, ou mieux, en le faisant évaporer au bain-marie, à la consistance de sirop; on y ajoute du sucre, et on le met dans des bouteilles bien bouchées.

On peut le coaguler au moyen de la présure, de la crème de tartre, du vinaigre et d'une fleur nommée caille-lait.

On peut encore évaporer le lait jusqu'à la consistance d'un extrait sec.

Paris consomme par jour 30,000 litres de ce liquide, et encore est-il souvent allongé d'eau et falsifié avec quelques drogues, plus ou moins dangereuses. M. Chevallier, dans son *Dictionnaire des substances alimentaires*, a donné de bons moyens pour reconnaître la falsification de ce liquide.

Le lait exerce sur l'économie animale une action sédative très-puissante; sa digestion est en général facile, cependant quelques personnes ne peuvent le supporter; il est légèrement laxatif pour certains individus, et produit de la constipation chez d'autres; il diminue l'activité de la circulation et l'énergie du tissu musculaire, ainsi que la contractilité en général; il dispose au système lymphatique; aussi les personnes amaigries reprennent-elles beaucoup d'embonpoint en usant de ce seul aliment. Les vieillards doivent s'en priver; le lait est un contre-poison des sels de cuivre, de plomb et d'étain; il convient dans beaucoup d'affections aiguës et chroniques.

Le lait entre dans la composition des mets; on le mange

uni aux pâtes, aux œufs; on le boit pur ou sucré; on le mélange au chocolat, au café.

La vache n'est pas le seul mammifère qui fournit du lait; la chèvre, la brebis, la jument, l'ânesse en donnent de très-bon et en très-grande quantité. Le lait d'ânesse n'est en réputation, comme médicament, que depuis François Ier. Ce monarque se trouvait faible et débile, tous les médecins qui l'entouraient ne pouvaient le guérir. On lui parla d'un juif de Constantinople, qui avait la réputation d'être habile médecin. On fit venir ce juif, qui ordonna au royal malade du lait d'ânesse; à cette occasion on composa les vers suivants :

Par sa bonté, par sa substance,
D'une ânesse le lait m'a rendu la santé,
Et je dois plus, en cette circonstance,
Aux ânes qu'à la Faculté.

Le lait caillé mêlé avec le son est employé dans la campagne à la nourriture des bestiaux. Pallas a affirmé que beaucoup de peuplades du Mogol font fermenter le lait pour en obtenir une boisson enivrante; ce qui prouve, contrairement à ce qui a été dit, que le sucre de lait est fermentescible. Pline a trouvé du lait vénéneux; cela s'est vu aussi de notre époque.

LAITUE. Lactuca. De *lac*, lait, parce que cette plante contient un suc blanc laiteux.

All., lattich; *angl.*, lettuce; *esp.*, lechuga; *ital.*, lattuca.

La laitue est une plante herbacée, que l'on dit originaire d'Italie; elle appartient au genre des synanthérées chicoracées, dont on connaît plus de cinquante espèces, divisées en races. Quelques érudits prétendent que c'est Rabelais qui l'introduisit en France.

Les laitues les plus estimées sont la laitue pommée, la laitue-pomme oblongue, ou chicon, la laitue frisée.

Ce légume se mange cru, en salade, ou cuit avec des viandes ; il est rafraîchissant, un peu laxatif ; il provoque au sommeil ; son usage, comme aliment, remonte à la plus haute antiquité. Chez les Hébreux, la laitue sauvage entrait, avec l'agneau, comme partie essentielle dans le festin religieux de la Pâque. Les Romains en faisaient une grande consommation, Galien donnait à cette plante le nom d'*herbe des sages*, *des philosophes* ; il en prenait souvent, le soir, une décoction pour se procurer le sommeil.

Guymond de la Touche en mangeait trois fois le jour pour s'inspirer et se procurer des rêves. C'est lui qui a dit :

> Reviens, cher et précieux songe,
> Reviens dans mon cœur enchanté ;
> Rends-moi ton aimable mensonge,
> L'image de la vérité.

L'histoire rapporte que Vénus, pour oublier Adonis qu'elle venait de perdre, se coucha sur un lit de laitue.

Pline attribuait à cette plante des propriétés miraculeuses. Aujourd'hui, on ne lui accorde que des vertus calmantes. Cependant, la laitue vireuse, qui pousse aux environs de Paris, est narcotique, et peut occasionner des accidents graves ; on s'en sert en médecine pour faire un sirop, un extrait, une pâte, une eau distillée. Elle est composée d'un principe amer, soluble dans l'eau et dans l'alcool, insoluble dans l'éther, non précipitable par les sels de plomb ; d'albumine, de caoutchouc, de cire, d'un acide particulier non déterminé, de chlorure de calcium, de potasse, et de traces de gomme.

La laitue cultivée a besoin, pour être bonne et agréable à manger, d'un étiolement ou blanchiment qu'on obtient en liant les feuilles centrales les unes sur les autres.

La laitue à côté s'allonge et s'étrécit ;
Sa feuille, alors ployée, en globe se durcit.

Cette plante a été ainsi nommée, parce qu'elle est, de toutes les plantes potagères d'Europe, celle qui, en la coupant, donne le plus de suc blanc laiteux.

Les anciens, surtout les Grecs et les Romains, aimaient beaucoup la laitue ; ils la mangeaient au commencement et à la fin du repas ; elle a eu le suffrage de Martial, de Virgile, de Pline le jeune.

Aristoxène de Cyrène, philosophe voluptueux, arrosait de vin et de miel les laitues de son jardin, et les cueillait le lendemain dès l'aurore ; il disait que c'étaient des gâteaux verts que la terre lui envoyait.

LAMPROIE (*pron.* lan-proa), petromyzon maximus.

Valois fait dériver le nom de ce poisson de *nampreda* ; Ménage dit qu'il vient du latin *lampetra*. On prétend que c'est le même poisson que Pline appelle *echeneis*, parce qu'il arrête les vaisseaux : λ' πὸ τε ἔχειν τὰς νεάς ; ce poisson est différent d'une autre *lamproie* qu'a décrite Appian, et qu'il appelle aussi *echeneis*.

All., lamprete ; *angl.*, lamprey ; *esp.*, lamprea ; *ital.*, lampreda.

La lamproie est un poisson de la famille des *cyclostomes* ; elle habite la mer et les grands fleuves. Il en existe plusieurs variétés ; la grande est la plus estimée.

La lamproie marbrée se trouve tantôt dans la mer, tantôt dans les fleuves ; elle a la forme d'une anguille ; elle se distingue par sept ouvertures pour la respiration, rangées de chaque côté du corps, et par la propriété qu'elle a de s'attacher aux corps étrangers avec une force considérable. Ce poisson vient au printemps déposer sa progéniture sur le bord des fleuves, et s'en retourne ensuite dans la mer.

La chair de la lamproie est grasse, molle, savoureuse, plus délicate que celle de l'anguille ; on la mange à la tar-

tare, à l'étuvée, grillée. A Rouen, à Elbeuf, on fait une grande consommation de ce poisson. On préfère celui qui porte le nom de *lamproie sept yeux*, et que l'on pêche dans la Seine.

Les auteurs romains nous assurent qu'un des principaux sénateurs s'était fait une grande réputation par la finesse de son goût et par le succès de sa table.

Un jour qu'Auguste dînait chez lui, il trouva que ce qu'on lui disait de sa bonne chère n'était pas exagéré, et que ses lamproies surtout étaient délicieuses. L'empereur désirant savoir par quel moyen il rendait ce poisson si délicat, lui en demanda la formule. L'épicurien ne balança pas à lui dire qu'il les nourrissait de la chair de ses esclaves.

Auguste ne goûta pas la recette, car il donna aussitôt l'ordre de jeter cet homme cruel dans ses propres viviers et les fit combler ensuite.

Les lamproies que l'on pêche dans la Severn, rivière d'Angleterre, sont regardées comme les plus délicates. Aussi, suivant un ancien usage, la cité de Glocester présentait au roi tous les ans un pâté de ce poisson, qui coûtait souvent fort cher, car il était offert à Noël, et à cette époque la lamproie est fort rare.

La lamproie était si estimée des anciens Anglais, que sous le règne de Henri V, deux personnes étaient spécialement chargées de faire pêcher et d'acheter pour la cour toutes les lamproies qui paraissaient dans la Seine, entre Rouen et Harfleur, et entre Lislebon et Harfleur; on voit que Henri V avait oublié que l'usage immodéré de ce poisson avait coûté la vie à Henri I.

LANGOUSTE (*pron.* lan-gust). Palinurus quadricornis. Du latin *locusta*.

Angl., very large lobster; *esp.*, langosta; *ital.*, locusta di mare.

La langouste est un crustacé décapode, de la famille des

macroures, voisin des homards et des écrevisses. Elle a des antennes excessivement longues, hérissées de poils ou de piquants. Sa cuirasse est hérissée et demi-cylindrique; son abdomen, improprement nommé queue, est allongé, recourbé en dessous vers le bout, et est terminé par cinq lames natatoires; ses yeux sont portés par des pédoncules étroits, qui semblent partir du milieu du front.

Pline dit que les langoustes se battent avec acharnement. Pendant l'hiver ces animaux cherchent l'embouchure des rivières, et dans l'été ils se retirent vers la Méditerranée.

La chair de la langouste femelle est fort estimée, surtout avant la ponte: elle l'est moins cependant que celle du homard et de l'écrevisse; elle est indigeste. Elle se mange à la sauce mayonnaise; on en fait des potages en Provence.

LAPIN. Lepus cuniculus. Quelques auteurs font venir le mot lapin de *lepinus*, diminutif de *lepus*, petit lièvre.

All., kaninncken; *angl.*, rabbit; *esp.*, conejo; *ital.*, coniglio.

Le lapin est un quadrupède rongeur, du genre lièvre; il est originaire d'Afrique; il s'est naturalisé dans nos climats tempérés; il est devenu très-commun en France. La Fontaine, le spirituel observateur, nous dit que plus d'une fois il a vu :

> Près d'un bois, le soir, à l'écart,
> Dans une superbe prairie,
> Des lapins s'amusaient sur l'herbette fleurie
> A jouer au colin-maillard.

Cet animal est moins gros que le lièvre; il est brun-cendré sur le dos, blanchâtre à la gorge et sous le ventre, roux à la nuque; les oreilles sont longues et noires au bout; la queue est noire en dessus, blanche en dessous. Le lapin se plaît dans les pays montagneux, sur les petits coteaux parsemés de plantes aromatiques. Il descend la nuit ou au point du jour dans les prairies et sur la lisière des bois. Ils y viennent quelquefois par bandes de huit à dix à la fois.

Tout est commun ici, nos plus grandes affaires
Sont d'aller, dès l'aube du jour,
Brouter le serpolet, jouer sur l'herbe tendre.
Chacun, pendant ce temps, sentinelle à son tour,
Veille sur le chasseur qui voudrait nous surprendre ;
S'il l'aperçoit, il frappe, et nous voilà blottis.

La fécondité du lapin est très-grande ; il suffit d'en mettre une douzaine dans un bois pour en avoir plusieurs centaines en peu d'années; il devient tellement abondant qu'on est forcé d'avoir recours au fusil, au lévrier, au furet et à toutes espèces d'engins pour s'en débarrasser; car il dévaste tout, herbes et arbres, jusqu'à la racine.

Pline, le spirituel auteur, rapporte que les habitants de Majorque demandèrent un secours de troupes à l'empereur Auguste contre les lapins qui dévastaient les récoltes. Il dit aussi que Tarragone fut entièrement détruite par ces animaux.

Les habitants d'une île de l'archipel Lipari durent avoir recours à une grande quantité de chats pour détruire ce rongeur.

Louis XVI est le premier de nos rois qui permit aux paysans de tuer les lapins ; cette ordonnance est de 1776. Le lapin de garenne craint beaucoup l'humidité ; aussi place-t-il ses petits entre deux mottes de terre, dans le creux des arbres ou sur le gazon. Martial, en parlant de lui dit :

... Cuniculus altâ
Gaudet humo, tutos ubi ponat ab imbre penates.

Lorsqu'on chasse le lapin au chien courant, on apprend à connaître ses allures, les passes et les détours qu'il fait pour échapper à son ennemi ; cependant il tourne toujours dans un même cercle et vient se faire prendre là d'où il est parti. Cette manœuvre est souvent pratiquée par d'autres animaux, dans le but de dépister le chasseur et de lui faire perdre la trace de ses petits.

> Gaudet in effossis habitare cuniculus antris,
> Monstravit tacitas hostibus ille vias.

Le lapin est comme tout le gibier possible ; il tire une grande partie de son prix de la nature du sol où il se nourrit. Ainsi cet animal tué dans les bois de la Sologne ne vaut jamais celui du haut Dauphiné.

Louis XVIII était le plus fin connaisseur de son époque ; il flairait une gibelotte et il disait : l'animal a été tué dans tel pays ; rarement il se trompait.

La chair du lapin de garenne a des qualités supérieures à celles du lapin domestique. Elle est noire, aromatique, savoureuse. Le lapereau est très-estimé ; l'hase, ou femelle du lapin, l'est moins.

Le lapin, comme le lièvre, est représenté sur les médailles d'Espagne, où il se trouve en quantité. On en voit aussi sur les médailles de Sicile ; il marque l'abondance, à cause de sa fécondité. La peau du lapin sauvage est employée dans les arts aux mêmes usages que celle du lapin domestique.

LAPIN DOMESTIQUE, lepus communis.

All., kaninchen ; *angl.*, rabbit ; *esp.*, conejo ; *ital.*, coniglio.

Le lapin domestique est le même que le lapin sauvage, seulement celui de garenne est plus petit ; son poil a une couleur d'un brun foncé fauve, tandis que le lapin que nous élevons dans nos basses-cours est plus gros et d'un pelage de couleurs variées. Il est lourd, triste et moins vif que son congénère. Comme lui il appartient à l'ordre des rongeurs et au genre lièvre.

La chair de ce mammifère quadrupède est blanche, molle, fade, indigeste ; il lui faut beaucoup d'épices pour la rendre supportable. On la sert rarement dans les dîners d'apparat, tant on craindrait cette allusion :

Sur un lièvre flanqué de six poulets étiques
Paraissaient trois lapins, animaux domestiques,
Qui, dès leur tendre enfance, élevés dans Paris,
Sentaient encor le chou dont ils furent nourris.

L'art d'élever les lapins a occupé les penseurs. Des livres ont été publiés à ce sujet. Paris consomme par année plusieurs millions de ces animaux. La peau du lapin est employée à faire des manchons, des fourrures, de la colle forte; celle du lapin dit d'Angora est plus recherchée et plus estimée.

On dit que dans les restaurants des barrières de Paris on sert souvent de la gibelotte de chat pour celle de lapin ; la substitution n'offre aucun danger.

LAURIER (*pron.* lo-rié). Laurus nobilis.

All., lobeerbaum ; *angl.*, laureltree ; *esp.*, laurel ; *ital.*, lauro.

Le laurier est un arbre de l'Europe méridionale, depuis longtemps cultivé en France. Sa tige est unie et sans nœuds, son écorce est peu épaisse, son bois est poreux ; ses feuilles sont longues comme la main, larges comme deux ou trois doigts, lisses pointues, d'une texture sèche, d'une odeur agréable, d'une saveur âcre et aromatique. Ses fruits sont des baies noires, grosses comme des cerises, odorantes, huileuses et aromatiques.

Les feuilles du laurier sont stimulantes. On les ajoute souvent aux mets fades et mucilagineux pour en rehausser le goût et en augmenter la digestibilité ; on les mêle encore avec quelques autres aromates, dans les liquides destinés à la cuisson de certains aliments, et entre autres à celle des jambons, des volailles, du bœuf fumé et des légumes.

Les feuilles du laurier servent en médecine ; ses baies entrent dans la composition de divers baumes et onguents. Ses feuilles contiennent du camphre, une huile volatile, une matière âcre.

On retire des baies ou graines une huile fixe, une huile volatile, une matière verte, qui se rencontre dans les feuilles, une résine.

Le laurier a été chanté par les poëtes. Les Grecs qui venaient de consulter l'oracle d'Apollon se couronnaient de laurier si la réponse était favorable. Cette plante était admise dans les cérémonies religieuses ; elle était et elle est encore l'emblème de la victoire.

Le laurier vous permet de parer la victoire ;
Plus d'un hameau vous donne en prix à la pudeur;
L'autel même, où de Dieu repose la grandeur,
Se parfume, au printemps, de vos douces offrandes.

Les mots patrie, honneur, gloire, ont fait répandre bien des larmes et beaucoup de sang..... Et pourquoi ? Dans l'espoir d'obtenir une branche de laurier !

Demande au poëte, au guerrier,
Demande aux heureux de la terre,
Demande au cyprès solitaire
Ce que peut peser un laurier.

LAURIER-CERISE, LAURIER-AMANDIER. Lauro-cerasus; rosacées.

All., kirschlorbeer ; *angl.*, cherry-laurel ; *esp.*, real-laurel ; *ital.*, lauro regio.

Le laurier-cerise est plutôt un cerisier qu'un laurier ; il

LAURIER-CERISE.

est originaire de l'Asie Mineure; il croît naturellement aux environs de Trébisonde, sur les bords de la mer Noire. Bélon est le premier qui l'y aperçut en 1546; ce fut Clusius, d'autres disent L'Ecluse, qui en reçut un pied dont il fit cadeau à l'ambassadeur d'Allemagne près la porte Ottomane, en 1576.

Maintenant cet arbre est répandu dans tous les jardins de l'Europe; il orne nos bosquets l'hiver; il se charge au printemps de nombreuses fleurs blanches, auxquelles succèdent des fruits noirs semblables à de petites cerises. Ses fleurs, ses fruits et ses feuilles ont le goût de l'amandier. Ce goût est dû à un acide et à une huile essentielle, qui sont un poison très-violent.

Le laurier-cerise peut acquérir en Italie de grandes proportions. On en a vu dans l'Isola-Bella de grands comme des chênes; sur l'écorce d'un de ces arbres on lisait *Marengo*. Ce mot avait été tracé par Bonaparte, un soir, à son passage, lorsqu'il allait rejoindre son armée.

Le laurier croît aussi en abondance dans l'île de Delphes, sur les bords du fleuve Pénée. On prétend dans le pays que ses rameaux éloignent la foudre. La fable donne à cet arbre une origine poétique; elle rapporte que Daphné, fille du fleuve Pénée, invoqua son père pour fuir l'amour d'Apollon, et que Pénée ne put la sauver qu'en la métamorphosant en laurier; l'amant désespéré s'écria :

> Puisque du Ciel la volonté jalouse
> Ne permet pas que tu sois mon épouse,
> Sois mon arbre du moins, que ton feuillage heureux
> Enlace mon carquois, mon arc et mes cheveux.

Fuseli, célèbre peintre anglais, a représenté en scènes admirables les douleurs d'une famille qui, par imprudence, avait pris dans du lait le poison de ce végétal. Dans un autre tableau, on voit une jeune fille qui a déposé sous son chevet une branche de cette plante pour avoir des rêves

12.

d'amour, et qui ne voit que des démons et des combats.

La feuille du laurier-cerise, prise à une certaine dose, est un poison, surtout pour les oiseaux et les poules; une seule feuille dans un litre de lait lui communique une odeur et une saveur agréables. Cette plante, distillée avec l'eau, donne un liquide très-aromatique, souvent employé en médecine comme calmant. Cette eau, mêlée avec moitié esprit-de-vin et une partie égale de sucre, forme une liqueur de dessert très-agréable; il est urgent de filtrer cette liqueur au travers d'un papier brouillard.

LAVANDE (*pron.* la-vand). Lavandula vera. Du celtique *lavend.*

All., lavandel; *angl.*, lavander; *esp.*, lavandula; *ital.*, lavandola.

La lavande est un sous-arbrisseau qui croît dans les régions tempérées de l'Europe, sur les coteaux, le long des chemins pierreux et des prés; on la cultive dans les jardins; elle s'y distingue par sa forme élégante et la suavité de son parfum.

Loin des prés solitaires
Etalant ses attraits,
Ta sœur dans nos parterres
Va briguer des succès.

La lavande est de la famille des labiées. Elle ne s'élève pas au delà d'un mètre; ses fleurs sont disposées en épi terminal, ses feuilles sont étroites, ses tiges sont grêles; toute la plante contient une huile essentielle très-aromatique, qu'on retire par la distillation.

La lavande est employée en pharmacie comme vulnéraire, sudorifique, stomachique; on en prépare un alcoolat et un thé. En parfumerie, elle sert à faire des sachets. En cuisine, on en aromatise le jambon, on en met dans certaines sauces.

La lavande contient du tannin, une huile essentielle, du camphre, un extractif amer.

LENTILLE (*pron.* lan-ti-ie). Ervum lens. Le mot *lentille* paraît formé de *lenticula*, dont on a fait *lenticule*, puis *lentille*.

All., linse ; *angl.*, lentil ; *esp.*, lenteja ; *ital.*, lente.

La lentille est une plante herbacée, de la famille des légumineuses. Elle croît facilement dans les terrains sablonneux ; elle se rapproche de la vesce.

Dans le midi de la France, on cultive cette plante pour sa fane, que mangent les animaux, et pour sa graine, qui est destinée à l'homme.

Cette graine est orbiculaire, plus ou moins roussâtre, renfermée dans des gousses courtes, larges et obtuses.

La lentille est moins venteuse et plus légère que le haricot. On doit la choisir entière, non piquée par un insecte appelé *gousson* ou *cochon* qui, dans les années pluvieuses et dans certains terrains, y insinue ses œufs.

L'usage des lentilles est très-ancien ; les philosophes grecs les estimaient beaucoup. Quelques poëtes les ont chantées. On se souvient qu'Esaü vendit son droit d'aînesse pour un plat de lentilles, ce qui donne à croire que celles qui poussent en Egypte ont une qualité bien supérieure aux nôtres ; car en France personne ne ferait de folie pour un mets semblable.

Les lentilles se mangent cuites entières ou en purée, seules ou avec du veau, du petit salé, du jambon; on en fait des potages et des ragoûts; on doit les priver de leur écorce. Ce légume sert peu en médecine ; on l'emploie à l'extérieur. La composition chimique de la lentille n'est pas bien connue; cependant on sait qu'elle contient de la légumine, une fécule colorée et un acide particulier.

La semence de lentille a donné son nom à la race de

Lentulus, comme le pois à la famille des Pisons. Fabius signifie également planteur de fèves.

Zénon disait : Jetez dans vos lentilles un douzième de coriandre, pour exprimer par là que cette semence a besoin de condiment.

Galien accusait ce légume d'être la cause principale de la lèpre des Egyptiens ; il n'aurait jamais voulu en manger. Le comique Déphile disait, au contraire, qu'il n'y avait rien de plus sain, de plus agréable ; qu'il en mangerait le matin, qu'il en redemanderait le soir. Certes, on ne trouverait pas beaucoup de collégiens de son avis.

LIÈVRE (*pron.* lièvr). Lepus timidus. Du grec λέπορις.

All., hase ; *angl.*, hare ; *esp.*, liebre ; *ital.*, lepre.

Le lièvre est un quadrupède mammifère, sauvage, herbivore, de l'ordre des rongeurs ; il est d'un gris roux ; il a de grandes oreilles, de longues moustaches de chaque côté de la bouche, des yeux grands, ovales, saillants, la queue très-courte ; les jambes de derrière sont beaucoup plus longues que celles de devant ; il est remarquable par la disposition de ses dents incisives. Cet animal est du nombre de ceux à qui la nature a refusé des armes pour se défendre ; aussi l'a-t-elle doué d'une légèreté et d'une vitesse extrêmes.

> Un lièvre en son gîte songeait ;
> Car que faire en un gîte, à moins que l'on ne songe?
> Dans un profond ennui ce lièvre se plongeait,
> Cet animal est triste, et la crainte le ronge.

Buffon a prétendu avec juste raison que les espèces d'animaux les plus nombreuses ne sont pas toujours les plus utiles, tels que le rat, le mulot, la sauterelle, qui sont très-destructeurs. Il n'en est pas de même du lièvre et du lapin ; ils ont le double avantage d'être nombreux et très-utiles.

Le lièvre se trouve dans toute l'Europe, dans l'Asie Mineure, en Syrie ; sans doute il existait en Palestine, car la loi hébraïque défendait d'en manger, parce qu'alors on prétendait que cet animal avait le pied fourchu et qu'il ruminait.

En France, le lièvre habite les bois, les garennes, la plaine. Le moindre bruit l'inquiète ; la voix des chiens le fait fuir; il va par sauts et par bonds, il arrive dans la plaine et se tapit derrière une motte de terre ; il choisira celle qui approchera le plus de sa couleur. Le chasseur qui connaît ses mœurs ne le perdra pas pour cela de vue, il sait où le trouver ; et, en effet :

Le lièvre en vain, palpitant de frayeur,
L'œil attentif et l'oreille étendue,
S'est ramassé dans sa courte grosseur,
Cachant son front sous sa patte velue,
Pour échapper à son persécuteur.

Le lièvre se nourrit de feuilles, d'herbes, de racines, de fruits et de graines. Le mâle mange quelquefois ses petits.

Cet animal a une étrange destinée : il est doux, timide et inoffensif; il n'est l'ennemi de personne, et tout le monde, l'homme, le chien, le loup, le renard, les oiseaux de proie, le lapin même lui font la chasse. Et cependant, il a eu ses protecteurs; car bon nombre de lois et d'ordonnances ont paru en sa faveur ; c'est à ce point que lady Morgan disait qu'en France on tenait moins à la liberté d'un homme qu'à la vie d'un lièvre ; de nos jours encore, les Anglais envoient à Botany-Bey le malheureux braconnier pris tuant un lièvre.

Le lièvre mâle, adulte, ou vieux, se nomme *bouquin* ; sa femelle, *hase*; ses petits, levrauts. La chair du lièvre est noire, très-savoureuse et nourrissante, riche en osmazôme.

Mangée rôtie ou en pâté, elle convient aux individus forts et robustes. Les personnes délicates doivent s'en abstenir.

Le râble d'un lièvre à poils roux et âgé de sept à huit mois est un morceau délicieux. Les lièvres d'Espagne sont très-délicats, très-friands, tout farcis de thym ou de basilic ; ils sont moins gros que les nôtres. Les lièvres qui vivent sous les latitudes très-froides sont presque blancs ; leur chair est peu agréable ; elle a beaucoup d'analogie avec celle du lapin privé.

Henri II avait fixé le prix du gibier ; on ne pouvait vendre un lièvre, un héron, une perdrix que 12 deniers tournois ; un levraut, un héronneau, un perdreau que 6 deniers, le tout sous peine de 10 livres d'amende. Les Grecs avaient placé cet animal parmi les constellations néfastes, parce qu'il détruit ou ravage toutes les récoltes.

Les Romains servaient le lièvre sur leurs tables les jours de gala ; ils étaient persuadés que l'usage de sa chair entretenait la beauté. L'empereur Alexandre Sévère en mangeait tous les jours ; aussi passait-il pour un heureux de la terre. *Vivere carnibus leporis.*

On a donné, mais à tort, au sang du lièvre de grandes vertus médicinales. Sous Charles IX, on l'employait contre la cataracte, les dartres, les affections nerveuses, les maux de dents. Sous François Ier, aucune autre drogue ne pouvait lui être mise en parallèle. Sous Louis XIV, le charlatanisme fut tel qu'on présentait au roi la patte droite de cet animal ; les ayants droit fléchissaient un genou en terre et ne l'offraient que sur un plateau d'argent. Le sang était précieusement conservé pour être administré contre la paralysie, les mouvements nerveux et mille autres maladies. Aujourd'hui le cuisinier seul est avare du sang de lièvre, car il aide à faire la sauce qui doit nous faire trouver bon ce gibier.

On dit que le lièvre dort les yeux ouverts et qu'il ne voit jamais devant lui lorsqu'il court, qu'il lui arrive même de se jeter dans un précipice ou dans les jambes du chasseur. Que de gens ont les mêmes défauts ! seulement ils crient lorsque arrive le danger, tandis que le lièvre ne jette qu'un seul cri pendant toute sa vie, c'est au moment où il rend le dernier soupir.

LIMAÇON, limace ou colimaçon. Helix pomata. En latin *limax*; dériv. de *limus*, limon, parce qu'on supposait que cet animal était engendré dans le limon ou la fange.

All., schnecke; *angl.*, snsil; *esp.*, caracol; *ital.* lumaca.

Le limaçon vêtu de sa coquille
Des poissons écailleux rappelle la famille.

Le limaçon est un mollusque gastéropode, de la même famille que la limace, dont il ne diffère qu'en ce qu'il est renfermé dans une coquille en spirale, d'où il sort à volonté. Ce mollusque est très-commun dans toute l'Europe, principalement en France; on le rencontre dans les lieux frais et humides, dans les jardins, les vergers et les vignes; Rivery dit en parlant de lui :

Voyez le limaçon, traînant son enveloppe,
Pointer dans les jardins son double télescope.

Le colimaçon rampe avec une excessive lenteur ; sa trace est marquée par une glu luisante, alcaline, d'une nature particulière. Cette matière desséchée et soumise à la calcination donne une cendre blanche assez abondante, formée de carbonate de chaux, de chlorure de potassium, de sulfate de potasse, de carbonate de potasse et d'un peu de phosphate de chaux.

Des limaçons rampants les odieux essaims
De leur écume affreuse infectent les jardins.

En effet, les murs, les espaliers, le tronc des arbres en sont complétement maculés.

L'usage du limaçon, comme aliment, est très-ancien.

Pline nous apprend que le prix en était excessif chez les Romains, lorsque le luxe de la table fut porté à son comble. Mes compatriotes, les vignerons d'Issoudun, payent des journaliers pour les en débarrasser.

La chair du limaçon est dure et coriace; on la mange encore dans quelques provinces de la France et d'Allemagne; les Chinois en sont très-friands. Il faut choisir ceux des vignes, et lorsqu'ils ont fermé leur cloison; on les fait dégorger dans du son, puis dans de l'eau bouillante; ils ont besoin d'être fortement épicés.

Le limaçon contient du soufre, une matière particulière nommée *hélicine*, une substance animalisée, du phosphate de chaux; on en prépare un bouillon, une pâte, des bonbons, une gelée, un sirop qui passe pour pectoral.

> J'ai pour le jour de l'an des bonbons assortis,
> Des pralines grillées, des escargots rôtis,
> Et, pour les enrhumés, j'ai fait du limaçon
> En boîtes à vingt sous un excellent bonbon [1].

LIMANDE. Pleuronectes limanda.

Angl., burt or bret-fisch; *esp.*, latija; *ital.*, lima.

La limande est un poisson plat comme le carrelet; il habite la Baltique, la Méditerranée, l'Océan. On l'a mis dans le genre pleuronecte, holobranche, hétérosome.

Ce poisson n'est bon à manger que l'hiver; il faut qu'il soit très-frais; sa chair est courte, agréable, légère à l'estomac; elle convient aux convalescents.

On expédie à Paris des quantités prodigieuses de petites limandes; elles y sont vendues à vil prix; elles servent de nourriture à la classe pauvre.

LOCHE.

La France possède trois espèces de poissons de ce nom. La loche franche, *cobitis barbatula*; la loche d'étang, *cobitis*

[1] Rue des Jeûneurs, 14.

fossilis, et la loche de rivière, *cobitis tœnià*. La première est la plus estimée, à cause de sa chair délicate, qui ressemble beaucoup à celle de l'anguille.

La loche paraît sur les tables, en automne et au printemps, accommodée comme l'éperlan. Elle ne convient pas aux malades ni aux estomacs délicats. Les Grecs et les Romains conservaient ce poisson dans des viviers; il est très-abondant dans le lac de Genève.

LOTTE (*pron.* lot), franche-barbotte, franche. Gadus lota, cobitis barbatula.

All., alraupe; *esp.*, lota.

La lotte a la forme du goujon; elle se trouve en Asie, dans toutes les rivières et les étangs de France, de Suisse et d'Allemagne.

C'est un poisson du genre holobranche, jugulaire, de la famille des auchénoptères, récemment séparé du genre gade.

La lotte a une chair blanche feuilletée très-agréable; elle est facile à digérer; son foie blanchâtre, volumineux et indigeste, est très-recherché des gastronomes. La lotte se mange comme la lamproie; on rejette les œufs.

LIS (*pron.* liss). Lilium candidum; grec, λείριον.

All., lilie; *angl.*, lily; *esp.*, azucena blanca; *ital.*, liglio bianco.

Le lis est une plante herbacée, qui forme le type des liliacées. Sa racine est une bulbe formée d'écailles charnues et imbriquées les unes sur les autres; sa tige s'élève à quelques mètres au plus; ses feuilles sont étroites, linéaires, éparses ou verticillées; ses fleurs sont en épis, très-grandes, dressées ou renversées, blanches ou jaunes. Cette plante est originaire du Levant, car on ne trouve nulle part chez nous le lis primitif.

Le lis est le roi des fleurs, dont la rose est la reine. Qu'il est beau le matin, lorsque la rosée diamante ses pétales et qu'il se balance sur les zéphyrs ! C'est avec raison que le poëte dit :

Le lis lève un front radieux,
Et, tandis que la fleur vulgaire
S'incline ou rampe sur la terre,
Debout, il regarde les cieux.

Les Grecs, à la poétique imagination, ne pouvaient, en voyant la fleur du lis, lui donner qu'une origine divine ; aussi firent-ils naître cette plante du lait de Junon. La beauté céleste, d'après la Fable, était représentée ayant la moitié de la tête cachée dans les nues, tenant un lis d'une main et de l'autre une boule. La Beauté est encore représentée avec une guirlande de lis et de violettes, comme emblème de pureté et de modestie.

O lis, combien j'aime ta fleur !
Simple et modeste avec noblesse,
Elle convient à la jeunesse,
Elle couronne la pudeur.

Dans la Bible, on lit que Moïse, d'après l'ordre de Dieu, avait ordonné qu'on décorât le tabernacle de cette fleur. Salomon se couronna le front de lis.

S'il faut en croire le récit de nos aïeux, le vaillant Clovis reçut un lis céleste le jour où la victoire et la foi lui furent données.

Charlemagne voulait que cette fleur partageât, avec la rose, la gloire de parfumer ses jardins. Louis VII aimait à s'inspirer à la vue du lis et de son parfum ; il l'avait placé sur son écu, son sceau et sur la monnaie.

Philippe Auguste en sema ses étendards. Saint Louis porta une bague représentant, en émail et en relief, une guirlande de lis.

Ce fut Charles V qui, par une idée religieuse, fixa à trois

le nombre des fleurs de lis qu'il mit dans ses armes ; ce nombre n'a pas varié depuis.

Le lis brille de tout son éclat aux mois de juin et de juillet. Aux Pyrénées il forme dans les jardins la bordure de toutes les planches d'un potager. Les abeilles, attirées par la grande quantité de miel que cette fleur contient, viennent voltiger autour.

Que j'aime à voir l'abeille errante,
Parcourant les plaines du ciel,
Venir dans ta coupe odorante
Puiser les trésors de son miel !

Dans quelques départements de la France on mange la bulbe du lis cuite comme l'oignon. Sa fleur est employée en médecine, comme émolliente ; sa racine jouit aussi de propriétés bienfaisantes ; car

La racine du lis, sous sa molle épaisseur,
D'une plaie enflammée amortit la chaleur.

Toute la plante du lis contient de l'albumine, des sels de chaux.

M

MACHE, doucette, blanchette, accroupie, salade de chanoine, clairette, poule-grasse, valerianella.

All., ackersalat ; *angl.*, corn-sallad ; *esp.*, canónigos ; *ital.*, fiu.

La mâche est une plante herbacée annuelle, dicotylédone, de la famille des valérianées.

On en connaît une trentaine d'espèces, indigènes à l'Europe, et dont douze croissent en France.

La mâche se sème en septembre, pour en avoir en hiver. On en mange les feuilles en salade, seules ou mêlées avec la raiponce, le pissenlit et la betterave.

Cette plante est rafraîchissante et détersive; ses qualités approchent de celles de la laitue. Les agneaux en sont très-friands.

La valerianella des Latins n'est autre que la mâche. Elle est très-recherchée des Arabes. Ils l'appellent kéchevi, et la mangent cuite ou crue. Cette plante contient beaucoup de chlorophylle, d'albumine, de sels de chaux.

MACREUSE. Anas major. Oiseau aquatique du genre canard; on le nomme aussi pluvier ou guignard.

Angl., sea-duck; *esp.*, fulga; *ital.*, folaga.

La macreuse a donné lieu aux fables les plus absurdes, avant qu'on sût qu'elle allait faire sa ponte dans les contrées septentrionales de l'Europe; on pensait qu'elle ne naissait pas d'une conjonction animale; aussi cet oiseau passe-t-il pour mets maigre.

La macreuse n'aime pas la chaleur; elle arrive en France lorsque les côtes d'Angleterre sont trop gelées; elle émigre au printemps pour retourner dans le Nord.

L'oiseau léger, précurseur du printemps,
Craint d'annoncer la saison incertaine;
D'un vol timide il traverse la plaine
Et va sonder la glace des étangs.

On distingue plusieurs espèces de macreuses, qui ne diffèrent entre elles que par la couleur du plumage. La femelle s'appelle *bisette*; sa robe est couleur noir cendré, le tour des paupières est jaune. Le mâle est totalement noir. La nourriture favorite de la macreuse est une espèce de coquillage bivalve appelé vameau; elle l'avale en entier.

La chair de cet oiseau est coriace, huileuse, d'un goût marécageux très-prononcé; elle n'est bonne que rôtie ou en salmis; elle nourrit peu. Les cuisiniers habiles trouvent quelquefois l'art d'en corriger la mauvaise qualité par l'assaisonnement.

MAIS (*pron.* ma-iss), blé d'Espagne, de Turquie, d'Inde ; gros millet. Zea maïs.

All., turkisches korn ; *angl.*, indian or turkey corn; *esp.*, maiz; *ital.*, grano d'India.

Le maïs est originaire de l'Inde. De là il fut apporté en Turquie, d'où il passa de l'Afrique en Amérique, et puis en Europe.

C'est une graminée annuelle, à racine fibreuse, formant une touffe épaisse de laquelle s'élèvent une ou plusieurs tiges glabres, remplies d'une moelle sucrée. Ces tiges sont articulées et garnies de nœuds, d'où partent des feuilles lancéolées, longues de trente à soixante centimètres, larges de cinq à huit, ciliées sur les bords, engaînantes à leurs bases et divisées par une nervure blanchâtre. Les fleurs mâles sont disposées en panicules longues; les femelles sont situées aux aisselles des feuilles; à ces fleurs succèdent des épis longs de vingt à trente centimètres, enveloppés de plusieurs feuilles roulées et sortant de l'axe commun ; elles contiennent des graines recouvertes d'une écorce mince, lisse, ferme, plus ou moins colorée, variant du blanc mat au rouge foncé, le plus ordinairement d'un jaune d'or. La fécule de cette graine est farineuse, blanche, sucrée, très-nourrissante; elle contient de l'amidon, 24,4 pour 100 ; une matière azotée, 5 ; une matière grasse, 53,6 ; une matière colorante, 02 ; de la cellulose, 20 ; de la dextrine, 2; des sels divers, 7,2 ; de la zéïne, ou cire jaune, en proportions appréciables.

La zéine est molle, tenace, élastique insipide, presque inodore, plus pesante que l'eau ; elle a quelques analogies avec le gluten, dont elle se distingue en ce qu'elle ne contient pas d'azote ; elle se rapproche plutôt des résines, car elle est soluble dans l'alcool et les huiles essentielles.

La farine de maïs sert à faire des polentas, des potages, des galettes, du pain, lorsqu'elle est mêlée à une partie de farine de blé.

La farine de maïs a une teinte jaune-paille claire ; la pâte qu'elle forme avec l'eau a moins de liant que celle qui est faite avec la farine de blé ; elle laisse par la mouture un son jaunâtre assez abondant, et ne renferme pas de gluten.

La paille du maïs sert à faire du papier et du carton.

Les Américains utilisent aussi les tiges desséchées du maïs. Ils les taillent en plusieurs filaments, dont ils font des paniers et des corbeilles ; ils en couvrent leurs cabanes.

> Nous recouvrons nos toits de joncs qu'on entrelace,
> De paille de maïs, de branches de gommiers ;
> Ils sont égaux entre eux, et rien ne les dépasse
> Que les feuilles de nos palmiers.

Les avantages que l'homme retire de la culture de cette plante sont infinis ; elle vient dans presque tous les climats. Elle a éprouvé, sous la main de l'homme, différentes modifications dont le résultat a été de donner trois variétés de graines qui ne diffèrent que par la couleur et la grosseur. Les animaux domestiques aiment beaucoup la graine du maïs. Il remplace l'avoine pour les chevaux d'Amérique ; il engraisse beaucoup les bœufs, les oies, les dindons, les canards.

Le maïs coupé vert donne un fourrage abondant et très-nourrissant pour les bestiaux; séché, il peut servir de combustible. On confit au vinaigre les jeunes pousses de cette plante, pour les manger en guise de cornichons. Au Mexique, les prêtres faisaient de longues processions pour bénir les champs de maïs. La même cérémonie a lieu dans nos campagnes.

Des recherches de M. Pallas, il résulte que les tiges du maïs ne contiennent avant la floraison que peu ou point de sucre ; qu'il en paraît pendant la floraison ; qu'elles en contiennent 1 pour 100 vingt-cinq jours après. Mais lorsque la graine est complétement mûre et qu'elle n'a plus besoin que de sécher pour être récoltée, la tige, qui est encore verdâtre, peut fournir 2 pour 100 de sucre brut et 4 de mélasse d'un très-bon goût.

MAQUEREAU (*pron.* mak-rô). Scomber, scrombus. Du lat. *macula*, tache ; selon d'autres, de *macquerellus*.

All., makrele ; *angl.*, mackerel ; *esp.*, alcahuete ; *ital.*, sgombro.

Le maquereau est du genre scombre, famille des scombéroïdes, ordre des acanthoptérygiens.

Ce poisson se distingue par la présence de cinq petites nageoires attachées en dessous et en dessus de la queue, par une tète allongée, une bouche largement ouverte, une mâchoire supérieure dépassant un peu l'inférieure, un tronc comprimé, une nageoire caudale fourchue et des couleurs brillantes.

Le maquereau est dépourvu d'écailles; il est long de 30 centimètres. Parmi les poissons, il est celui qui a, à un degré très-marqué, la propriété de répandre une lumière phosphorique dans l'obscurité ; cette phosporescence se produit aussi dans l'eau qui a servi à sa coction.

Le maquereau se rassemble annuellement par troupes pour faire de grands voyages, et s'offrir à la plupart des peuples de l'Europe ; celui que l'on pêche sur nos côtes est préférable à celui que l'on prend sur les côtes d'Espagne ; il est du reste une source de richesse pour la Normandie et la Bretagne.

En France, on mange ce poisson frais ; en Angleterre, on le sale.

La chair du maquereau mâle est préférable à celle de la femelle ; elle doit être blanche, ferme, tendre, fondante, fine, pénétrée d'huile. Il faut en prendre modérément; les malades, les convalescents, les valétudinaires doivent s'en priver.

MARASQUIN de Zara. S'obtient, en Dalmatie, de la distillation des prunes et des pêches. Cette liqueur s'emploie aux mêmes usages que l'eau-de-vie.

MARJOLAINE. Origanum majorana; labiées.

All., mayran; *angl.*, majoran; *esp.*, mejorana; *ital.*, maggiorena.

La marjolaine est une plante originaire de la Barbarie, cultivée avec beaucoup de succès dans le midi de la France; son odeur est aromatique et agréable. On l'emploie comme condiment; elle facilite la digestion des mets lourds et flatulents, comme les haricots, les pois. Par la distillation, on en obtient une huile essentielle très-abondante. La marjolaine est employée en médecine comme vulnéraire, sudorifique, digestive; elle passait pour très-efficace contre les maladies de cerveau. Cette plante était connue des anciens: son odeur balsamique l'avait fait mettre dans presque tous les jardins. On la cultive encore de nos jours.

MELON. Cucumis melo. Du grec μῆλον, grosse pomme.

All., melone; *angl.*, melon; *esp.*, melon.

Le melon est originaire des régions tempérées de l'Asie, vers le pays des Kalmouks, et fut apporté en Occident lors des premières expéditions des Romains contre les Perses.

C'est une plante potagère annuelle, herbacée, de la famille des cucurbitacées. Sa tige rampe à terre, ses feuilles sont larges et rugueuses; il en existe une très-grande variété d'espèces qui ne diffèrent que par la forme, la grosseur et la couleur du fruit.

La forme la plus ordinaire du melon est sphérique ou ellipsoïde; sa chair, rouge, jaunâtre, blanche ou verte, est plus ou moins sucrée, juteuse, douce et aromatique. Elle est d'une digestion difficile; elle agit chez certaines personnes comme purgative; on doit la sucrer fortement et boire par-dessus un vin généreux. L'empereur Tibère ne craignait point l'usage immodéré de ce fruit; il voulait qu'on lui en servît tous les jours et à tous ses repas, été comme hiver. On peut garder la chair du melon pendant l'hiver dans du sucre ou dans des bocaux hermétiquement fermés : elle est alors sous forme de compote.

En Italie, on confit les côtes de ce fruit; on en obtient une excellente confiture sèche.

Quelques personnes ont l'habitude de mettre rafraîchir les melons dans l'eau : il est préférable de les déposer dans une cuve et de les entourer de glace.

Les gourmets reconnaissent la qualité du melon aux caractères suivants : 1° pesanteur, odeur, mais pas trop prononcée; 2° que la queue ne soit pas flétrie, qu'elle se détache légèrement. Le melon le plus recherché à Paris est le cantaloup; on doit choisir celui qui a mûri sous un abri de verre, et en cela suivre l'avis de Delille :

> Ce melon, avancé par l'apprêt d'une couche,
> D'un jus plus savoureux parfume-t-il la bouche?

La pulpe du melon, par l'analyse chimique, a fourni du sucre, de la pectine, de l'acide malique, de l'albumine, une matière résineuse aromatique, de l'eau de végétation, un principe colorant, du ligneux.

La culture du melon exige beaucoup de soins; elle se fait sur couche, sous cloche, ou en plein champ. Il faut à ce végétal un peu d'eau et beaucoup de soleil; on doit éviter de planter près de lui des citrouilles ou des potirons, car on prétend que le pollen de ces plantes nuit à la qualité du fruit.

> Et le melon pesant dont la tige serpente,
> Doux fruit qui, dégagé de sa feuille rampante,

Sur sa couche exhaussée aux rayons du midi
Étale la grosseur de son ventre arrondi.

MENTHE. Mentha piperata; labiées.

All., phlefffermünze; *angl.*, peppermint; *esp.*, menta, yerbabuena de pimiento; *ital.*, menta.

Les Orientaux disent que les parfums élèvent leur âme vers le Ciel, qu'ils leur causent une sorte d'ivresse. Cet effet ne leur est pas personnel, il se produit chez tous les êtres de toutes les nations; et puis, la nature n'a-t-elle pas voulu qu'il y eût un équilibre continuel dans la création, n'a-t-elle pas donné aux végétaux le pouvoir d'absorber l'acide carbonique que nous exhalons, pour nous rendre de l'oxygène qui est le principe de la vie? Seulement, elle a voulu modifier la trop grande action de ce gaz, en le mêlant aux parfums que les plantes répandent; de là résulte le bien que nous ressentons lorsque, après une longue maladie, nous nous soumettons à cette douce influence :

Soutien charmant de notre vie,
Dans son sein elle purifie
L'air que nous avons respiré,
Et bientôt sa tige fleurie
Exhale un air plus épuré.

Aussi l'homme incrédule revient à de bons sentiments devant une prévoyance si grande; ou alors, disons avec Aimé Martin :

Plaignez, plaignez celui qui voudra désormais
Nier le Créateur, le Dieu qui l'environne;
C'est un infortuné qui reçoit des bienfaits
Et refuse de croire à la main qui les donne.

La menthe est originaire de l'Angleterre : on la cultive en France dans les lieux humides. C'est une plante herbacée, haute d'un mètre. On en connaît plusieurs variétés, qui diffèrent entre elles par l'arome et la forme de la feuille. Le caractère principal des menthes est d'avoir une tige carrée ; elles sont placées dans les labiées. La menthe la plus estimée et la plus importante est la menthe poivrée; toutes ses parties, et surtout les feuilles et les sommités, ont une odeur pénétrante aromatique, et une saveur d'abord chaude et piquante, mais qui produit bientôt après dans la bouche un sentiment de fraîcheur fort agréable ; elle doit cette propriété à une huile essentielle contenue dans de petites utricules qu'on aperçoit facilement à l'œil nu dans le tissu des feuilles ; on peut retirer cette huile par la distillation.

La menthe poivrée est un stimulant diffusible, un stomachique, un antispasmodique fréquemment employé. Autrefois on la croyait vermifuge.

Menthe, à chasser les vers si ton effet est lent,
C'est fait de ton honneur; on dira : menthe ment.

Cette plante contient de l'huile essentielle, du tannin, du mucilage ; l'essence y existe dans une proportion de 2 à 3 pour 100. L'essence de menthe, contrairement à ce qui a lieu avec les huiles essentielles, est plus odorante et plus abondante dans une plante provenant d'un pays froid que dans celles provenant d'un pays chaud. L'essence de menthe contient un principe particulier que l'on nomme stéaroptène; il s'y trouve aussi du camphre. L'essence de menthe est très-employée pour parfumer les bonbons, les liqueurs, les savons, les médicaments; sa saveur est chaude et brûlante.

L'eau que l'on distille avec la plante est très-agréable ; elle est employée aux mêmes usages que l'essence.

La menthe était connue dans l'antiquité ; on voit dans l'Écriture sainte qu'elle payait un droit, la phrase suivante ne laisse aucun doute à ce sujet : « Malheur à vous, disait Jésus-Christ aux pharisiens, qui payez la dîme de la *menthe*, de *l'anet* et du *cumin*, et qui avez abandonné ce que la loi avait de plus important pour vous livrer aux jouissances physiques. »

MERISE, fruit du merisier (de *amère cerise*).

All., vogelkirschen ; *angl.*, tart kind of cherry; *esp.*, guinda pequeña ; *ital.*, visciola.

Le merisier diffère du cerisier en ce qu'il est plus élevé que celui-ci, qu'il croît spontanément dans les bois montueux d'une grande partie de l'Europe, dans la Forêt-Noire et en Suisse.

Les merises ont de la chair ; elles sont fermes, douces lorsqu'elles sont bien mûres ; il y en a de rouges et de noires. On en retire par la fermentation et la distillation une liqueur de table connue sous le nom de kirschenwasser. Le fruit sert à faire une compote avec le sucre ; séché, on en compose, avec le pain et du beurre, un potage agréable. Le vin de cerise est très-apprécié ; il produit assez facilement l'ivresse.

Le bois du merisier est dur, uni, d'un grain serré et d'un roux foncé; les ébénistes et les tourneurs l'emploient comme l'acajou.

MERLAN. Gadus merlangus.

Angl., whiting ; *esp.*, pescadilla ; *ital.*, asello.

Le merlan est un poisson du genre gade, famille des auchénoptères; long de cinquante centimètres, son corps est couvert d'écailles molles et petites ; son museau est avancé ; la nageoire caudale est en forme de croissant ; sa bouche est ample, sa mâchoire supérieure un peu saillante et garnie comme l'inférieure de dents fines, aiguës et isolées ; son palais est hérissé de quatre pointes crochues.

Le corps du merlan offre la blancheur resplendissante de l'argent, un peu plus foncé sur le dos que sur le ventre ; les nageoires pectorales et caudales sont noirâtres et grisâtres. Ce poisson se nourrit de vers, de mollusques, de crabes, de jeunes poissons.

Le merlan se prend fréquemment dans la Manche et la Baltique ; chassé de la haute mer par nombre d'ennemis redoutables, poursuivi par les morues, il se rapproche des côtes où il tombe de Carybde en Scylla, en donnant tête baissée dans les filets du pêcheur. Ce poisson vient en troupes assez nombreuses; on le prend à l'entrée de l'hiver, époque où il est le plus gros et le plus gras.

Dans quelques lieux de l'Angleterre, la pêche de ce poisson est très-lucrative; on le vide et on le fait sécher. Les Flamands et les Polonais le salent, ils l'assaisonnent avec la racine de curcuma, ce qui lui donne une couleur jaune.

La chair du merlan est blanche, ferme, écailleuse, agréable au goût, très-facile à digérer; elle est peu nourrissante, et convient aux estomacs délicats, aux convalescents. On la mange frite.

MERLE (*pron.* mèrl). Turdus merula.

All., amsel; *angl.*, blackbird; *esp.*, merla; *ital.*, merlo.

Le merle est un oiseau de passage, de l'ordre des passereaux; on le trouve en Europe, en Asie et en Afrique. Il est du même genre que la grive; ses caractères principaux sont d'avoir un bec aussi large que haut à sa base, comprimé latéralement, les pieds un peu grêles, les narines ovoïdes. Sa couleur varie à l'infini; le plus commun en France est le noir sans reflets. Il vit d'insectes, de vers, de baies; il aime les bois, les jardins et les vergers; il les anime de son chant.

On prétend que c'est de son amour pour la solitude que Varron et Festus ont tiré l'étymologie latine de son nom.

Le merle pris jeune apprend à siffler et à parler.

La chair du merle est estimée comme aliment autant que celle de la grive; on la mange au mois d'octobre et de novembre, époque où cet oiseau retourne dans des pays plus chauds.

MERLUCHE, Gadus merluchius.

All., stockfisch; *angl.*, stockfish; *esp.*, merluza; *ital.*, merluzzo.

La merluche ou merlus est un poisson de la famille des gades ou gadoïdes; son corps est allongé, épais, revêtu de petites écailles; il a deux nageoires dorsales, une seule caudale; il manque de barbillons comme le merlan; sa longueur est de 70 centimètres. Il est vorace, et voyage par troupes très-nombreuses. Il vit dans l'Océan et la Méditerranée.

La merluche salée et séchée se consomme dans le Nord sous le nom de stockfisch.

Les Groëlandais la mangent à demi putréfiée; nous ne la consommons que salée comme la morue. La chair de ce poisson est blanche et lamelleuse, peu agréable; elle contient beaucoup de phosphore.

MEUNIER, muge, têtu. Cyprinus rutilus.

Le meunier se trouve dans les eaux vives de l'Europe, il est très-commun en France; il est gros comme une petite carpe; sa chair est molle, remplie d'arêtes et peu estimée.

Les Latins connaissaient ce poisson; ils l'appelaient *cephalus mugil*, ou *capito fluviatilis*.

MIEL. Mel. Du grec μέλι.

All., honig; *angl.*, honey; *esp.*, miel; *ital.*, mele.

Vois-tu la jeune abeille, errant sur ce parterre,
Ravir à chaque fleur son parfum tributaire,
Et, par un long travail fécondant ce butin,
En un miel odorant changer son doux larcin!

Le miel est une substance mucoso-sucrée, molle, élaborée par l'abeille, apis mellifera, insecte hyménoptère, qui vit en société, régi par une reine et dans un ordre qui de tout temps a excité l'admiration des observateurs, des philosophes et des poëtes.

Les mœurs, les combats, les émigrations, l'histoire enfin de l'abeille, de cette républicaine ailée, a été si bien décrite par l'immortel Buffon, que nous nous contenterons de citer quelques vers qui dépeignent son caractère :

L'abeille est implacable en son inimitié ;
Attaque sans frayeur, se venge sans pitié,
Sur l'ennemi blessé s'élance avec furie
Et laisse dans la plaie et son dard et sa vie.

Le miel varie d'odeur, de saveur, de couleur, de consistance ; ces différences tiennent aux plantes sur lesquelles les abeilles vont le chercher. Si cet insecte ne mélangeait pas continuellement son miel, il serait facile de reconnaître au goût celui qui provient de telle ou telle fleur ; ainsi c'est au romarin que celui de Narbonne, des îles Baléares, du mont Hymette et des îles grecques doit ses avantages ; et à la lavande que celui de Provence doit son goût.

Le savant naturaliste Bose s'est assuré que la fleur de l'oranger fournit un miel délicieux ; témoin celui que l'on recueille à Cuba, et dans les propriétés voisines de l'orangerie de Versailles. On sait aussi que c'est à celui que fournissent les fleurs du saule *marsault*, que le pain d'épices de Reims doit sa réputation.

Cependant ne pourrait-on pas supposer également que les différentes qualités du miel que nous rencontrons sur le globe sont dues à la nature de l'hyménoptère qui l'a produit ? car il est bien certain que l'*apis fasciata* de Narbonne et du Gatinais, ou l'*apis lingustica* des environs de Gênes sont bien différentes de l'*apis mellifica* qui est commune dans le nord de l'Europe. Pourquoi donc la nature aurait-elle créé une exception pour l'abeille ? ne voyons-nous pas des végétaux de la même famille contenir des principes différents ?

En admettant l'opinion généralement reçue, on conçoit de même que si le miel doit à certaines plantes sa couleur, son odeur et sa saveur agréable, quelques-unes aussi peuvent lui donner un goût désagréable ou des propriétés malfaisantes ; celui que les abeilles récoltent, par exemple, sur les fleurs du buis, de la jusquiame, du tabac, de la scrofulaire, est de mauvaise qualité ; Aristote, Dioscoride, Pline et plusieurs autres naturalistes en ont trouvé qui peut donner la mort.

La couleur du miel varie à l'infini : les miels du mont Hymette, de Mahon, de Narbonne, sont les plus célèbres par leur blancheur ; viennent ensuite ceux du Gâtinais, et celui de la Bretagne qui est très-jaune. Le miel de Cayenne, de Surinam est rougeâtre ; celui de Madagascar est vert ; il y en a du rouge, du noir, c'est le moins bon.

La consistance des miels varie également selon les pays : en Géorgie, on trouve un miel nommé *miel de pierre ;* il est sec et brillant comme du sucre candi ; blanc d'abord, il devient vert jaune avec le temps. On trouve actuellement dans le commerce de France du miel de la Havane ; il est jaune, liquide comme de la mélasse.

Les Juifs de l'Ukraine et de la Moldavie exposent le miel à la gelée dans des vases opaques, pour lui faire acquérir de la blancheur.

Le meilleur miel est celui que l'on retire sans expression des alvéoles, rayons ou gâteaux de cire qui le renferment. C'est au mois d'août que se fait la principale récolte : on expose au soleil les gâteaux placés sur des claies, et le miel découle lentement en se fondant ; c'est celui qu'on nomme *miel vierge ;* on casse ensuite les gâteaux, et on les soumet à la presse pour en retirer ce qui reste ; ce dernier miel est peu agréable, il retient beaucoup de cire.

Le miel peut être altéré avec de la farine torréfiée ou ordinaire, de la pulpe de châtaigne, de la fécule ; on y ajoute souvent du sirop de fécule appelé dextrine ou glucose.

Lorsqu'on a soin de conserver le miel bien bouché, dans des lieux frais et secs, il n'éprouve aucune fermentation ;

au contraire, il deviendra liquide et fermentera, s'il est dans un lieu humide ou chaud.

Le miel est constitué par deux substances : l'une solide, qui est du sucre cristallisable ; l'autre molle, formée par du sucre incristallisable. Il contient quelquefois de la mannite, de l'acide acétique, de la cire, du cuvin, qui est une substance fermentescible. Le miel traité par l'acide nitrique se convertit en acide oxalique.

Le miel se mange sur le pain ; il entre dans quelques pâtisseries et confitures. Étendu d'eau et soumis à la fermentation, il donne une boisson très-anciennement employée sous le nom d'hydromel vineux ; cette boisson est encore usitée dans les contrées septentrionales. En France, on vend sous le nom de vin d'Alicante du miel qu'on a laissé fermenter et vieillir en bouteilles pendant trois ou quatre ans.

Le miel est employé en médecine comme émollient laxatif ; on en fait un sirop, des marmelades, un oxymel. Cette substance sucrée a perdu de son importance commerciale depuis la paix européenne, qui nous permet d'importer en France le sucre de canne, et surtout depuis que Chaptal a démontré que la betterave contenait un sucre analogue en tous points à celui qu'on retire de l'arundo sacchari-fera.

Les poëtes de tout temps ont chanté le miel ; les anciens le mêlaient au vin, au lait ; ils l'employaient dans les sacrifices.

Les anciens Grecs attribuaient au miel du mont Hymette, dans l'Attique, le don de plaire aux muses, comme l'ambroisie des dieux ; il faut bien qu'il en soit ainsi, car un poëte moderne a dit : Que n'ai-je de

Ce miel chéri des Grecs que la terre regrette,
Que l'abeille aujourd'hui cherche en vain dans ces lieux
Abandonnés de Flore et méprisés des dieux !

Comment le principe sucré du nectar des fleurs, en passant dans l'estomac de l'abeille, a-t-il pu se métamorphoser en miel? Tel a été et tel est encore le problème que la science cherche à résoudre. Serait-il raisonnable de supposer que l'acide que ce petit être ailé sécrète joue un rôle semblable à celui que nous opérons en mettant dans du sucre en fusion une certaine quantité d'acide pyroligneux ou d'acide tartrique, qui ont la propriété de détruire son affinité cristalline sans le transformer en sucre de raisin?

Les guêpes fournissent aussi du miel; celui que M. Lassaigne a analysé, et qui venait de Rio-de-Janeiro, lui a paru n'avoir que très-peu d'analogie avec celui de notre abeille domestique.

La cire que retient le miel et qui forme les alvéoles est composée de deux principes immédiats: l'un, nommé *cérine*, est soluble dans seize parties d'alcool; l'autre, la *myricine*, est insoluble dans l'alcool, mais il l'est dans l'éther bouillant. La cire est employée dans les arts pour faire des bougies et des vernis.

MILLET (*pron.* mi-iè), mil. Milium. Du bas latin *milictum*, dimin. de *milium*, que l'on croit formé de *millia*, à cause du grand nombre de ses semences.

All., hirse; *angl.*, millet; *esp.*, mijo.

Le mil ou sorgo a été apporté d'Afrique en Espagne, et de là dans les autres pays chauds. On le cultive principalement en Suisse. Suivant Pline, les Gaulois, les Campaniens faisaient de cette semence une culture spéciale. Dans beaucoup de contrées de l'Inde, le millet forme une des principales denrées alimentaires. En France, il n'est guère employé qu'à nourrir les oiseaux; cependant, dans la Touraine, on en fait des gâteaux avec le lait; en Espagne et en Italie, on le mange avec du beurre et des aromates.

En Egypte, on en fait du pain. Le millet contient de la fécule, du sucre, un principe huileux.

MOELLE (*pron.* moal). Medulla. Du grec μυελός.

All., marck ; *angl.*, marrow ; *esp.*, meollo ; *ital.*, midollo.

La moelle est une substance huileuse, jaunâtre, contenue dans la cavité des os longs des quadrupèdes ; elle est produite par une exhalation qui se fait à la surface de la membrane médullaire ; elle est fluide pendant la vie, et se présente sous la forme de petites paillettes après la mort. La moelle est un aliment doux et délicat, mais indigeste pour quelques estomacs ; il y a des personnes qui en sont très-friandes. Certains animaux carnivores la recherchent avec avidité ; c'est contre eux que les vers suivants ont été faits :

> Et dévorant leur chair déchirée en lambeaux,
> Sucer avidement la moelle de leurs os.

La moelle contient de l'oléine, de la stéarine, de l'albumine, de la gélatine, etc.

MORILLE. Boletus esculentus ; champignons.

All., morchel ; *angl.*, morel ; *esp.*, colmenilla ; *ital.*, spugnola.

On distingue quatre espèces de morilles, qui varient entre elles par la grosseur, la figure et la couleur ; ce sont des champignons terrestres ; ils sont inodores et d'une saveur agréable. La plus recherchée des morilles est la morille commune ; son chapeau est ovale ou presque arrondi ; il y en a de brunâtres, de noirâtres et de blanchâtres ; elles sont grosses comme un œuf, elles se trouvent au printemps dans les prés, les bois et les endroits humides. Varron préfère l'espèce qui pousse dans les prés, il croit les autres dangereuses.

> ... Pratensibus optima fungis
> Natura est : aliis mala creditur.

Ce champignon s'emploie comme garniture dans la plupart des ragoûts et des sauces; il leur communique un goût agréable. On doit en manger peu, car il est lourd à digérer; il devient même quelquefois dangereux, s'il est cueilli vieux en; effet :

A force de ragoûts et de mets succulents,
On creuse son tombeau sans cesse avec les dents.

On conserve les morilles pour l'hiver en les faisant sécher dans une étuve ou au soleil.

La morille contient de l'albumine, du sucre, une matière grasse, un principe résineux, du fer, des traces de boletine; la fungine ne s'y développe qu'en vieillissant; la cendre est composée de carbonate de potasse, phosphate et carbonate de chaux, traces de fer.

MORUE. Gadus morrhua.

All., kabeljau; *angl.*, stockfish; *esp.*, bacalao; *ital.* merluzzo.

La morue est un poisson du genre gade; elle habite les mers du Nord et principalement les environs de Terre-Neuve; elle ne s'approche des rivages que pendant le frai, qui a lieu vers la fin de février.

Il existe différentes variétés de morues; elles portent des noms spéciaux. La morue médicale, c'est-à-dire celle dont le foie fournit l'huile de ce nom, est longue d'un mètre; elle pèse 10 kilogrammes; son corps est arrondi, son ventre fort avancé; son dos et ses côtés sont d'une couleur olivâtre, mouchetés de taches jaunâtres; le ventre est blanchâtre. Les Latins l'appelaient *asellus*, à cause de la raie blanche qui règne de chaque côté. Cette morue a un seul barbillon, de grands yeux qui ne voient pas très-clair, plusieurs rangées de dents, dont quelques-uns sont mobiles comme celles du brochet; elle est très-vorace, ce qui en facilite la pêche. Ce poisson se pêche à la ligne; un homme peut en prendre plus de deux cents en un jour ; cette pêche se fait du mois d'avril au mois de juillet.

La France et l'Amérique font, chaque année, des armements considérables pour la pêche de ce poisson, à laquelle l'Angleterre a à peu près renoncé.

Cependant, avant la découverte de la Terre-Neuve, les principales pêches se faisaient dans les parages de l'Islande et des îles situées à l'ouest de l'Ecosse. Sous le règne de Jacques Ier, les Anglais y employaient jusqu'à cent cinquante vaisseaux.

Cette pêche est pour nous, avec celle de la baleine, le seul moyen de recruter des matelots, privés que nous sommes d'une marine marchande qui puisse, comme celle des Anglais, entretenir sans cesse un contingent toujours en disponibilité pour nos flottes de guerre ; c'est le motif des frais énormes que supporte le gouvernement pour cette pêche rude et dangereuse.

Au sein de la tempête et des flots en fureur,
Sans crainte le mortel s'élance ;
L'univers est témoin de sa haute valeur,
Et le ciel l'est de sa puissance.

Nous considérons donc comme une œuvre nationale, en France, la consommation et l'exportation de ce poisson, puisqu'elles sont l'occasion d'augmenter le nombre de nos matelots, et de les aguerrir contre les dangers de la mer qui, malheureusement, ne sont que trop nombreux, car ils ont quelquefois à lutter contre l'eau, le feu, les vents et la famine.

On croit entendre un capitaine de navire dans ces quelques vers :

Allons, carguez la voile ! oh ! voyez les éclairs !
Mousses, sur les haubans ! matelots, aux cordages !
Nous, marins, nous jetons notre vie aux orages,
A tous les vents du ciel, à tous les flots des mers !

La morue fraîche prend le nom de cabillaud; elle est excellente: on la sert à la maître-d'hôtel, à la sauce blanche, aux câpres, à la béchamelle, à la hollandaise.

Ce poisson salé et séché se conserve longtemps sans altération; on peut le transporter sur tous les points du globe; mais il est moins agréable à manger que lorsqu'il est frais, les estomacs forts peuvent seuls le digérer. Les parties les plus estimées sont la peau, qui est grasse, gélatineuse et de bon goût, le foie et la langue.

Anderson dit que la morue est la providence, la manne des peuples du Nord, parce qu'ils n'ont que ce poisson et quelques lichens pour toute nourriture.

L'huile retirée par expression du foie de morue s'emploie beaucoup en médecine; elle contient de l'iode; on l'administre avec avantage aux enfants lymphatiques: la Hollande et l'Angleterre nous envoient une grande quantité de ce produit.

MOULE. Mutilus edulis.

D'après Ménage, le mot moule, moucle, en latin *mytulus, musculus*, a donné le nom de *muscle*, parce que les médecins comparent à ce poisson les muscles des animaux.

La moule est un mollusque bivalve acéphale, dont la coquille est de forme oblongue; il en existe plusieurs variétés qui ne diffèrent que par la grosseur et la couleur de la coquille.

Ce mollusque se trouve dans la mer, les étangs, les rivières; il y est sous forme de bancs si considérables que souvent les navires ou les bateaux en sont entravés dans leur marche, surtout près des côtes. On détruit cet obstacle avec des crampons de fer et en brisant les bissus qui les lient entre elles.

Voyez au fond des eaux ces nombreux coquillages;
La terre a moins de fruits, les bois moins de feuillages.

La moule arrive dans nos contrées depuis septembre jusqu'au mois de mai ; c'est à cette époque qu'elle est savoureuse et saine.

Sur les bords de l'Océan, on parque ce coquillage à la manière des huîtres ; dans le royaume de Naples, à Tarente particulièrement, on l'attendrit et on en augmente la qualité en le soumettant alternativement à l'action de l'eau douce et de l'eau salée.

Les moules doivent être choisies fraîches, saines, pleines d'eau et d'un blanc légèrement jaunâtre. On les mange crues, mais mieux cuites, à la maître-d'hôtel ; elles sont en général un aliment agréable, délicat, peu facile à digérer.

Quelques personnes en éprouvent des accidents, tels que rougeurs, démangeaisons à la peau, vomissements, suffocations, bouffissures de la face ; on arrête cette indisposition avec l'eau vinaigrée, l'eau alcoolisée, les lavements, ou mieux encore avec un vomitif.

MOUSSERON. Fungus venus.

Angl., small-mushroom; *esp.*, moserñon; *ital.*, prugnuolo.

Partout le mousseron pullule sous les herbes.

Le mousseron est un petit champignon qui pousse dans les bois, au milieu de la mousse, sous les arbres, dans les prés; chaque printemps il en croît au même endroit.

Le mousseron est le plus parfumé des champignons ; on le reconnaît à son pédicule cylindrique, crépu, ridé, à sa base très-courte ; sa tête est globuleuse, grosse comme un pois ou une noisette ; il pourrait devenir plus gros; il est blanc, charnu, ferme, agréable au goût et d'une bonne odeur aromatique ; on peut le sécher et le conserver. Une croûte aux mousserons, à la crème, à la provençale, est un mets très-délicat.

On peut réduire le mousseron en poudre par la dessiccation. Une pincée de cette poudre suffit pour communiquer une saveur agréable à toutes les sauces auxquelles on l'ajoute.

MOUTARDE (*pron.* mu-tard). Sinapis nigra *et* alba. Du latin *mustum*, moût; *ardens*, ardent.

All., senft; *angl.*, mustard; *esp.*, mostaza; *ital.*, mostarda.

La moutarde est une plante herbacée, annuelle, originaire d'Europe, très-commune en France sur le bord des fossés, dans les champs, parmi les pierres et dans tous les terrains nouvellement remués ; on la cultive dans les jardins ; elle appartient à la famille des crucifères.

La graine de cette plante est noire ou blanche; elles sont toutes deux employées en médecine; la blanche seule sert comme condiment.

La moutarde sert à composer avec le vinaigre une pâte demi-liquide qui excite le palais, l'appétit, qui ranime les forces de l'estomac ; on la mêle avec avantage aux aliments fades et pesants ; on doit en user modérément, car elle irrite fortement.

On devrait s'en passer et faire comme Socrate, qui considérait l'exercice comme le meilleur excitant de l'estomac ; quelqu'un voyant un jour le célèbre philosophe se donner beaucoup de mouvement, lui demanda pourquoi il se fatiguait ainsi : « Ne vois-tu pas, répondit-il, que j'assaisonne mon dîner ? »

On fait des moutardes fines et aromatiques en y ajoutant du sucre, du miel, de l'ail, de l'estragon, des clous de girofle et d'autres ingrédients de ce genre. Les Provençaux y font entrer des anchois. La moutarde de Dijon était autrefois la plus estimée.

La graine de moutarde est composée d'huile essentielle, d'huile fixe, de soufre, de mucilage, d'acide sinapique, d'albumine, de principes extractifs, de ligneux.

M. le chevalier de La Feutrie, dans ses *Scolies alimentaires*, s'exprime ainsi sur la moutarde.

« C'est un assaisonnement des plus propres à exciter l'appétit; unie au vinaigre, elle fait une pâte demi-liquide, qui a du feu sensible à la bouche et à l'estomac. » Il termine par les vers suivants :

Le sénevé, ce grain si petit, qui tant arde,
Que pour cette raison on l'a nommé moutarde,
Le sénevé brûlant, céphalique et nervin,
Purge l'œil et la tête, et résiste au venin.

MULET. Mugil cephalus. Du lat. *mulus*.

Le cabut ou mulet de mer est un poisson du genre thoracique, anciennement appelé *muges*.

La chair de ce poisson est tendre, délicate; elle l'est moins salée ou fumée; les œufs du mulet entrent dans un mets provençal, la botargue.

Les Romains estimaient surtout le mulet rouge à cause de sa rareté. Horace nous apprend que le consulaire Asturius Celer les payait à raison de 64 livres, et celui dont Juvénal fait mention coûta 48 livres. Les vrais gastronomes avaient l'habitude de se faire apporter ce poisson pour le voir mourir, et s'assurer s'il était frais; Sénèque n'estimait pas deux liards le mulet qui ne mourait pas dans sa main. Apicius avait dans sa salle à manger un réservoir où l'on tenait ce poisson; une de ses grandes jouissances était de le voir mourir dans une saumure appelée carthaginoise, prétendant qu'il y acquérait un goût plus délicat.

MURE, fruit du morus nigra. Du latin *morum*, fait du grec μαῦρος, sombre, noirâtre.

All., maulbeere; *angl.*, mulberry; *esp.* et *ital.*, mora.

Le mûrier est un arbre originaire de la Chine, d'où il s'est étendu peu à peu dans les autres parties du globe; il arriva en France sur la fin du quinzième siècle, apporté du royaume de Naples par des seigneurs dauphinois qui y avaient suivi Charles VIII.

Les premiers mûriers furent plantés, dit-on, au village d'Alan, près Montélimart.

Henri IV ordonna que cet arbre fût propagé dans tous les jardins des maisons royales.

Louis XIV, d'après le conseil de Colbert, fit reprendre la culture de cet arbre que les troubles de la première moitié du dix-septième siècle avaient presque anéantie; et, depuis lors, elle s'est toujours conservée et étendue, au moins dans les parties de la France dont le climat favorise ses heureux résultats.

On distingue deux variétés de mûriers, le mûrier noir et le mûrier blanc. Les feuilles de ce dernier sont tendres et succulentes et servent à la nourriture du ver à soie. Le mûrier noir n'est cultivé que pour son fruit; cet arbre a trois à quatre mètres de hauteur, son feuillage est abondant; son bois est peu employé dans les arts, cependant on en fait des rabots; l'écorce de la racine passe pour tænifuge et purgative. L'écorce de l'arbre, par le rouissage, donne une fibre ligneuse dont on peut faire des cordes et des tissus; les Chinois et les Japonais en fabriquent de très-beau papier.

Si l'on cultivait cet arbre en taillis, il remplacerait le chêne et le châtaignier.

La mûre n'est que la réunion d'un assez grand nombre de petites baies charnues, vertes d'abord, puis rouges et enfin noires; ce fruit est aqueux, sucré, acide muqueux et agréable; on en prépare un sirop rafraîchissant et légèrement astringent; fermenté comme le raisin, il donne une boisson très-alcoolique fortement chargée en couleur.

Les mûres contiennent du sucre, du mucilage, un principe colorant rouge-violet, des acides malique et pectique, des sels de chaux.

Les poëtes prétendent que ce fruit, qui était blanc primitivement, a changé de couleur parce qu'il est tombé du sang de Pyrame et de Thisbé sur le sol où cet arbre était planté.

MURÈNE. Muræna helena. Du grec μύραινα.

All., meeraal; *angl.*, lamprey; *esp.*, murena; *ital.*, morena.

La murène se trouve dans la Méditerranée; elle est du genre malacoptérygien; elle a de l'analogie avec l'anguille et le congre.

Ce poisson acquiert la longueur d'un mètre; ses yeux sont petits, recouverts d'une membrane bleue transparente; il est compris dans la classe des osseux, c'est-à-dire parmi les poissons dont les vertèbres non flexibles sont vraiment osseuses. Les nageoires de ce poisson sont impaires, réunies; son corps est arrondi, visqueux; sa peau gluante et fort coriace.

Vidius Pollion, ami de l'empereur Auguste, s'était fait connaître par sa gourmandise féroce; persuadé que les murènes nourries de chair humaine devenaient plus délicates, il faisait jeter dans ses viviers établis près du golfe *More-Piano*, en Italie, des esclaves accusés des plus légères fautes.

L'histoire nous dit aussi que les orateurs Hortensius et Crassus versèrent des larmes à la mort des murènes qu'ils élevaient.

Ce poisson ne vit point dans les fleuves, et cependant on peut l'engraisser dans les viviers, ce qui permettrait d'en tirer un bon parti, si on voulait en faire l'essai.

La chair de la murène est blanche, grasse, peu chargée d'arêtes, tendre et d'assez bon goût; sa propriété nourrissante est égale à celle de l'anguille.

On préfère les murènes grandes et grasses aux petites.

MUSCADE, de *musc*, parfum ; fruit du myristica moschata.

All., muskatennüfse ; *angl.*, nutmeg ; *esp.*, nuez de especia ; *ital.*, noce moscada.

Le muscadier est originaire des îles Moluques, Banda Bourbon ; c'est de ces îles qu'il est passé en Amérique. Cet arbre, de la famille des myristicées, est grand comme notre poirier ; ses feuilles ressemblent à celles du pêcher. Son fruit varie en grosseur et en richesse de principes actifs.

La muscade est un drupe pyriforme, marqué d'un sillon longitudinal et de la grosseur d'une pêche. Le brou en est charnu, mais peu succulent ; il s'ouvre à mesure qu'il mûrit, et se dessèche ; sous ce brou, que l'on rejette, est l'arille que l'on nomme dans le commerce macis, et qui est employé à faire des liqueurs.

La muscade est de la grosseur d'une petite olive, arrondie, marquée de sillons réticulés, grise à l'extérieur, d'une odeur et d'une saveur aromatiques fortes et épicées.

Les Indiens mâchent continuellement de ce fruit ; les Français, à une certaine époque, en faisaient un tel abus, que notre célèbre critique Boileau l'a immortalisée par ce vers :

> Aimez-vous la muscade ? on en a mis partout.

En effet, chaque convive portait avec soi un étui à râpe et des muscades ; et on se demandait en s'abordant :

> Vous aimez la muscade, et savez en quels lieux
> On cultive, on recueille un fruit si précieux.

De nos jours, la muscade n'entre plus que comme condiment dans quelques mets ; on en fait des liqueurs.

La muscade est composée, pour 500 parties, de stéarine 120, élaïne 38, huile volatile 30, d'un acide particulier 4, de gomme 6, de ligneux 270, perte 20. La réunion des trois premiers corps constitue ce qu'on nomme dans le commerce *beurre de muscade*. Ce beurre est solide, d'une couleur jaune, soluble dans l'alcool, dans les huiles fixes et volatiles ; il est employé en médecine comme tonique Le macis contient une petite quantité d'huile volatile odorante, une assez grande quantité d'huile fixe, jaune, soluble dans l'alcool bouillant, une autre huile fixe de couleur rouge, soluble dans l'éther, une matière gommeuse analogue à l'amidine.

N

NAVET (*pron.* na-vé). Brassica napus ; crucifères.
All., rübe; *angl.*, turnip ; *esp.*, nabo , *ital.*, navone.

> Le navet n'a-t-il pas, dans le pays latin,
> Longtemps composé seul ton modeste festin ?

Ces deux vers peuvent être appliqués aux vignerons d'Issoudun, ma ville natale. En effet, le vigneron berruyer en mange toute l'année ; et il a raison, car, après les navets de Freneuse, ce sont les meilleurs que l'on puisse trouver ; ils sont petits, lisses et noirs extérieurement, très-blancs intérieurement; leur forme allongée les fait reconnaître pour appartenir à cette variété appelée *rabioule.*

On croit que le navet est originaire de Belgique ou d'Angleterre, car il y pousse naturellement ; on en connaît plusieurs variétés; ils ne diffèrent que par la forme et la grosseur.

Ce légume est une plante herbacée ; il rend de grands

services à l'agriculture, en donnant aux bœufs et aux autres bestiaux un aliment sain et économique.

Le navet est sucré, mucilagineux ; sa saveur âcre, irritante, est en partie détruite par la coction : il est venteux, facile à digérer ; ce légume se marie très-bien aux viandes, telles que canard et mouton.

On fait avec cette racine un sirop pectoral de ce nom, qui convient aux personnes atteintes de phthisie pulmonaire.

Le navet contient du sucre, du soufre, une substance mucilagineuse, une huile volatile, du ligneux.

NÈFLE (*pron.* nèfl). Fruit du mespilus germanica. Du grec μεσπιλη, formé de μέσον, moitié, πῖλος, boule.

All., mispel ; *angl.*, medlar ; *esp.*, níspera ; *ital.*, nespola.

Le néflier est originaire d'Europe ; par la culture, il a perdu ses longues épines. Il en existe deux variétés, l'un à petits fruits, l'autre à gros fruits. Le néflier est un arbre peu élevé, tortueux et difforme ; au mois de mai, il embellit de ses longues feuilles le bord des ruisseaux, des rivières, et la partie humide de nos bois, où il forme un abri épais contre l'ardeur du soleil. Un de nos spirituels élégiographes aimait à s'inspirer sous sa verdure :

> Déjà l'ombre s'étend ; ô frais et doux bocages,
> Laissez-moi m'arrêter sous vos jeunes ombrages,
> Et que j'entende encor, pour la dernière fois,
> Le bruit de la cascade et le doux chant des bois.

La fleur du néflier est blanche, belle et large ; l'abeille vient prendre au fond de son calice le sucre qu'il contient. Cet arbre est de la famille des rosacées ; son bois est dur, il a le grain fin et égal ; sa couleur est grise avec des veines rougeâtres.

Le bois du néflier est employé par les menuisiers pour faire des ressorts, des presses et des tours ; il a cependant le défaut de se tourmenter et de se fendiller.

La nèfle est une sorte de fruit qui a plusieurs noyaux et dont la peau est de couleur grisâtre ; d'abord très-acerbe, il devient bon lorsqu'il a été conservé pendant quelques temps, ou lorsqu'il a été saisi par le froid, alors sa saveur est douce et légèrement sucrée. On ne le présente guère sur les tables, à cause de son aspect peu engageant.

La nèfle est lourde, indigeste, astringente ; elle constipe, à moins cependant qu'elle ne soit mûre.

> Multiplicant mictum, ventrem dant mespila strictum.
> Mespila dura placent, sed mollia sunt meliora.

En Allemagne, et même dans quelques contrées de la France, on fait fermenter ce fruit pour en faire du cidre ou pour en retirer de l'alcool.

La nèfle contient du tannin, du mucilage, un principe amilacé, du sucre, des sels de chaux. Autrefois le peuple de Paris lui donnait, comme au cresson de fontaine, le nom de *santé* du corps.

NOISETTE, aveline. Fruit du noisetier, du coudrier. Avellana (demi-noix).

All., haselnufs ; *angl.*, hazel-nut ; *esp.*, avellana ; *ital.*, nocciuola.

Le noisetier est de la famille des balanifères, de la division des amentacées ; il a pour type le coudrier. Cet arbrisseau se trouve dans toute l'Europe ; en France, il pousse abondamment dans les bois. On le cultive dans les jardins, où il forme des massifs qui préservent des rayons du soleil ; il se plaît aussi près de l'eau. On en voit beaucoup en Suisse, et en Allemagne, près du Rhin ; là ils croissent au bord du fleuve

> ....En groupes rangés ;
> Dans leur feuillage épais les zéphyrs engagés
> Soulèvent leurs rameaux, et leur troupe captive
> D'un doux frémissement fait retentir la rive.

On cultive plusieurs variétés de noisetiers; elles ne diffèrent que par la forme, la couleur et la grosseur du fruit.

Le bois de cet arbrisseau est dur, souple, flexible, noueux; il sert à faire des échalas, des cerceaux, et des bouchons pour fermer les trous que l'on fait aux tonneaux.

Le fruit est une espèce de petite noix ou d'amande d'un bon goût, assez agréable à manger soit fraîche, soit sèche. La noisette fait partie des desserts, elle entre dans la composition des quatre-mendiants, des dragées, des pâtisseries appelées *petit four*. M. Dardouillet Archard a su l'associer au sucre et à la pistache pour en faire un mets exquis.

Les meilleures noisettes portent le nom d'avelines ou noisettes franches; par expression, on en retire de l'huile qui est très-bonne à manger en salade, ou qu'on emploie souvent en parfumerie comme cosmétique.

Les noisettes contiennent du sucre, du mucilage, de l'albumine, du tannin, un principe colorant, de l'huile fixe, un principe aromatique.

En Silésie, on emploie les jeunes pousses ou bourgeons du noisetier comme dépuratives.

La Fable dit qu'avant de descendre sur la terre Apollon et Mercure se firent des présents : le dieu de l'harmonie reçut du fils de Maïa une écaille de tortue dont il avait fait une lyre, et lui donna en échange une verge de coudrier, qui avait la puissance de faire aimer la vertu et de rapprocher les cœurs divisés par la haine et l'envie; la baguette de coudrier, ornée de deux ailes légères et entourée de deux serpents, est encore, sous le nom de caducée, le symbole de la paix, du commerce et de la réconciliation.

L'histoire dit aussi que la baguette que Moïse avait à la main, lorsqu'il donna les tables de la loi, était de coudrier.

Les charlatans emploient encore de nos jours les rameaux de cet arbre pour découvrir, dit-on, les sources, les mines, les trésors.

NOIX (*pron.* noa). Fruit du juglans regia.

All., nuss ; *angl.*, walnut ; *esp.*, nogal ; *ital.*, noce.

Le noyer est très-anciennement connu en Europe ; il est originaire du nord de l'Asie ; on le cultive en France pour son bois et son fruit ; à la Louisiane et à la Virginie, on le trouve à l'état de forêts. Le noyer est rangé parmi les amentacées. Cet arbre peut acquérir une élévation de quinze à vingt mètres ; ses racines s'étendent beaucoup, elles sont fortes et puissantes ; son tronc est parfois d'une grosseur prodigieuse ; ses fleurs sont en chaton ; son feuillage est tellement abondant qu'il laisse peu pénétrer les rayons du soleil, aussi règne-t-il sur le sol qu'il couvre une humidité constante qui apporte avec elle la stérilité ; de plus, il répand une odeur forte et pénétrante, bien susceptible d'indisposer.

Les habitants des campagnes ont reconnu qu'il est dangereux de dormir sous le noyer ; il porte, disent-ils, la mort avec lui. C'est pour eux un second mancenillier ; ils lui appliquent les vers suivants :

> Il s'éloigna : l'insulaire tremblante
> Alla s'asseoir sous le mancenillier
> Et commença, d'une voix faible et lente,
> Ce chant lugubre et qui fut le dernier.

Le bois du noyer est très-employé en menuiserie pour faire de très-beaux meubles. Sa feuille est verte, plus longue que large, épaisse, d'une odeur aromatique ; on s'en sert en médecine comme astringent ; elle contient du tannin et beaucoup d'huile volatile ; son usage est devenu de mode, et la mode en médecine est aussi absolue qu'en toute autre chose. Le fruit consiste en une coque dure et ligneuse, recouverte d'une écale verte, contenant un noyau à une seule loge et à une seule graine ; l'écale, qui, avant sa maturité, est verte, âcre, astringente, se nomme *brou* ; ce brou sert à faire une couleur noir marron, et une liqueur de table réputée tonique; elle contient du tannin, de l'amidon, de l'acide gallique, de l'huile essentielle, un principe colorant, des sels de chaux; la partie corticale est composée de ligneux et d'un peu d'huile fixe; la matière pulpeuse blanche, renfermée sous la partie ligneuse, est bonne à manger tant qu'elle est verte et nouvelle; dans cet état, on la nomme *cerneau;* elle est moins digestible lorsqu'elle est sèche, car alors elle devient huileuse, âcre, et acquiert avec le temps une propriété irritante. L'Ecole de Salerne a dit qu'il ne fallait en manger que peu à la fois.

Unica nux prodest, nocet altera, tertia mors est.

On retire de la noix sèche, par expression, une huile bonne à manger, et très-propre à la peinture; le résidu ou tourteau qui résulte de cette extraction se nomme pain de noix ; ce pain serait un très-bon aliment pour les bœufs, les vaches et les moutons, s'il n'avait l'inconvénient de les rendre poussifs. La noix contient de l'huile, de l'albumine, de l'émulsine, du parenchyme.

Les anciens peuples mangeaient comme nous au dessert les noix tendres et sèches; les Grecs aimaient surtout celle de Perse, qui est notre grosse noix.

Les Allemands sont les premiers qui aient uni la noix au sucre pour composer des nougats; les Français, plus gourmets, l'ont remplacée par l'amande et la noisette. Les noix vertes sont confites à l'eau-de-vie et au sucre; elles entrent dans ce mélange de liqueur appelé *chinois assortis.*

O

ŒILLET (*pron.* eu-yé). Dianthus caryophyllus.

All., nelke; *angl.*, pink; *esp.*, clavel; *ital.*, garofano.

L'œillet est une plante herbacée, vivace, de la famille des caryophyllées; il est originaire des îles Moluques, où il croît spontanément. C'est le bon roi Réné d'Anjou qui le premier en a enrichi nos jardins.

L'œillet ne s'élève jamais au delà d'un mètre; ses feuilles sont longues, étroites, d'un vert jaunâtre; sa tige est grêle, garnie de nœuds. Voici l'art de le soigner :

Le tendre œillet est faible et délicat;
Veillez sur lui; que sa fleur élargie
Sur le carton soit en voûte arrondie.
Coupez les jets autour de lui pressés;
N'en laissez qu'un, la tige en est plus belle.
Les autres brins dans la terre enfoncés
Vous donneront une tige nouvelle;
Et, quelque jour, ces rejetons naissants
Remplaceront leurs pères vieillissants.

La fleur de l'œillet a pris par la culture des nuances variées; son parfum est des plus suaves; les poëtes l'ont placé près de Jupiter, comme fleur céleste, fleur divine. Oui, nous approuvons celui qui a dit :

Aimable œillet, c'est ton haleine
Qui charme et pénètre mes sens;
C'est toi qui verses dans la plaine
Ces parfums doux et ravissants.

L'œillet se double par la culture; il pousse en pleine

terre ou en pot; dans l'un ou l'autre cas, il est d'un effet charmant. Il orne aussi les bouquets.

La renoncule un jour dans un bouquet
Avec l'œillet se trouva réunie :
Elle eut le lendemain le parfum de l'œillet;
On ne peut que gagner en bonne compagnie.

Grâce à toi! aimable fleur, une pauvre prisonnière au Temple, la malheureuse Marie-Antoinette, a pu recevoir les billets consolateurs qu'une main amie cachait dans tes pétales parfumés.

Le grand Condé ne dédaignait pas de cultiver l'œillet dans ses parterres à Chantilly; cette fleur donna même à Mlle de Scudéri l'occasion de lui adresser le quatrain suivant :

En voyant ces œillets qu'un illustre guerrier
Arrose d'une main qui gagna des batailles,
Souviens-toi qu'Apollon bâtissait des murailles,
Et ne t'étonne pas que Mars soit jardinier.

Le nom de *dianthus* que porte l'œillet dérive du grec; les Romains l'ont connu, et employé dans les fêtes publiques. Chez nous on en fait usage comme médicament astringent. On prépare avec les pétales de cette fleur un sirop, des conserves, des pralines; confits au sucre, ils sont servis sur les tables comme bonbon; le parfumeur en aromatise des pommades et des huiles.

L'œillet contient une huile essentielle, une résine, du tannin, de l'albumine, de la gomme, un principe colorant.

ŒUF. Ovum. Du grec ᾠόν.

All., ey; *angl.*, egg; *esp.*, huevo; *ital.*, ovo.

L'œuf est un corps ovalaire, formé dans les ovaires des animaux ovipares femelles; il renferme le germe, et est destiné à le nourrir pendant l'incubation; il est composé d'une coquille calcaire, d'une membrane interne, du blanc ou albumine, du jaune portant sur un point de sa surface un amas glaireux : c'est l'embryon.

La coquille de l'œuf est composée de phosphate de chaux et d'une matière animale.

Le blanc est une substance particulière qui a la propriété de se coaguler par la chaleur et certains agents chimiques; le jaune renferme du soufre, une huile fixe et divers autres principes. 60 jaunes d'œufs équivalent en poids à un kilog.; ils contiennent 180 grammes d'huile; chaque jaune d'œuf représente donc trois grammes d'huile qui est composée de trois décigrammes de stéarine et de 27 décigrammes d'élaïne. M. Gobley a fait sur l'œuf des travaux très-curieux pour la science.

M. Vauquelin et plusieurs autres chimistes ont analysé les œufs de poisson, tels que truite, barbeau, brochet; ils les considèrent comme composés d'albumine, d'une substance animale ayant quelques rapports avec la gélatine; ils y ont trouvé du muriate de soude, du phosphate et des sels de chaux et de potasse et une matière grasse composée de cholestérine, lécithine, oléine et marguerine. L'albumine de poisson ne se coagule que très-peu par la chaleur.

On conserve les œufs en les mettant dans l'eau de chaux ou dans de l'eau chargée d'acétate de plomb; on peut encore les amener à l'état pulvérulent en les desséchant sur des assiettes, dans une étuve modérément chauffée. Ils servent à clarifier le sucre, le vin; le jaune est employé dans la préparation des peaux de gantiers.

L'œuf est une substance alimentaire universellement employée; il est nourrissant sous un petit volume, facile à digérer, et très-agréable lorsqu'il est frais.

Quiconque a dit des œufs qu'ils doivent être blancs,
Longs, frais, pondus chez soi, pour qu'ils soient excellents,

Qu'œufs frais et bouillon gras, vin, et farine pure
Conforteront toujours la meilleure nature,
A bien dit, et l'on doit à cela consentir ;
Cet homme assurément n'aimait pas à mentir.

L'œuf se sert de quatre-vingt-douze manières. Les œufs de poules sont les plus estimés ; toutefois ceux de faisan, de paon passent pour être très-délicats ; les œufs de vanneau, de mouette, de tortue et de certains poissons ont une réputation parmi les gastronomes : tout le monde connaît les œufs au jus de Brillat-Savarin.

OIE SAUVAGE (*pron.* oa). Anas ferus ; palmipèdes.

All., vilde gautz ; *angl.*, goose ; *esp.*, oca ; *ital.*, oca.

L'oie sauvage est, comme le canard, très-vorace ; elle vit, ainsi que lui, sur terre et sur eau. On en distingue plusieurs espèces, qui ne diffèrent entre elles que par leur grosseur, la nuance du bec et du plumage.

L'oie sauvage est plus petite que l'oie domestique ; les pays du Nord sont ceux qui lui conviennent ; elle habite toute l'année les marais de l'Angleterre, ce qu'elle ne fait pas dans plusieurs pays du continent. Elle vit isolée, et ne se réunit à son espèce que lorsque la rigueur des froids lui fait chercher un climat plus doux ; alors elle voyage par bandes de cinq à six cents, formant une phalange compacte diposée en forme de V. L'oie sauvage est défiante et difficile à approcher, car quelques-uns de ces oiseaux font toujours sentinelle.

La chair de l'oie est savoureuse, noire, chargée de graisse, lourde à digérer. Il est démontré par certaines expériences que cette graisse n'a pas la même composition chimique que la graisse des autres oiseaux ; qu'elle contient beaucoup d'osmazome ; son fumet est très-prononcé. La plume de cet oiseau est bonne dans la literie.

OIE DOMESTIQUE (*pron.* oa). Anas vulgaris. Du lat. *auca*, d'où l'ital. *oca*. On écrivait anciennement *oüe*, *oye*, nom qui vient de son cri.

All., gans; *angl.*, goase; *esp.*, oca; *ital.*, oca.

L'oie est une conquête faite sur l'espèce sauvage; elle est de l'ordre des palmipèdes.

Cet oiseau est beaucoup plus petit que le cygne, mais bien plus grand et plus gros que le canard.

On dit que le chant n'a été donné aux oiseaux que pour nous être agréable, et que tous ceux qui ont un joli gosier se trouvent ordinairement dans les lieux où l'homme habite. On conçoit que la Providence ait placé l'oie dans les régions glaciales, car son chant est fort désagréable, et il est à regretter que son état de domesticité ne l'ait pas amélioré, comme il a fait pour son plumage et sa chair.

Les oies nichent à terre; leurs petits marchent en sortant du nid; elles se nourrissent d'herbes et de graines; leur fiente nuit aux végétaux, elle les brûle.

L'oie est regardée comme un oiseau stupide: cependant la nuit elle est de bonne garde; au moindre bruit, au moindre danger, elle fait entendre un cri aigu.

Les Romains ont mis les oies au rang des oiseaux sacrés, comme sauveurs du Capitole.

Cet oiseau se plaît dans les prairies, les marais et les lieux qui abondent en plantes aquatiques. Les fermières le plument deux fois l'année; son duvet sert à faire des lits et des oreillers; ses plumes, à écrire. Sa chair est blanche, savoureuse, agréable, chargée de graisse, lourde, difficile à digérer. A Strasbourg et à Tours, on fait avec les foies d'oies et de canards des pâtés très-estimés. Les cuisses de cet oiseau, conservées sous la graisse, sont très-agréables à manger. On recherche peu les œufs de ces palmipèdes.

OIGNON (*pron.* o-gnon). Allium cepa. Du lat. *unio*, dont on a fait *onion*, puis *ognon*, *oignon*. Ménage dit qu'il vient de *uniones*, parce qu'il n'a qu'une tête ; du mot celtique ou bas-breton *pen-oignon*, *cepæ bulbus*, qui signifie la même chose.

All., zwiebel ; *angl.*, onion ; *esp.*, cebolla ; *ital.*, cipolla.

On ne peut fixer à quelle époque l'oignon a été pour la première fois employé aux besoins de la table ; son usage se perd dans la nuit des siècles ; il était si apprécié des anciens, que les Egyptiens l'adoraient. Pline et beaucoup d'autres naturalistes en font une longue mention dans leurs ouvrages.

La bulbe de cette plante herbacée est formée de couches superposées, recouvertes par une légère pellicule jaune, rouge ou blanche.

Ce végétal est encore de nos jours l'un des plus répandus et des plus cultivés, soit comme aliment, soit comme condiment ; toutes ses parties répandent une odeur forte qui irrite les yeux et les force à larmoyer.

Il y a des pays, tels que l'Espagne, l'Italie, l'Egypte, où l'oignon est la nourriture principale des habitants. On le mange cru ou cuit ; en France on l'emploie de diverses manières : cru et haché menu, il entre dans les sauces piquantes ou vinaigrettes ; cuit, il sert de condiment à beaucoup de ragoûts ; on en fait également des purées. On le calcine légèrement au feu, et, dans cet état, il communique au bouillon du pot-au-feu une couleur ambrée qui flatte l'œil du consommateur.

On a constaté que l'oignon brûlé abandonne à l'eau distillée moins de principes solubles colorants et sapides que l'eau ordinaire chargée d'une certaine quantité de sel de cuisine. Cette bulbe ne convient pas à tous les estomacs, elle est souvent indigeste et venteuse ; beaucoup de personnes n'en font point usage, à cause de son odeur forte et pénétrante.

L'horticulture distingue beaucoup de variétés de l'*al-*

lium cepa; les principales sont les rouges et les blancs.

En médecine on n'emploie que le blanc, comme pectoral et adoucissant; on en fait un sirop avec la gomme et le sucre candi.

Cette bulbe contient une huile fixe et volatile, du soufre, de l'acide phosphorique, des sels de chaux, et une matière végéto-animale.

L'Ecole de Salerne, dans ses aphorismes, s'exprime ainsi sur le compte de l'oignon :

Aux vertus de l'oignon que pourra-t-on comprendre,
Quand de l'art les héros paraîtront s'y méprendre?
Galien l'interdit à tout sujet bilieux,
Et croit qu'au phlegmatique il convient beaucoup mieux;
Hippocrates au cœur le juge salutaire,
Et propre à relever un coloris vulgaire.
Que dire? On rend l'honneur au chef le plus pelé,
En le frottant souvent de jus d'oignon pilé.

OLIVE (*pron.* o-li-v). Olea europæa.

All., ohlbeere; *angl.*, olive; *esp.*, aceituna; *ital.*, oliva.

L'olivier est originaire de l'Egypte; il a d'abord été transporté en Barbarie, puis en Italie, en Espagne, et de là en France; ce sont les Phocéens, fondateurs de Marseille, qui l'ont apporté sur nos côtes de la Méditerranée environ cinq ans avant notre ère.

Aujourd'hui on le cultive dans huit départements de la France : Basses-Alpes, Var, Bouches-du-Rhône, Vaucluse, Gard, Hérault, Aude et Pyrénées-Orientales. Il a parfaitement réussi surtout près des bords de la mer, car les émanations de celle-ci semblent nécessaires à sa végétation; cela est si vrai que l'olivier dépérit lorsqu'il cesse de végéter près des côtes, et la différence se fait sentir à vingt lieues de là.

L'Ecclésiaste nous dit qu'en Asie on trouvait des champs entiers de cet arbre.

Suivant les mythologues, l'olivier fut porté d'Egypte dans l'Attique par Cécrops; d'autres prétendent qu'Hercule, après sa glorieuse expédition, en fit présent à la Grèce; qu'on le planta sur le mont Olympe, et que ses rameaux servirent à couronner les vainqueurs des jeux de l'Elide. La fable fait connaître la fameuse contestation de Minerve et de Neptune devant Jupiter, et le triomphe de la déesse de la sagesse, qui avait fait sortir de la terre un olivier couvert de fleurs et de fruits. Les livres sacrés font aussi mention de l'olivier; ils disent que la colombe lâchée par Noé, après le déluge, revint avec une branche d'olivier.

Les poëtes de tous les âges, de toutes les nations ont chanté l'olivier; Homère lui-même en fait une description; il se plaint qu'on n'ait pas pour cet arbre tous les soins qu'il mérite; il compare sa chute à la mort du jeune Euphorbe. On sait cependant que les Grecs ne permettaient à personne d'arracher un olivier, même dans son propre champ, à moins que ce ne fût pour un usage autorisé par la religion. Quiconque violait la loi était passible d'une amende de 90 livres et autant pour le fisc.

On prélevait le dixième de cette somme pour le trésor de Minerve.

M. Joseph Roche nous apprend que souvent les Grecs laissaient des bouquets d'oliviers en réserve; qu'ils les entouraient de haies; que ces plantations, après un certain temps, appartenaient, ainsi que leur revenu, au maintien du culte de la déesse. D'après le témoignage de Pline, il était défendu aux Romains de faire servir l'olivier à des usages profanes; on ne permettait pas même de le brûler sur les autels des dieux. Le même auteur prétend que sous le règne de Tarquin l'Ancien, il n'existait point d'olivier en Italie, en Espagne, ni en Afrique.

Les poëtes ont représenté l'olivier comme l'emblème de la sagesse, de la concorde, de la paix et de l'humilité. Lorsqu'on allait implorer l'assistance d'un peuple ami ou même inconnu, on portait à la main des branches de cet arbre; le héros troyen n'avait pas oublié ce symbole pacificateur, quand il alla demander du secours au roi Evandre.

> Tum pater Æneas puppi sic fatur ab altâ,
> Paciferæque manu ramum prætendit olivæ.

A Athènes, on couronnait de branches d'olivier les athlètes qui sortaient vainqueurs des combats.

L'olivier est un arbre de moyenne grandeur; son bois est noueux, cassant; son écorce est lisse, dure et cendrée; ses feuilles sont opposées, longues, pointues, épaisses, dures, vertes en dessus, blanches en dessous. Les fleurs sont blanches, monopétales, évasées par le haut et à quatre divisions. Les fruits sont oblongs, verts, charnus extérieurement; ils renferment un noyau ligneux qui contient une amande. Cet arbre est de la famille des jasminées, du genre dicotylédone monopétale; il se reproduit par semis ou mieux encore par rejetons; voici une comparaison entre lui et le laurier.

> Du vert laurier superbe est la couronne,
> Moins d'apparence a le pâle olivier;
> Mais plus amer est le fruit du laurier,
> Plus doux le fruit que l'olivier nous donne.

Il fut un temps où l'on disait, en parlant de l'olivier : *Olea prima omnium arborum est*, pour exprimer qu'il était considéré comme un arbre essentiellement utile; on a cru aussi que son fruit avait donné aux hommes la première substance connue sous le nom *d'huile*, dénomination appliquée depuis à tous les corps analogues.

L'olive est un fruit charnu; sa chair est ferme et verte avant sa maturité; elle s'amollit et se noircit en mûrissant;

c'est alors qu'on passe ce fruit au moulin pour en extraire l'huile. Les grosses olives fournissent une huile inférieure à celle provenant des fruits qui ont peu de pulpe et qui sont très-acerbes. Les olives que nous mangeons en nature n'ont point atteint leur degré de maturité ; c'est en les faisant macérer dans une saumure que l'on corrige leur saveur austère et désagréable : les plus estimées sont les *pichoulines*.

L'olive paraît avec distinction sur nos tables; elle contribue à la variété des mets et stimule l'appétit; elle est savoureuse, onctueuse et difficile à digérer, surtout celle qui est pochée.

Les Grecs mangeaient comme nous les olives imprégnées d'huile et de saumure; ils les nommaient *colymbades*. Aristophane, dans sa pièce intitulée *la Vieillesse*, parle de ce fruit et de ses propriétés excitantes.

Les Romains usaient de l'olive en se mettant à table pour aiguillonner l'estomac, et, à la fin du repas, pour le récréer et le délasser; c'était une grave erreur. Les meilleurs olives leur venaient d'Ancône.

Les anciens s'offraient des olives comme marque de sympathie ; Mahomet marchait une olive à la main, comme signe de paix.

La paix enfin, la paix tardive,
A nos yeux montrant son olive,
Nous rappelle des champs de Mars.

L'olive a souvent été analysée ; elle contient de l'huile fixe, un peu d'huile essentielle, un principe colorant, du tannin, divers sels. On retire de la feuille une résine et une substance cristalline nommée *olivine*, qui est soluble dans l'éther.

OMBRE. Salmo thymallus. Du latin *umbra*.

L'ombre est un poisson en petit du genre saumon ; il est seul dans son espèce. On le trouve dans les rivières, les ruisseaux ombragés et voisins des montagnes ; il lui faut une eau rapide, froide et pure.

En Laponie, on se sert de ses écailles au lieu de présure pour faire cailler le lait des rennes, dont on fait du fromage.

La chair de ce poisson est blanche, ferme, agréable, grasse en automne et très-saine même pour les malades. Le ventre de l'ombre est la partie la plus délicate et la plus agréable à manger. On fait cuire ce poisson comme la truite.

ORANGE. Fruit du citrus aurantium. Du latin barbare *aurantia* pour *aurea*, dorée ; dérivé de *aurum*, or.

All., pomeranze ; *angl.*, orange ; *esp.*, naranja ; *ital.*, aurancio.

L'oranger est un grand et bel arbre, originaire de l'Inde et de la Chine ; on croit qu'il a été apporté pour la première fois en Portugal en 1520, par Jean de Castro, qui aurait pu dire comme le poëte français :

Orangers, arbres que j'adore,
Que vos parfums me semblent doux !
Est-il dans l'empire de Flore
Rien d'agréable comme vous ?

De là, l'oranger est passé en Arabie, en Egypte, puis dans le midi de la France. Cette date ne nous paraît pas exacte, car sous Charles VII il y avait déjà en France un oranger, le même qui, en 1525, fut saisi avec les meubles du connétable de Bourbon et que l'on voyait encore dans l'orangerie de Versailles en 1825 ; à cette dernière époque, on estimait que cet arbre était âgé de 370 ans.

Toutes les parties de l'oranger sont utiles : ses feuilles sont douées d'une amertume douce et d'une odeur agréable ; elles sont employées en infusion comme stomachiques et antispasmodiques ; ses fleurs sont blanches, belles et odorantes ; elles servent à faire une eau distillée très-suave, qui est devenue d'un usage général dans nos ménages. Les petites oranges qui tombent de l'arbre après la floraison et qui ne sont pas plus grosses que des cerises prennent le nom d'orangettes ; on en fabrique des pois à cautères après les avoir arrondies au tour. L'oranger est rangé parmi les hespéridées. Sa fleur contient un principe amer, de l'huile essentielle nommée néroli, du tannin, de l'albumine, de l'extractif, du sucre. Les orangettes sont composées d'une matière résineuse, d'essence volatile, d'un principe colorant, d'un principe amer.

L'eau de fleurs d'oranger est souvent falsifiée ; on lui substitue un mélange d'essence, d'alcool et d'eau ; on reconnaît cette fraude de la manière suivante :

Si l'on met quelques gouttes d'acide sulfurique dans un peu d'eau de fleurs de bonne qualité, c'est-à-dire de l'eau distillée avec des fleurs fraîches, il y aura à l'instant une belle coloration rose ; cet effet n'aura pas lieu avec de l'eau de fleurs d'oranger fabriquée de toutes pièces.

La fleur de l'oranger fraîche sert à composer un charmant bonbon que l'on nomme gâteau de fleurs d'oranger. On peut aussi la praliner avec du sucre, et en faire avec l'eau-de-vie une liqueur excellente.

Louis XIV était très-grand amateur de l'oranger ; il en avait toute l'année de fleuris dans ses appartements, et à cette époque c'était une chose rare ; aussi pouvait-il dire à chaque instant du jour :

> Quelle essence, quelle ambroisie
> Autour de moi remplit les airs !
> Des plus doux parfums de l'Asie
> Les trésors me sont-ils ouverts ?

Son ministre, M. de Choiseul, ne devait pas partager le goût du monarque pour cet arbre précieux ; on sait que ce fut en jouant à la balle avec une orange qu'une maîtresse du roi provoqua la chute du ministre ; chaque fois que le fruit était lancé dans les airs, ces mots : *saute Choiseul* retentissaient aux oreilles du souverain bien-aimé, qui fut trop faible pour résister au désir de Cotillon. Aussi combien de souvenirs pénibles la vue d'une orange ne dut-elle pas évoquer depuis dans l'imagination du ministre déchu !

Aujourd'hui on cultive l'oranger dans toutes les serres du monde civilisé ; il en sort pour orner le boudoir de la grande dame, comme la croisée de la modeste ouvrière.

L'oranger jouit d'un privilége que n'ont pas beaucoup d'autres végétaux ; il peut avoir en même temps des fleurs et des fruits, car :

Le temps qui détruit tout, reforme tout par elle ;
La fleur qui dépérit donne une fleur nouvelle.

Les poëtes, dans leurs charmantes allégories, disent que la fleur de l'oranger est la fille *du matin*, la source des parfums, la grâce des vierges. La mère qui conduit sa fille à l'autel place sur sa tête une couronne de fleurs d'oranger ; elle lui dit :

Que ce rameau béni partage ta demeure !
L'ange du souvenir me l'a donné pour toi ;
Toi qui n'aimes pas que l'on pleure,
Sois heureuse, plus heureuse que moi.

L'orange, pomme de Perse, de Médie, pomme d'or, que la riante mythologie avait placée dans le jardin des Hespérides et qui séduisit Atalante, est une baie charnue, recouverte d'une écorce luisante de couleur jaune à l'époque de sa maturité, parsemée de glandes remplies d'une huile volatile et donnant un jus abondant.

Les oranges à chair rouge, à peau fine, sont les plus

agréables. On en trouve toute l'année à Paris ; elles y arrivent de Nice, de Portugal, de Malte, d'Afrique ; on les mange seules, saupoudrées de sucre, arrosées d'eau-de-vie ou de rhum ; on en fait un sirop, des gelées, des glaces, des sorbets.

Le zeste de l'orange contient une huile essentielle, que l'on retire par expression ou distillation, une matière résineuse, un principe amer, de l'amidon, un principe colorant jaune, du mucilage, de la fibre végétale. Cette huile est employée dans les arts pour parfumer les cosmétiques, les liqueurs et les bonbons; le temps la résinifie.

Le jus de l'orange est composé d'eau, de sels, de sucre, d'acide citrique et d'un principe particulier non déterminé.

On nomme dans le commerce essence de *petit grain* ou d'*orangettes*, l'huile que l'on retire par distillation des oranges tombées avant leur maturité.

L'orange amère se nomme *bigarade*; les écorces vertes se nomment *curaçao* ; elles servent à préparer le ratafia dit *curaçao de Hollande*, ce que les distillateurs vendent sous le nom de *chinois*, n'est qu'une variété d'orange verte confite au sucre et à l'eau-de-vie.

Les pepins ou graines contenues dans l'orange sont amères, légèrement aromatiques ; elles sont composées d'émulsine, d'huile essentielle analogue à celle de l'amande amère, d'huile fixe, d'un principe amer.

Les feuilles de cet arbre contiennent du tannin, de l'huile essentielle, des sels.

ORCHIS (*pron*. or-kiss). Satyrion, scrotum de chien. Du grec ὄρχις.

L'orchis est une herbacée monocotylédone, type de la famille des orchidées. Cette plante est vivace ; ses fleurs sont généralement purpurines, disposées en panaches et d'une odeur agréable. On connaît un très-grand nombre d'espèces d'orchis, qui toutes croissent naturellement dans nos marais et nos prairies où elles forment un coup d'œil ravissant le matin, surtout au lever du soleil; car la rosée qui perle sur leurs pétales y brille comme des diamants. C'est pour cette fleur que le poëte a composé les vers suivants:

Jusqu'au matin n'osant s'ouvrir,
Ta chaste fleur ainsi resserre
Les larmes, les sucs de la terre
Qui doucement vont te nourrir.

De la racine de l'orchis partent deux bulbes charnues qui renferment un mucilage abondant, que nous regrettons de ne pas voir utiliser en France comme aliment; car ce serait une grande ressource pour les habitants des campagnes, surtout dans les moments de disette. Dans certains cantons, cette plante croît en si prodigieuse quantité, qu'en peu d'heures on pourrait récolter assez de bulbes pour faire vivre une famille pendant une semaine. Il serait à désirer que l'autorité chargeât les curés, les médecins, les pharmaciens et les instituteurs des campagnes du soin de faire connaître cette plante et quelle ressource on peut en retirer comme aliment.

La bulbe de l'orchis séchée et réduite en poudre prend le nom de salep; le salep est nourrissant et analeptique; on le mange en potage, au maigre ou au gras.

ORONGE. Amanita.

L'oronge est un champignon ou espèce d'agaric qui sort d'une bourse ou *volva*, ayant un pédoncule plus ou moins renflé à sa base, dont le chapeau en dessous est garni de feuillets ou de lames rayonnantes; c'est le plus beau de tous les champignons comestibles.

Et l'oronge a dressé ses pavillons superbes.

L'oronge est commun dans le midi de la Franae; il se montre en abondance aux environs d'Etampes, dans le mois de septembre et d'octobre. Les anciens l'ont plus d'une fois chanté, et aujourd'hui on le recherche encore pour les tables les plus somptueuses.

L'oronge a un goût aromatique très-agréable; en Provence on le fait cuire renversé sur un plat, sa cavité étant garnie de fines herbes, de mie de pain, d'ail, de poivre et de sel, le tout arrosé d'huile d'olive.

Cette manière n'était pas celle des anciens Romains; car, suivant Apicius, on l'apprêtait dans le vin cuit, avec un bouquet de coriandre; on y ajoutait pour liaison du miel, de l'huile, et des jaunes d'œufs.

ORTOLAN. Emberiza hortulana. De l'ital. *ortolano* ou du latin *hortulanus*, fait de *hortus*, jardin.

All., ortolan; *angl.*, ortolan; *esp.*, hortelano; *ital.*, ortolano.

L'ortolan est un oiseau de passage, de l'ordre des passereaux; il a beaucoup d'analogie avec le bruant; il est propre aux parties méridionales de la France, et est très-commun en Gascogne où on le trouve en toute saison.

Cet oiseau est un peu plus gros qu'un serin; la couleur de son plumage varie selon le climat qu'il habite : chez nous il est couleur mélangée de brun roux et de noir; il habite les vignes, les blés, les champs; sa vivacité est extrême; il émigre en automne.

> Il est temps de partir, mes oiseaux passagers,
> Assemblez-vous, et puis adieu, groupes légers.

La chair de cet oiseau est tendre, délicate, facile à digérer quand elle est peu chargée de graisse; les gourmets en font un grand cas. L'ortolan se mange en automne.

OSEILLE (*pron.* ô-se-ye). Oxalis acetosa, du grec ὀξύς, acide.

All., sauerampfer ; *angl.*, sorrel ; *esp.*, acedera ; *ital.*, acetosa.

Le *rumex acetosa* ou *vinette*, *aigrette*, *saliette*, *surelle*, est une plante herbacée, à calice persistant, à cinq folioles, à corolle à cinq pétales hypogynes onguiculés, à dix étamines réunies par la base de leurs filets, à ovaire simple, à cinq styles, à capsule pentagone, à cinq loges, à cinq valves, à semences munies d'un arille s'ouvrant avec élasticité au sommet, à périsperme cartilagineux, à feuilles longues, vertes, d'une saveur acide ; elle croît à l'état sauvage dans nos bois et nos prairies ; on la cultive en grand dans les jardins potagers. Il en existe beaucoup de variétés, toutes sont vivaces ; la plus estimée en France est celle que l'on cultive en grand en Hollande, nous la nommons *oseille de Belleville*.

Les feuilles de l'oseille ne se mangent que cuites ; elles se servent seules ou avec des jus de viande. Dans la soupe c'est un excellent aliment ; il est cependant prudent de ne pas en manger trop souvent, elles disposent aux calculs à base d'oxolate de chaux.

C'est avec cette plante que, dans les montagnes de la Suisse, on prépare en grand le sel d'oseille qui sert à enlever les taches d'encre.

On conserve l'oseille cuite pendant l'hiver en la recouvrant d'une couche de graisse ; la préparation de cet aliment doit se faire dans les ménages pour éviter des accidents, car souvent les marchands la font cuire dans des vases de cuivre, et il peut arriver, des empoisonnements. On doit blanchir l'oseille, c'est-à-dire que l'on doit l'échauder avant d'en faire un condiment.

Soumises à l'analyse, les feuilles d'oseille fournissent une grande quantité d'oxalate de potasse ; elles contiennent aussi de l'acide tartrique, du mucilage, de la fécule, de la chlorophylle, de l'albumine.

L'oseille entre dans les sucs d'herbes ; elle agit comme tempérante, laxative, acidule et rafraîchissante. Les anciens en faisaient beaucoup d'usage.

On reconnaît la présence du sel de cuivre (vert-de-gris) dans l'oseille, comme dans beaucoup d'autres aliments, en y plongeant une tige de fer parfaitement décapée ou un couteau d'argent bien poli ; si la substance contient du cuivre, il se déposera sur la lame métallique, on le reconnaîtra à sa couleur rouge. On emploie encore un autre procédé : on met de l'oseille ou tout autre aliment suspect dans une bouteille avec de l'eau et quelques gouttes d'eau forte (acide nitrique), on chauffe légèrement, on filtre après avoir bien agité le mélange. La liqueur passe limpide et souvent colorée par la substance alimentaire qu'elle a dissoute ; si l'on y ajoute de l'alcali volatil et qu'elle devienne d'une couleur bleue, c'est qu'il y a du cuivre ; s'il se forme un précipité noir par l'addition du sulfure de potasse, c'est encore pour la même cause. On peut aussi retrouver le cuivre dans une boisson ou dans un aliment, en faisant évaporer ou calciner la substance et en traitant la cendre par les réactifs ci-dessus indiqués. Le contre-poison du vert-de-gris est l'émétique, l'eau sucrée ou albumineuse.

La racine d'oseille n'est plus usitée comme médicament.

OUTARDE (*pron.* u-tard). Otis tarda, du vieux mot *oue*, oie, et du lat. *tarda*, lente. Outarde canepetière.

All, troppe ; *angl.*, bustard ; *esp.*, avutarda ; *ital.*, ottarda ; grec ὠτίς.

L'outarde est un oiseau de passage, de l'ordre des gallinacées ; on en distingue plusieurs espèces. C'est le plus grand et le plus gros des échassiers d'Europe. Les contrées où elle est le plus commune sont les Pays-Bas, l'Allemagne, la Pologne, l'Angleterre ; elle vit en Afrique et principalement dans les steppes de la Russie méridionale. Le cri de cet oiseau est semblable à celui du corbeau. L'outarde se réunit par bandes pour émigrer ; son vol est pesant, elle rase la terre avec rapidité ; elle vit de semences, et préfère celles de la ciguë.

La chair de l'outarde est ferme, de bon goût, très-nutritive, mais difficile à digérer, du moins pour les estomacs faibles et paresseux ; elle doit être mangée l'hiver et un peu faisandée ; elle figure parmi les meilleurs gibiers ; elle doit être choisie jeune et bien nourrie.

Suétone rapporte que l'empereur Caligula estimait tant la chair de cet oiseau, qu'il voulait qu'on l'offrît en sacrifice dans son temple.

Les Indiens font des robes avec les plumes de cet oiseau.

P

PAIN. Panis. Du grec πανὸς, dérivé de πάομαι.

All., brod ; *angl.*, bread ; *esp.*, pan ; *ital.*, pane.

La plus belle invention de l'homme, la plus utile au genre humain, n'est pas d'avoir trouvé la manière de cultiver le blé, mais celle de le réduire en farine, d'en faire de la pâte et du pain. Le pain se prépare avec diverses substances nutritives, selon les pays, les climats.

En Europe, le pain est fait avec les farines des céréales, de l'eau, un peu de sel, du ferment et quelques aromates ; cette dernière addition ne se rencontre que dans certaines contrées. En France le pain est la nourriture principale de l'homme et de quelques animaux ; c'est aussi dans ce pays que l'on sait le mieux le préparer. On le mange frais ou rassis ; c'est dans ce dernier état qu'il est le plus digestible. Le meilleur est fait avec la farine de froment. Les pains, dits *mollet* ou *régence*, de *gruau*, de *roi*, préparés avec la fine fleur de farine, sont d'un blanc admirable, extrêmement légers, mais beaucoup moins nourrissants que celui de froment et de seigle. Le pain doit avoir les qualités suivantes :

> Que ton pain soit nouveau, mais qu'il ne soit plus chaud ;
> N'en mange point de frit, ni de fait au réchaud :
> Que la pâte, venant de farine choisie,
> Ait levé comme il faut ; que les yeux de la mie
> Satisfassent les tiens, et qu'un goût savoureux
> Fasse dire à chacun : ce pain est amoureux.
> En un mot, qu'il soit pur ; c'est le seul pain utile.
> Ne mange point de croûte, elle enflamme la bile.

Le pain est la base des soupes ou potages ordinaires, des panades. Le pain rôti rentre dans les aliments un peu échauffants ; il en est à peu près de même du pain au lait et du pain au beurre. Le pain salé est très-digestible. La croûte du pain, quoi qu'en pensent certains auteurs, se digère plus facilement que la mie ; elle doit son arome à une huile essentielle particulière qui se forme pendant la cuisson.

Assez généralement on croit que le pain tendre diffère du pain rassis par une plus forte proportion d'eau, et l'on attribue ainsi à une dessiccation progressive la consistance qu'il acquiert après qu'on l'a retiré du four. On admet en conséquence que le pain rassis est plus nutritif que le pain tendre, parce qu'à poids égal il renferme plus de matières sèches. M. Boussingault a fait des expériences qui le portent à conclure que ce n'est pas par une moindre proportion d'eau que le pain rassis diffère du pain tendre, mais bien par un état moléculaire particulier qui se forme pendant le refroidissement, et qui se maintient tant que le pain est conservé dans une température voulue.

Les propriétés nutritives du pain varient à l'infini ; elles dépendent de la qualité du blé (voyez *Blé*, *Froment*). Le pain est souvent falsifié avec des fécules étrangères ou des farines avariées, ce qui occasionne une prompte altération de cet aliment.

M. Ehrenberg explique par la présence de certains champignons dans le pain ou sur les osties les taches sanglantes dont les historiens du moyen âge ont parlé, et qui, dans les siècles d'ignorance et de crédulité, furent regardées comme des prodiges de funeste présage, ou attribuées à des maléfices. Le pain fait avec le blé d'Odessa est sensiblement amer, et se conserve plus longtemps frais que celui de France. M. Guibourt a examiné la valeur du pain mixte de blé et de maïs ; il y a trouvé peu de différence avec le pain fait de pur froment. Quant à la quantité d'azote, en représentant par 100 le pouvoir nutritif du pain ordinaire, l'équivalent du pain mixte serait représenté par 103. Il faudrait donc 3 kilog. de plus de ce pain pour équivaloir au pain de pur froment. En cas de disette, voici des proportions de pain mixte de bonne conservation : 100 parties de farine de froment, 60 levain, 40 farine de maïs, 40 pommes de terre cuites.

PANAIS (*pron.* pa-né), pastenade. Pastinaca sativa. De *pastus*, parce que la plante était cultivée dans les marais ; ou de *pastinum*, qui signifie *houë*. Levacher de La Feutrie fait venir ce mot de *paître*, parce que les animaux herbivores mangent cette plante avec plaisir.

All., pastinake ; *angl.*, parsnip ; *esp.* et *ital.*, pastinaca.

On a nommé panais un légume qu'on paît,
Qui, sans goût, nourrit peu, mais néanmoins qui plaît.

Le panais est une plante herbacée, dont on distingue plusieurs variétés. Celui qu'on emploie le plus souvent en cuisine est cette espèce que l'on cultive dans les jardins et qui porte le nom de grand carvi. On doit le choisir gros, succulent et d'une forte odeur. Par la cuisson il devient agréable et savoureux ; cependant beaucoup de personnes éprouvent de la répugnance pour ce légume.

Le panais entre dans le pot-au-feu, dans les ragoûts, les fricassées; on le sert sous la viande ; il forme alors un mets agréable.

Suivant quelques chimistes, le panais contient 12 pour 100 de sucre cristallisable, de l'huile fixe, une huile volatile. les Romains en étaient très-friands. Au moyen âge, la marmelade de panais, légèrement sucrée, était recherchée pour exciter l'appétit. A cette époque on regardait cette plante comme nutritive, échauffante, diurétique et fébrifuge; aujourd'hui elle est inusitée en médecine.

Les Irlandais font bouillir et fermenter la racine du panais avec du houblon ; ils en obtiennent une boisson qui remplace la bière. En Turinge, on retire de toute la plante un principe sucré qui sert en cuisine et en médecine pour édulcorer les aliments ou les boissons.

PAON (*pron.* pan). Du celt. *paun*, et du latin *pavo*.

All., pfau ; *angl.*, peacock; *esp.*, pavon ; *ital.*, pavone.

L'homme, même celui qui est à l'état sauvage, est forcé de donner des noms aux choses qui l'entourent ; en cela il est dirigé par son instinct et par l'impression qu'il éprouve ; de là les noms qu'il donne aux animaux. Ainsi, beaucoup d'oiseaux doivent leur dénomination à leur cri ou à leur chant; le coq, le coucou, le courlis, le paon et mille autres oiseaux sont dans ce cas. Le goût, qui n'est qu'un instinct plus exquis, a conservé dans l'idiome des peuples policés plusieurs de ces noms, comme exprimant très-bien la pensée ; les langues grecque et celtique en offrent la preuve.

Le paon peut, avec justice, être appelé le plus beau des oiseaux. On le croit originaire de l'Inde, car là il se multiplie sans le secours de l'homme, et on l'y trouve à l'état sauvage. La figure du paon est noble et majestueuse ; son plumage éclatant réunit toutes les couleurs du ciel et de la terre ; sa tête est petite, oblongue et ornée d'une aigrette composée de vingt-quatre à trente plumes, et qui semble être le diadème de la beauté ; son corps est gros comme celui du dindon ; sa longueur, depuis le bec jusqu'à l'extrémité de la queue, est de 1 mètre 30 centimètres ; sa queue à elle seule a 40 centimètres ; son bec est convexe et fort ; le mâle a des éperons à chaque pied ; l'iris de son œil est jaune ; ses pieds et ses ongles sont gris. Son chant est tellement disgracieux, que le bon La Fontaine, qui a si bien interprété le langage des animaux, lui fait dire à Jupiter :

> Le chant dont vous m'avez fait don
> Déplaît à toute la nature.

La paonne est plus petite que le paon ; ses couleurs sont moins brillantes, son aigrette moins élevée et ses pieds n'ont point d'éperon.

Le paon est rangé dans l'ordre des gallinacés ; il vit de graines ; sa fierté est passée en proverbe. La durée de sa vie est de vingt-cinq ans.

Lorsque Alexandre vit cet oiseau pour la première fois, il fut tellement frappé de sa beauté, qu'il défendit de le tuer sous des peines très-sévères. Le poëte Antiphanes, pour être agréable à ce prince, chanta cet oiseau. Aristote, qui ne survécut que deux ans à son élève, parle des paons comme d'oiseaux fort rares de son temps ; on en montra une paire comme un objet de curiosité, et, pendant trente ans, on vint en foule des villes voisines pour la voir.

Les Romains, au moment de leur splendeur, ne savaient comment dépenser leurs richesses ; c'était à qui inventerait un raffinement pour la table. Lucullus, Héliogabale, Vitellius se firent servir cet oiseau paré de ses plumes. L'histoire païenne prétendait qu'on avait transporté les yeux d'Argus sur la queue du paon, et que Junon l'avait adopté comme son oiseau favori.

On employait autrefois les plumes du paon à faire des espèces d'éventails; on en formait des couronnes en guise de laurier pour les poëtes appelés *troubadours*.

Gessner a vu une étoffe dont la chaîne était de soie et de fil d'or, et la trame de ces mêmes plumes; un auteur pense que le manteau dont Paul III fit cadeau au roi Pépin était ainsi composé.

En Chine, les plumes du paon sont une marque de dignité, les mandarins ont seuls le droit d'en porter sur leurs chapeaux. Autrefois elles servaient aussi d'ornement aux rois d'Angleterre.

Le vœu du paon était un serment par lequel on s'engageait à prendre les armes ou à terminer une grande entreprise; ce vœu se prononçait à table, la main étendue au-dessus du plat qui portait un paon rôti et orné de ses plumes, car il était d'usage d'en servir un au festin de noces. Ce mets était pour le plaisir des yeux et l'on n'y touchait point; il se conservait plusieurs années sans se corrompre : pour cela on le faisait cuire dans des substances résineuses aromatiques.

La chair du paon est dure, bonne tout au plus à faire du bouillon; cependant, dans les environs de Cambaie, où cet oiseau est très-commun, les naturels mangent les jeunes paons.

Les œufs de ce gallinacé sont blancs, tachetés comme ceux de dinde, et à peu près de la même grosseur; on les dit très-délicats; à Rome ils se vendaient au poids de l'argent.

PASTÈQUE (*pron.* pas-tèk), melon d'eau. Cucurbita citrullus.

All., wassermelone; *angl.*, water-melon; *esp.*, sandia; *ital.*, cocomero.

La pastèque est le fruit d'une plante de la famille des cucurbitacées, originaire de l'Asie; on la cultive dans l'Inde; elle vient fort bien dans le midi de la France, en Italie, et dans tous les pays maritimes. Au Sénégal, elle acquiert un volume considérable et un poids de vingt-cinq kilogrammes; elle y porte le nom de *pomdion*; on en fait du vin; en Afrique, elle est très-recherchée pour la table, et pour en retirer, par la fermentation, une boisson qui peut enivrer.

La pulpe de la pastèque est rouge, douce, agréable à manger; elle est facile à digérer.

Le nom de melon d'eau a été donné à la pastèque, parce qu'elle contient beaucoup d'eau de végétation.

PATATE, ou BATATE. Convolvulus batatas, famille des convolvulacées.

All., kartoffel; *angl.*, kidney potato; *esp.*, batata.

La patate est originaire de l'Amérique du Sud. On la cultive dans les Antilles et dans le midi de la France; elle a parfaitement réussi en Espagne, dans les environs de Malaga.

La racine de patate ressemble au réceptacle de l'artichaut, moins les fleurs et les soies; on doit la choisir rougeâtre en dehors, blanche en dedans, farineuse et sucrée. Elle est inférieure en qualité à la pomme de terre; sa saveur a de l'analogie avec celle de l'artichaut; par la culture, on en obtient un très-grand nombre de variétés. Cette racine se fait cuire dans l'eau ou sous la cendre, en ragoût. Par la fermentation on en obtient une boisson vineuse très-enivrante, qui, distillée, donne beaucoup d'alcool.

Les feuilles de la patate peuvent être mangées à la manière des épinards.

Dans quelques pays, on a donné à tort le nom de patate

à la pomme de terre, au topinambour, et à quelques autres racines tuberculeuses nutritives.

Lorsqu'on coupe transversalement la racine fraîche de cette plante, il s'en dégage une odeur vireuse ; si on la mâche, elle laisse dans la bouche une amertume assez prononcée.

La racine de patate contient de l'albumine, une matière sucrée, une matière vireuse, des malates de chaux, de potasse, des phosphates de chaux, de l'oxyde de fer.

PAVOT (*pron.* pa-vô). Papaver somniferum.

All., mohn ; *angl.*, poppy ; *esp.*, adormidera ; *ital.*, papavero.

La mère-patrie du pavot paraît être la Perse et l'Asie Mineure. C'est une plante herbacée, annuelle, dicotylédone, de la famille des papavéracées. On en compte vingt-six espèces ; c'est du pavot à fleur blanche que l'on retire l'opium et l'huile d'œillette. L'opium (en grec ὀπός) est un suc gommo-résineux concret, brun, à peu près semblable au suc de réglisse ; son mode d'extraction varie selon les pays. En Perse, on pratique des incisions horizontales superficielles aux capsules à l'aide d'un couteau à plusieurs lames ; le suc qui en découle est enlevé le lendemain avec une racloire, et mis dans un vase ; puis on lui donne la forme d'un pain. Un célèbre exilé a dit :

> Cueillez-moi ce pavot sauvage
> Qui croît à l'ombre de ces blés,
> On dit qu'il en coule un breuvage
> Qui ferme les yeux accablés.

Le suc du pavot, pris à petite dose, est calmant ; à haute dose, c'est un poison ; les Chinois s'enivrent avec l'opium, et se font mourir par son abus.

> Du pavot pour les grands on découvrit l'usage ;
> Le sommeil, qui se plaît sous l'humble toit du sage,

Fuyait d'un pied léger les superbes lambris
Où sur la soie et l'or s'agitent les soucis.

Le contre-poison de l'opium et du pavot est l'infusion de café.

Le pavot se cultive en grand dans le nord de la France; l'huile qu'on retire de la graine porte le nom d'huile d'*œillette*; elle est bonne à manger, et ne participe en rien des propriétés vénéneuses de la capsule vulgairement appelée *tête de pavot*. En Orient, on mange cette graine bouillie et assaisonnée avec quelques aromates; en France, on en fait une petite dragée ou bonbon coloré de diverses couleurs et nommé *nonpareille*. Ce bonbon sert à décorer les pains d'épices ou autres friandises. Les cendres de la graine de pavot contiennent du phosphate de chaux et peu d'alcalis.

PÊCHE, fruit du persica amygdalus. Du latin *pessicum*, par corruption de *persicum*, sous-entendu *malum*, pomme de Perse.

All., pfirsiche; *angl.*, peach; *esp.*, albérchigo; *ital.*, pesca.

Le pêcher (*pron.* pê-ché) est un arbre de la famille des rosacées, tribu des amgydalées ou drupacées; à lui seul, il constitue le genre pêcher. Il est originaire de l'Asie tempérée; il paraît avoir été introduit en Europe depuis dix-neuf siècles. On prétend que celui qui l'apporta voulut nous jouer un mauvais tour; nous regrettons de ne pas connaître son nom; on lui voterait aujourd'hui une couronne. Cet arbre ne diffère génériquement de l'amandier que par son fruit; il vient en plein vent et en espalier; il aime l'exposition du levant. C'est l'arbre du printemps.

Mes arbres vont fleurir, ils ont des boutons roses,
J'ai vu des papillons voltiger à l'entour.

La pêche est un fruit presque sphérique, marqué sur l'un des côtés d'un long sillon qui commence à l'attache du pédoncule et se continue en diminuant jusqu'au point où se trouvait le style ; sa grosseur varie, ainsi que l'éclat de ses vives couleurs que rehausse un léger duvet.

> Et la pêche vermeille à mon œil satisfait
> Montrait avec orgueil sa pourpre et son duvet.

La saveur de la pêche et son parfum égalent la saveur et le parfum de tous nos autres fruits ; sa chair est délicate, sucrée, d'un goût vineux. Ce fruit se mange dans son état naturel ; dans sa fraicheur, on en fait des marmelades, des compotes au sucre et à l'eau-de-vie ; fermenté, il donne une eau-de-vie abondante et agréable. Il contient de l'eau, du sucre, de la gomme, un acide particulier analogue à l'acide malique, de la gélatine végétale, des sels de chaux. Le noyau de la pêche contient de l'acide prussique et les autres substances qui se trouvent dans le fruit de l'amygdalus communis (amande douce) ; il est renfermé dans une boîte osseuse. La chimie a démontré que l'arome que l'on retire de cette boîte est de l'acide benzoïque.

La fleur du pêcher est employée en médecine comme purgative ; les feuilles sont aromatiques, légèrement amères ; leur infusion aqueuse donne un bon goût aux barriques qui doivent contenir du vin ; certains animaux en sont friands. La gomme qui exsude du tronc et des tiges de cet arbre sert dans la chapellerie et la soierie.

Les Chinois ont une grande vénération pour le persica amgydalus. Leurs livres anciens rapportent mille choses merveilleuses sur les propriétés de cet arbre ; ils lui attribuent la vertu de rompre les maléfices ; de nos jours, ils s'en offrent réciproquement les fruits, soit naturels, soit imités en porcelaine, comme symbole de bienveillance ; les artistes le font entrer partout, dans la décoration des appartements et des meubles. Ce peuple est le premier qui ait observé et noté que les fruits en espaliers acquièrent une plus grande valeur lorsque les murs sur lesquels ils sont appuyés ont une couleur blanche. Aujourd'hui la physique explique ce phénomène, qui n'est dû qu'au rayonnement du calorique et de la lumière. Chaque année on badigeonne à la chaux les murs des jardins de Montreuil et de Fontainebleau ; aussi on reconnaît que :

La pêche veloutée et la poire fondante,
Tapissant de nos murs l'insipide blancheur,
D'un suc délicieux vous offrent la fraîcheur.

PERCHE. Perca.

All., stange ; *ital.*, pesc, persico.

La perche est un poisson osseux, thoracique, caractérisé par une sorte de crête épineuse, très-piquante, placée sur le dos.

La perche est très-répandue dans toutes les rivières de l'Europe et dans une grande partie de celles de l'Asie ; elle ne parvient guère, dans les contrées tempérées, et particulièrement dans celles que nous habitons, qu'à la longueur de six ou sept décimètres ; tandis que, dans le Nord, elle prend de plus grandes proportions.

On connaît de nombreuses variétés de ce poisson ; elles ne diffèrent que peu entre elles.

La chair de la perche est d'un goût relevé, ferme ; elle se lève par tranches que divisent de nombreuses arêtes; on la mange à l'étuvée et au bleu.

PERDRIX (*pron.* per-dri). Perdix. Le mot *perdix*, selon les Romains, viendrait de *perdere*, parce que le mâle de la perdrix casse les œufs pour empêcher sa femelle de couver.

All., rebhuhn ; *angl.*, partridge ; *esp.*, perdiz ; *ital.*, pernice.

Selon quelques auteurs, c'est un gallinacé ; selon d'autres, on doit la ranger dans le genre tétras.

On connaît trois espèces de perdrix : la grise, la rouge et la blanche ; mais les oiseaux auxquels on donne ce dernier nom n'appartiennent pas à cet ordre.

La perdrix ne se perche pas, elle file en volant bruyamment et bat l'air de toute l'étendue de l'aile ; son corps est gros et ramassé ; ses plumes sont grises, tachetées de diverses couleurs ; ses pattes sont nues et armées chez les mâles d'un éperon ou ergot.

Les perdrix sont très-communes en France, moins cependant qu'en Angleterre ; M. Viardot rapporte à ce sujet l'anecdote suivante :

L'un des plus célèbres chasseurs de la Grande-Bretagne, le colonel P..., avait fait le pari qu'avec son chien d'arrêt, deux fusils et un homme pour les charger alternativement, il tuerait en quatre heures deux cents perdrix ; le pari tenu, il choisit pour son audacieuse expédition la terre de M. B..., et se mit en campagne par une belle journée de septembre. Lorsqu'au bout de quatre heures, montre en main, on vint arrêter le carnage et compter les victimes, il se trouva deux cent douze perdrix sur le champ de bataille !...

Parisiens chasseurs, quittez les plaines de Saint-Denis pour celles d'Albion.

La chair de la perdrix est un peu colorée, d'un goût excellent. En France on préfère celle de la perdrix rouge ; en Angleterre c'est le contraire, on aime mieux celle de la grise. La chair de la perdrix blanche des Pyrénées rappelle la saveur du lièvre ; elle offre quelquefois l'amertume du coq de bruyère.

La perdrix se mange rôtie, arrosée de suc de citron, et non d'orange, comme on le dit vulgairement ; en pâté, cuite avec des choux et quelques viandes de charcuterie. Quelques personnes aiment cet oiseau faisandé. On en fait d'excellent bouillon. Sa chair est plus facilement digérée mangée chaude que froide, aussi est-ce à tort que le chasseur en garnit sa gibecière, il en arrive quelquefois des inconvénients :

> Là, deux perdrix furent tirées
> D'entre les deux croûtes dorées
> D'un pain rôti dont les flancs creux
> Les avaient jusque-là serrées ;
> Et d'un appétit vigoureux
> Toutes deux furent dévorées
> Et nous firent mal à tous deux.

Les perdrix se rencontrent dans presque toute l'Europe ; elles vivent en compagnies, recherchent la société des quadrupèdes, tels que bœufs, chevaux, moutons. Ces oiseaux s'accouplent au mois de mars ; la perdrix pond au mois de mai, quelquefois à la fin d'avril, aussi les chasseurs disent : *à la Saint-Jean, perdreau volant.* Le soir elles se rappellent.

> Et par l'ombre du soir la perdrix rassurée
> Redemande aux échos sa compagne égarée.

La perdrix rouge est d'un naturel plus sauvage que la grise, on l'approche très difficilement. Lorsque cet oiseau s'envole il suit une ligne horizontale, pique en l'air dans un angle de 70 à 80 degrés. Une fois posé, il attend que la vedette qui est en observation donne le signal pour repartir. Un homme, accompagné d'une vache, d'un cheval, d'une voiture ou de moutons, pourra s'approcher très-près d'une compagnie de perdrix, tandis qu'il ne le pourra pas s'il est seul.

> Quand la perdrix
> Voit ses petits
> En danger et n'ayant qu'une plume nouvelle,
> Qui ne peut fuir encor par les airs le trépas,
> Elle fait la blessée, et va traînant de l'aile,
> Attirant le chasseur et le chien sur ses pas,
> Détourne le danger, sauve ainsi sa famille ;
> Et puis, quand le chasseur croit que son chien la pille,

Elle lui dit adieu, prend sa volée, et rit
De l'homme qui, confus, des yeux en vain la suit.

Il faut que la chasse aux perdrix offre bien des attraits, pour que Louis XIV ait fait paraître, en 1669, une ordonnance qui défendait de faucher les prairies avant la Saint-Jean, sous peine de la confiscation de la récolte et d'*amende arbitraire*, pour ne pas déranger les couvées de cet oiseau.

Les Romains étaient très-friands de perdrix, ils punissaient ceux qui en détruisaient les nids.

PERSIL (*pron.* per-ci). Petroselinum. En grec πέτρα, pierre, σέλινον, plante qui vient dans les pierres, sur les rochers.

All., garteneppich; *angl.*, parsley; *esp.*, peregil; *ital.*, prezzo molo.

Le persil est une plante herbacée, de la famille des ombellifères, comprise par la plupart des naturalistes dans le genre ache; il est bisannuel; sa racine est fusiforme, pivotànte, grosse et charnue; sa tige est haute d'un mètre; ses feuilles sont alternes.

Le persil répand une odeur aromatique très-agréable; il contient une huile volatile, du soufre, une huile fixe, un principe extractif. On emploie cette plante en médecine comme résolutive; prise à l'intérieur, sa racine est regardée comme diurétique, et la graine comme excitante. On lui attribue aussi une propriété fébrifuge; cette propriété serait due à un alcaloïde qu'on vient d'y découvrir. En cuisine, le persil est employé comme condiment pour exciter l'appétit et faciliter la digestion; il est échauffant, aussi les estomacs faibles et délicats doivent en user modérément.

La Sardaigne a buriné le persil sur ses monnaies, probablement pour rappeler que cette plante est originaire de ce pays.

Le persil était en grande réputation chez les Grecs; dans

les banquets, les hommes s'en couronnaient le front, ils le croyaient propre à exciter la gaieté et l'appétit; à Rome, on en mangeait presque continuellement, et, dans les jeux Isthmiques, les vainqueurs étaient couronnés de légers rameaux de cette plante.

PIGEON (*pron.* pi-jon). Columba livia. Du latin *pepio*; on a d'abord dit *pépion*, puis *pigeon*.

All., taube; *angl.*, pigeon; *esp.*, pichon; *ital.*, piccione.

Le pigeon est le type de cette famille de l'ordre des gallinacés formant le passage de cet ordre à celui des passereaux, et divisée en trois genres: les colombars et les colombi-gallines. Les principales espèces sont : le pigeon domestique, le pigeon ramier, le pigeon huppé, le pigeon frisé, le turc, le grosse-gorge, le cavalier, le batteur, le paon, le biset. Communément on divise les pigeons en domestiques, appelés simplement pigeons, et en sauvages ou bisets; toutes ces variétés de pigeons ne diffèrent entre elles que par les mœurs ou le plumage. Le pigeon est considéré comme oiseau de passage; cependant on le trouve presque partout, même dans les pays froids. Il est granivore, il avale sans mâcher ni broyer. Le cri qu'il fait entendre se nomme roucoulement.

Tout le monde sait que cet oiseau est très-attaché à son colombier; aussi a-t-il souvent servi de messager entre la France et la Belgique.

Le roucoulement du pigeon est lent; ses mœurs sont douces; il est très-attaché à sa femelle. Delille a dit :

Le père vole au loin, cherchant dans la campagne
Des vivres qu'il rapporte à sa tendre compagne;
Et la tranquille mère, attendant son secours,
Echauffe dans son sein le fruit de ses amours.

La chair du pigeon est brune, tendre, savoureuse, très-nutritive, un peu échauffante; elle ne convient pas aux individus secs et irritables; on la mange rôtie, à la crapaudine, aux petits pois.

Le pigeon était consacré à Vénus; c'était un des oiseaux qu'on immolait sur les autels de cette déesse.

PIGEON ramier. Columba palumbus; gallinacés.

All., taube; *angl.*, pigeon; *esp.*, pichon; *ital.*, piccione.

Le pigeon ramier, ainsi appelé parce qu'il perche sur les arbres, n'est qu'une variété du pigeon de basse-cour; il en a les mœurs et les goûts.

> Ecoutez du pigeon épris de sa maîtresse
> Le doux roucoulement exprimer la tendresse.

Cet oiseau a les qualités alimentaires du pigeon privé; on le mange de même.

Jean Ier, roi de Castille, avait fondé, en 1379, l'ordre du Pigeon; cet ordre ne dura qu'un an.

L'histoire rapporte que Mahomet avait dressé un pigeon à venir lui becqueter l'oreille; et c'était par cet intermédiaire qu'il prétendait recevoir des communications célestes.

PIMENT (*pron.* pi-man). Capsicum annuum. Du latin *pigmentum*, fard, couleur préparée. Piment des jardins, piment rouge, piment enragé, capsique, poivre de Guinée, d'Inde, de Turquie, ou d'Espagne, corail des jardins.

All., spanischer sfeffer; *angl.*, guinea pepper; *esp.*, pimiento, ó chile; *ital.*, pimento.

Le piment nous vient de l'Inde; il est actuellement cultivé avec succès en Afrique, en Amérique, en Espagne, en Provence; on le trouve aussi dans quelques jardins du centre de la France.

Cette petite plante herbacée, annuelle, a un fruit d'une belle couleur rouge lorsqu'il est mûr. Son fruit est une capsule, baie ou gousse, grosse et longue comme le pouce, et quelquefois plus, d'une saveur âcre et brûlante; cette saveur est plus forte encore lorsque le végétal a poussé sous un climat chaud.

Le piment débarrassé de sa graine, réduit en poudre, peut remplacer le poivre noir ; entier et confit dans le vinaigre, il se mange comme les cornichons; on en prépare un mets nommé *atchars*.

Le piment contient un alcali, une huile volatile, une matière résineuse, un principe colorant. Le pépérin, ou principe actif de ce fruit, mêlé à du sucre, se mange avec du bœuf; il est stimulant, digestif, irritant ; les estomacs faibles doivent s'en abstenir.

PIMPRENELLE. Pimpinella silvestris.

All., Pimpinelle ; *angl.*, pimpernel ; *esp.*, pimpinela; *ital.* pimpernella.

La pimprenelle est une plante herbacée, originaire du Levant ; elle appartient au genre dicotylédone, de la famille des rosacées, section des sanguisorbées.

Sa tige est droite, rameuse, anguleuse, striée, rougeâtre, légèrement velue, haute de quarante centimètres. Ses feuilles sont composées de onze à quinze folioles, ovales, glabres, dentées en soie, d'un vert foncé; les fleurs sont agrégées au sommet, en forme de tête ovale ou arrondie, d'une couleur purpurine. Elles sont très-sensibles aux moindres variations de l'atmosphère ; elles s'ouvrent ou se ferment lorsque le temps est au beau ou à la pluie. C'est un véritable baromètre pour les bergers.

Amis, reçois un avis sage,
Mettons la partie à demain ;
Car il pleuvra, tout le présage,
Il pleuvra, rien n'est plus certain.
Iris au ciel brille joyeuse ;
Le berger voit avec douleur
Que la pimprenelle soyeuse
A déjà fermé feuille et fleur.

Cet effet de contractilité a pour but de conserver sur les styles le pollen qu'ils portent : le souci des vignes, l'acacia, et beaucoup d'autres végétaux sont dans le même cas. Après cela, philosophes sceptiques, niez la prudence de Dieu en voyant ce phénomène !

L'impie ouvrit son âme aux tendres sentiments,
Il sentit sur sa bouche expirer le murmure,
Et le Ciel l'entendit élever des accents
Pour célébrer l'auteur de la nature.

On distingue, en botanique, plusieurs espèces de pimprenelle. Celles que l'on cultive principalement en Europe y rendent de grands services : la grande pimprenelle fait d'excellentes prairies ; la petite est employée en médecine et en cuisine comme condiment de la salade.

Pline dit qu'on faisait autrefois avec cette plante une boisson renommée contre plusieurs maladies. Les Anglais en composent, avec le vin et le sucre, une liqueur qu'ils boivent dans les temps chauds ; ils appellent cette boisson *cool-tankard*.

La pimprenelle contient beaucoup d'huile essentielle.

PISSENLIT (*pron.* pi-san-li). Taraxacum.

Cette plante porte aussi les noms de dent-de-lion, couronne-de-moine, et de léontodon ; ce mot est formé de λέων, lion, et de ὀδόντες, dent, à cause des dentelures profondes des feuilles. De ταράσσω, je remue, je purge légèrement, on fait *taraxacum*. Le nom de *pissenlit* lui vient de ce qu'il provoque les urines.

All., lowenzahn ; *angl.*, dandelion ; *esp.*, diente de leon ; *ital.*, diente di leone.

Le pissenlit est une petite plante herbacée, annuelle, à suc laiteux, de la famille des chicoracées ; il se rencontre dans les quatre parties du monde, au bord des eaux et sur les rochers arides. Sa fleur s'ouvre et se ferme à certaines heures du jour. Ce phénomène sert d'horloge aux bergers ; et les houppes emplumées qui surmontent la fleur leur prédit le calme ou la tempête.

> Il lit au sein des fleurs, il voit sur leur feuillage
> Les desseins de l'autan, l'approche de l'orage.

Le pissenlit se mange en salade ; il est difficile à digérer, les estomacs faibles doivent s'en abstenir. En médecine, il est considéré comme tonique, fondant, apéritif, surtout dans les obstructions viscérales. On en fait des sucs d'herbes, un extrait.

PISTACHE. Fruit du pistacia vera. Du grec, πιστάκια, d'où la ville de Pistacium a pris son nom.

All., pistazie ; *angl.*, pistachio-nut ; *esp.*, alfónsigo ; *ital.*, pistacchio.

Le pistachier est originaire de l'Asie.

Pline dit que cet arbrisseau a été apporté en Italie vers la fin du règne de l'empereur Tibère, par le fils de l'empereur Vitellius, qui était alors gouverneur de la Syrie.

Le pistachier est de la famille des térébinthacées, du genre dicotylédone. Il s'est tellement acclimaté en Europe que, dans certaines contrées méridionales de la France, on le rencontre dans les bois, surtout aux environs de Montpellier et de Narbonne.

Les pistaches nous viennent de la Sicile ; elles sont grosses comme des olives, et composées d'un brou tendre, peu épais, ordinairement humide, rougeâtre, très-rugueux, légèrement aromatique ; d'une coque ligneuse, blanche, qui se divise facilement en deux valves ; d'une amande anguleuse, recouverte d'une pellicule rougeâtre, d'un vert pâle à l'intérieur, et d'un goût agréable. Ces amandes sont très-nourrissantes ; elles donnent de l'huile par expression ; elles servent à faire des loochs verts, des dragées, des crèmes, des glaces, une pâte au sucre, au chocolat, des conserves.

Du temps de Clusius, on faisait, en Provence, de l'huile de pistache que l'on mangeait comme l'huile d'olive. Pline dit que, de son temps, on les mangeait confites dans l'huile ou la saumure.

PLUVIER (*pron.* plu-vié). Charadius pluvialis.

All., regenvogel ; *angl.*, plover ; *esp.*, pluvial ; *ital.*, piviere.

Le pluvier est un petit oiseau de passage, de l'ordre des échassiers. Il est moins gros qu'une perdrix ; son bec est fin et allongé ; son plumage est brun. Il se nourrit d'insectes aquatiques. Il nous vient du Nord vers l'automne, voyage par troupes nombreuses, et nous quitte au printemps. Le pluvier doré, qui est de la taille d'une forte grive, passe pour un assez bon gibier. Ces deux sortes de pluviers se trouvent dans l'ancien et le nouveau continent ; ils habitent les lieux humides, lacs, marais, rivières.

Si je porte mes pas à travers la campagne,
Je verrai du pluvier la coquette compagne
L'attirer près des lacs, s'enfuir sous les roseaux,
Puis raser comme un trait la surface des eaux.

On mange le pluvier comme l'alouette ; sa chair est excellente, et très-aromatique.

Quelques auteurs prétendent que le nom de *pluvialis*, qui a été donné à cet oiseau, lui vient de ce qu'il est plus facile de l'approcher et de le tuer lorsqu'il fait de la pluie.

POIRE (*pron.* poar). Fruit du pyrus communis. Dérivé de *piraticum* ou *piratium*.

All., pfeffer ; *angl.*, a pear ; *esp.* et *ital.*, pera.

Le poirier est un arbre originaire de l'Arménie ; il est

classé dans le genre des plantes dicotylédones polypétales, de la famille des rosacées.

Cet arbre pousse en plein vent ou en espalier; sous la main de l'homme il a produit de nombreuses variétés, qui se distinguent principalement par le volume, la forme, la couleur, l'arome et la saveur du fruit.

Le poirier s'élève quelquefois à une très-grande hauteur; ses fleurs ont un calice à cinq divisions, cinq pétales; ses étamines sont nombreuses, cinq styles distincts à leurs bases. Son fruit a toujours une forme de toupie, ombiliquée au sommet seulement; il y a cinq loges cartilagineuses contenant chacune deux pepins; les feuilles sont éparses le long des rameaux, ovales, lancéolées, aiguës, finement dentées, d'un vert luisant, attachées à de longs pétioles. Le bois du poirier est pesant, d'un grain très-uni, fin, serré et d'une couleur rougeâtre; il prend la teinture noire et ressemble alors à l'ébène.

La culture du poirier est très-ancienne. Les Romains avaient pour lui un soin tout particulier; on le voyait dans presque tous leurs jardins; ils aimaient que

> Le poirier en buisson, courbé sous son trésor,
> Sur le gazon jauni roule des globes d'or.

Virgile, Martial, Juvénal, Pline font mention de plusieurs variétés de poires que nous n'avons plus. Virgile, en parlant de cet arbre, dit : « Le même rejeton ne produit point les poires de *Crustume*, celles de *Syrie* et le *gros-romain*. »

> Nec surculus idem.
> Crustumiis, syriisque pyris, gravibusque volemis.

Voici, par ordre de saisons, les poires le plus estimées :

Petit muscat, *poires muscates*. Ces fruits sont très-petits, nombreux et en bouquets; peau fine, d'un vert jaunâtre; chair d'une saveur agréable, un peu musquée.

Muscat Robert. Fruit petit, ovale, d'un jaune mêlé de vert tendre, sucré et un peu musqué.

Bellissime d'été, suprême. Poire superbe, d'un jaune clair, demi-beurrée, d'un parfum exquis.

Rousselet de Reims, petit rousselet. Peau d'un rouge brun; chair demi-beurrée, fine, excellente; cette poire est mûre en août.

Bon chrétien d'été musqué. Poire de moyenne grosseur, jaune et rouge; chair cassante, sucrée, bien parfumée.

Beurré. C'est la poire par excellence : belles formes, finesse de goût, suc abondamment parfumé, elle réunit tout ce qui distingue un fruit excellent. Sa chair varie suivant la culture, le terrain et l'exposition; ainsi l'on voit des poires beurré, grises, rouges ou vertes.

Mouille-bouche ou *verte-longue.* Fruit gros, allongé quelquefois en toupie, rayé de vert et de jaune; chair fondante, fine, délicate, très-sucrée.

Doyenné. Fruit très-gros, arrondi, verdâtre, d'un jaune-citron, et quelquefois d'un rouge vif en mûrissant; chair douce, sucrée, parfumée, excellente dans les années sèches.

Saint-Germain. Fruit pyramidal, gros, d'un vert jaunâtre; chair blanche, fondante, pleine de jus, d'une saveur douce, quelquefois un peu âcre.

Sylvange. Fruit moyen, toujours pyriforme, d'un vert terne, finement ponctué de gris, d'un goût et d'un parfum délicieux. Cette poire a été trouvée dans les bois de Sylvange, pays Messin.

Poire d'Angoulême. Fruit à peu près de la forme du doyenné, mais plus gros; peau rugueuse, jaunâtre, d'un roux foncé; chair fondante, vineuse, très-fine et très-parfumée; cette poire a été découverte par Mme Armaillé, dans une haie, près d'Angers.

Bon chrétien d'hiver. C'est une des plus belles par sa grosseur, par sa forme pyramidale, et particulièrement par sa couleur purpurine; sa chair est cassante, mais tendre et remplie d'un suc délicieux.

La poire se mange crue, mais mûre; cuite au four ou devant le feu, en marmelade et en compote. Elle ne donne pas la pierre, comme quelques personnes le disent. On la fait sécher pour l'hiver.

On la conserve avec ou sans sirop de sucre; elle prend alors le nom de fruit confit, fruit glacé. Ce fruit contient de l'albumine, du sucre, de la gomme, des acides malique, pectique, de la fibre, de l'eau, des sels de chaux. Par la fermentation on obtient une boisson nommée *cidre de poire* ou *poiré*; ce poiré distillé donne une liqueur alcoolique qui se boit comme l'eau-de-vie.

La Picardie et la Normandie consomment une grande quantité de cidre de poire et de pomme; le cidre de poire est le plus estimé.

On fait avec les poires sèches et de l'eau une boisson très-économique, qui mousse comme le champagne; 4 kilos pour 60 litres d'eau ordinaire.

POIRÉ (*pron.* poa-ré). Racine *poire*.

All., birumost; *angl.*, perry; *esp.*, bebida de peras; *ital.*, sidro di pere.

Le poiré est une liqueur vineuse extraite des poires acerbes, pilées, pressées et fermentées.

Le vinaigre de poiré, après celui de vin, est le meilleur; on les mélange souvent pour en diminuer le prix de revient.

Sur deux cents variétés qu'offre le poirier, quarante ou cinquante sont propres à faire du poiré; c'est le contraire dans les pommes, dont les quatre cents variétés sont, à quinze ou vingt espèces près, bonnes à faire du cidre.

Tout le nord de la France fait une grande consommation de poiré; le poiré le plus estimé nous vient de l'Orne, du Calvados et de la Manche. Cette boisson, évaporée à la sortie du pressoir, donne un excellent sirop avec lequel on fait le raisiné. Le poiré est sain, digestif, nourrissant; il peut être bu pur ou avec de l'eau ; par la distillation, on en retire de l'alcool; il peut se conserver pendant plusieurs années sans s'altérer.

En parlant du poiré et du cidre, Levacher de la Feutré s'exprime ainsi :

Maintenant, ô Normands, les plus sages des hommes,
Vantez-nous à loisir vos poires et vos pommes :
Le cidre, excellent don de vos pénibles soins,
Satisfait en plaisant à nos pressants besoins,
Dans vos travaux nombreux il soutient votre haleine,
Vous nourrit, vous engraisse et charme votre peine.

La composition chimique du poiré est à peu près la même que celle du cidre ; il est cependant plus riche en principes aromatiques.

POIREAU (*pron.* poa-ro). Porrum album. Πράσον. Liliacées.

All., lauch ; *angl.*, a leek ; *esp.*, puerro ; *ital.*, porro.

Le poireau est une plante herbacée, originaire des contrées méridionales de l'Europe ; il est cultivé dans les jardins, pour l'usage des cuisines, comme aliment et condiment.

Le poireau se reconnaît à sa bulbe allongée, à sa tige haute d'un mètre, pleine, garnie de feuilles planes, mais pliées en gouttière. Cette plante est du même genre que l'ail, la ciboule, l'oignon. Les Romains et les Egyptiens la connaissaient ; ils en faisaient un bien plus grand usage que nous.

Le poireau a la même composition chimique que l'oignon; il contient une plus grande quantité de sucre.

L'Ecole de Salerne donne les propriétés de ce légume dans les trois vers suivants :

Porrum fecundas reddit persæpè puellas;
Manantemque potest naris retinere cruorem,
Ungas si nares intùs medicamine tali.

PETITS POIS (*pron.* poa). Pisum sativum.

All., erbse ; *angl.*, peas ; *esp.*, guisante ; *ital.*, pero.

Le pois est une plante dicotylédone, annuelle, herbacée, de la famille des légumineuses, originaire du midi de l'Europe, très-répandue dans le midi de la France ; on la cultive pour la bonté exquise de sa semence.

Les petits pois frais sont un mets très-délicat ; leur saveur est douce, sucrée, pleine d'arome ; on les mange au naturel, au sucre, au beurre, au gras, sous le veau et la volaille. Ils sont adoucissants. Certaines personnes ne peuvent les digérer ; ils leur occasionnent des diarrhées très-fortes.

Les petits pois secs sont moins agréables et moins faciles à digérer ; ils sont, pour les petits ménages, une grande ressource pendant l'hiver ; on les casse pour en faire une purée. Voici l'opinion de l'Ecole de Salerne sur ce légume :

> Que dirai-je des pois ? Je les loue et les blâme.
> Le pois, avec sa peau, gonfle ; il contriste l'âme,
> Et fait mal en effet ; donc pour le rendre sûr,
> Enlevons-lui sa robe et mangeons-le tout pur.

Les petits pois sont conservés frais d'une année à l'autre par le procédé d'Appert, qui consiste à mettre cette graine dans des bouteilles ou des boîtes en fer-blanc qu'on prive de l'air atmosphérique en les faisant bouillir au bain-marie.

> Je pourrai tous les ans, dans le sein des hivers,
> En dépit des frimas, vous offrir des pois verts.

la capsule verte de ce légume est bonne pour engraisser les bœufs et les vaches ; on peut aussi en faire une boisson très-agréable en la faisant fermente: avec de l'eau et un peu de sureau ; elle imite le cidre de pommes.

Les petits pois, soumis à l'analyse, ont donné une matière volatile, de l'amidon, de la légumine, de l'albumine, du sucre, du mucilage, une matière féculente, une matière fibreuse, des sels minéraux.

POIVRE (*pron.* poavr). Piper nigrum.

All., pfeffer; *angl.*, pepper; *esp.*, pimienta; *ital.*, pepe; gr., πέπερι.

> Pour moi, j'aime surtout que le poivre domine :
> J'en suis fourni, Dieu sait! et j'ai tout Pelletier
> Roulé dans mon office en cornets de papier.

Le poivre est le fruit d'un arbrisseau qui nous vient des Indes, et dont l'espèce est très-nombreuse; il s'est acclimaté dans les colonies françaises et anglaises.

Le poivrier est une plante dicotylédone; son fruit est petit, globuleux, d'abord verdâtre, puis rouge en mûrissant, et noir en vieillissant. Sa saveur est chaude, aromatique et brûlante. M. Pelletier l'a trouvé composé d'un principe particulier, pipérin; d'une huile concrète âcre, d'huile balsamique, d'une matière colorante, de gomme, d'extractif, d'acides tartrique, gallique, d'amidon, et de sels de chaux.

Cette graine est un condiment obligé des mets visqueux peu sapides de nos climats; on l'emploie entier, concassé, ou en poudre. C'est surtout par les peuples des régions équatoriales que le poivre est recherché; ceux-ci en saturent leurs aliments et leurs boissons, ils s'en trouvent plus forts et plus dispos.

On prépare le poivre blanc à Java et à Sumatra, en jetant sur du poivre noir une certaine quantité d'eau bouillante, puis en le faisant sécher. Ce poivre n'est pas aussi estimé.

Les Grecs et les Romains faisaient, comme nous, usage du poivre; et, de leur temps comme dans le nôtre, les marchands cherchaient tous les moyens de le falsifier; nous en avons trouvé qui contenait un quart de tourteau de noix. Il est préférable de l'acheter en grain.

POMME (*pron.* pom). Fruit du malus pyrus.

All., apfel; *angl.*, apple; *esp.*, manzana; *ital.*, pomo.

Le pommier est une plante dicotylédone, de la famille des rosacées, tribu des pommacées. Il est originaire de l'Europe; l'agriculture et l'industrie l'ont rendu un végétal de première nécessité.

Le pommier s'élève à une hauteur de huit mètres; sa forme arrondie en demi-sphère présente des rameaux qui tendent à s'incliner; ses feuilles sont lisses, d'un vert foncé; ses fleurs sont en bouquet et presque toujours teintes d'un rose vif. Cet arbre offre au printemps un coup d'œil charmant, il invite à se reposer. Le poëte aussi aime à s'inspirer sous son frais ombrage :

> Ah! que ma muse, au gré de son désir,
> S'égare en paix dans ce frais élysée,
> Sous ces pommiers où l'aile du zéphyr
> Répand sur moi des gouttes de rosée!

Le pommier, par la taille, est susceptible de prendre toutes sortes de formes; cet avantage est très-grand pour les vergers, où il rompt la monotone régularité des autres arbres fruitiers. Delille s'exprime ainsi :

> Pour mieux plaire à nos yeux combien il prend de formes!
> Là s'étendent ses bras pompeusement informes;
> Sa tige ailleurs s'élance avec légèreté,
> Ici j'aime sa grâce avec sa majesté.

Le pommier est un des arbres qui, sous la main de l'homme, ont acquis une valeur; car à l'état sauvage son fruit est acerbe et de mauvaise qualité. Il faut qu'il soit greffé, et cet art était connu des anciens : Pline et Dioscoride de Sicile en parlent. Tibulle ne dédaignait même pas cet agréable passe-temps; il dit quelque part : *mes mains rustiques planteront la tendre vigne et grefferont mes pommiers dans la saison favorable.*

Ipse seram teneras, maturo tempore, vites
Rusticus et facili grandia pomma manu.

Le pommier se plaît dans les climats tempérés, un peu humides; il aime les vastes plaines, la trop grande chaleur le fait périr. La Normandie et la Picardie sont, en France, es contrées où il réussit bien.

La pomme est ordinairement sphérique, quelquefois allongée, ou bien déprimée et aplatie sur son axe, creusée à sa base par la cavité dans laquelle est fixé le pédoncule; le péricarpe ou pulpe est charnu, solide, parfumé, tendre, doux, légèrement acidulé, d'une saveur agréable; au milieu se trouve une capsule membraneuse où sont logées les graines ou pepins. On connaît aujourd'hui plus de deux cents variétés de pommes; elles ne diffèrent entre elles que par la grosseur, la couleur et la saveur du fruit.

Nous donnons ici les variétés de ce fruit qui sont les plus recherchées sur les tables :

Reinette franche, grosse reinette; peau jaune pâle; chair ferme, fine, sucrée, excellente, de longue durée.

Reinette blanche; pomme de moyenne grosseur, abondante, tendre et savoureuse.

Reinette dorée; fruit moyen, d'un jaune foncé; chair ferme, délicate, sucrée et acidule, mais très-agréable.

Reinette grise; fruit rond, volumineux, superbe, de couleur grise; chair cassante, fine, très-sucrée, très-parfumée.

Reinette du Canada; fruit très-gros, aplati, a côtes plus ou moins prononcées; peau d'un jaune verdâtre; chair tendre, fine, très-sapide.

Reinette d'Angleterre; pomme volumineuse, d'un jaune clair, strié de rouge; tendre, sucrée, excellente.

Calville rouge; gros fruit à côtes, un peu allongé, d'un

beau rouge; chair rougeâtre, légère, grenue, sapide, vineuse.

Calville blanche; très-beau fruit, volumineux, à côtes saillantes, d'un jaune pâle, quelquefois teint de rouge; chair fine, tendre, grenue, d'une saveur très-agréable.

Drap d'or; fruit de bel aspect, d'un jaune foncé, luisant, pourpré du côté de la lumière; chair grenue, délicate, légèrement acidule.

Fenouillet gris; fruit petit, d'un gris fauve; chair sucrée, appétissante, un peu anisée.

Fenouillet rouge; fruit du même volume, d'une teinte foncée, un peu rougeâtre; d'un goût délicat, sucré, agréablement parfumé.

Fenouillet jaune; gris et jaune d'or; chair ferme, également savoureuse, mais d'une conservation moins prolongée.

Haute bonté; grosse pomme d'hiver, à côtes d'un vert gai; tendre, délicate, odorante, d'une saveur acidule.

Api; jolie petite pomme, aimée de tout le monde, surtout des enfants; d'une forme globuleuse, séduisante par sa teinte d'un pourpre vif qui se détache agréablement sur un fond blanc; son parfum réside dans la peau; elle se conserve longtemps; elle rafraîchit et apaise la soif.

Pomme violette; fruit presque rond ou un peu conique, d'un vert pâle, rayé de rouge; rempli d'une eau sucrée, d'une légère odeur de violette.

Châtaignier; pomme d'une grosseur moyenne, flagellée d'un rouge vif; chair ferme, d'une médiocre qualité, d'une saveur approchant de celle de la châtaigne; on la mange cuite; elle se digère facilement.

Pomme de paradis; fruit petit, d'un goût passable, mais qui ne répond point à ce beau nom. Les Grecs le nommaient *pomme de miel.*

Les Romains estimaient particulièrement la pomme reinette blanche et la reinette grise, qui leur venaient de la Gaule.

La pomme se mange crue, cuite, séchée au four, réduite en marmelade, en gelée, confite au sucre. On en fait une boisson connue depuis la plus haute antiquité sous le nom de cidre. Le cidre est une boisson saine et agréable; Thompson, Saint-Lambert et beaucoup d'autres poëtes lui ont consacré de beaux vers; un d'eux nous dit :

C'est toi, fils de la pomme, étincelant breuvage,
C'est toi qui sus jadis enflammer le courage
De ces fameux Normands dont le bras indompté
Fit ployer d'Albion la rebelle fierté.
Animé par ton feu, le père de la scène
Aux rivages français amena Melpomène,
Et, ressuscitant Rome aux yeux du spectateur,
D'Auguste et de Pompée atteignit la hauteur.
Quand tu viens pétiller sur la table enchantée,
Tu joins à des flots d'or ta mousse parfumée;
La fièvre, aux yeux ardents, que rallume le vin,
Abandonne sa proie à ton aspect divin.

La pomme contient de la pectine, de l'acide malique, des malates de chaux, du sucre, du parenchyme, un principe aromatique, de l'eau de végétation, de la fibre. Ce fruit se conserve très-bien pendant l'hiver; il faut le mettre dans des tiroirs hermétiquement fermés et l'enfouir dans du charbon en poudre.

Ce fruit ne convient aux convalescents et aux vieillards que cuit. Les enfants en sont friands, ils se font même un plaisir d'en dérober aux vergers du voisin. Qui de nous n'a pris part à une bataille livrée avec des pommes?

La Fable dit que Pâris s'attira le courroux de Pallas et de Junon en décernant la pomme à Vénus. Homère avait placé le pommier dans les quatre arpents de terre qui composaient le jardin d'Alcinoüs. Le fruit de cet arbre a longtemps porté le nom de *méloïde à pepins*; de nos jours encore on l'appelle ainsi.

Le bois du pommier sert dans la menuiserie ; il brûle très-bien et fournit de bonnes cendres.

POMME DE TERRE. Solanum tuberosum ; pentandrie monogynie, famille des solanées.

All., kartoffel ; *angl.*, patatoe ; *esp.*, patata de la Mancha.

Walter Raleigh et Parmentier ont attaché leurs noms à l'histoire de la pomme de terre, le premier pour l'avoir découverte, le second pour l'avoir propagée. La pomme de terre est originaire du Nouveau-Monde ; elle croît spontanément depuis la Caroline jusqu'au Chili ; elle a été apportée en Galicie en 1530, et y est devenue indigène. En 1783, la France était le seul pays européen où l'on repoussât la culture de cette précieuse plante, tandis qu'en Angleterre elle était employée depuis 1586. Qui l'a introduite en France ? Toutes les recherches à ce sujet sont restées infructueuses, et, plus heureux que mes devanciers, le hasard m'a fait recueillir la note suivante : En 1787, Parmentier, pharmacien en chef des armées de terre et de mer, inspecteur général du service de santé, étant en mission au camp du prince de Condé, sur les bruyères de Saint-Omer, s'était lié d'amitié avec M. Augustin Damart, pharmacien en cette ville.

Dans une promenade que ces messieurs firent dans les jardins du faubourg de Lizel, M. Damart fit remarquer à son confrère une petite culture de pommes de terre qui fixa vivement l'attention du philanthrope. Le même jour, M. Damart fit goûter de ce tubercule à son ami qui le trouva d'un goût si agréable qu'il conçut la pensée de le propager en France et de seconder en cela le vœu du roi. On sait que pendant longtemps, Louis XVI avait le désir de voir la pomme de terre employée aux besoins de la vie ; il demanda au vénérable Parmentier quel moyen on pourrait employer pour en propager la consommation : « Mangez-en seul, répondit celui-ci, et tout le monde en voudra. » En effet, ce monarque fit ensemencer un champ de cette plante, placer des gardes autour avec ordre de faire feu, à poudre seulement, sur tous ceux qui en voudraient voler. En peu de jours, la récolte fut enlevée, distribuée dans toute la France, et depuis, ce tubercule est devenu d'un usage populaire.

Les Péruviens, de temps immémorial, ont su se préserver de la disette par la culture de cette plante; chez nous, elle a rendu un grand service en 1793, 1816 et 1817.

Le solanum tuberosum se plaît dans les terrains sablonneux; il acquiert une grosseur raisonnable et une fécule abondante. Un hectare de terre en produit, terme moyen, 25,000 kilogrammes qui contiennent en substance alimentaire 8,000 kilogrammes, et en fécule sèche 6,000 kilogrammes, desquels on pourrait retirer 3,000 litres d'alcool à 22 degrés; le marc peut être employé à la nourriture des animaux.

La parmentière est une plante annuelle, herbacée; on en connaît un grand nombre de variétés.

La pomme de terre jaune mûrit en juin; la rouge pâle est fort bonne; la hollandaise est jaune, longue, aplatie, très-farineuse; la rouge longue ou violette a une chair ferme, elle est très-estimée pour la table. La patraque blanche est très-grosse et très-farineuse; elle se réduit en pulpe par la cuisson. La patraque jaune est très-amylacée et productive; on l'emploie pour faire la fécule. La decroizelle rose est allongée et d'excellente qualité.

On récolte les pommes de terre vers la fin du mois d'octobre; on les conserve dans les caves; au printemps elles germent et se gâtent.

On fait un grand usage de la pomme de terre comme aliment; elle remplace très-bien le pain, quoiqu'elle nourrisse un peu moins que ce dernier; elle fait la base de la soupe économique dite à la *Rumfort*. On l'ajoute souvent à la farine pour faire du pain; cette addition rend celui-ci un peu plus compacte.

Les pommes de terre desséchées, concassées et préparées de certaines manières servent à faire du gruau, de la polenta, du sagou, du riz, du vermicelle. C'est surtout comme légume qu'elles s'emploient, cuites à l'eau, ou avec de la viande, en gâteaux, en tartes, en bouillie.

Ce légume contenant une grande quantité d'eau de végétation est sujet à geler pendant l'hiver; dans cet état, on peut l'utiliser pour en faire de la fécule.

Les pommes de terre donnent, par la fermentation, un alcool appelé dans le commerce *esprit de fécule*; cet esprit sert à composer des vernis.

Ce tubercule contient : amidon, parenchyme, albumine, asparagine, résine, matière animale, citrate de chaux, citrate de potasse, acide citrique libre, et une huile volatile qui a beaucoup d'analogie avec l'alcool.

La fécule de pomme de terre, par sa composition chimique, manquant de tous principes azotés, n'aura jamais l'avantage sur les céréales; elle est nourrissante, parce que les sucs gastriques transforment l'amidon en sucre.

La fécule a une apparence nacrée; elle fait entendre une espèce de cri lorsqu'on la presse entre les mains. Examinée au microscope, ses grains sont plus gros et d'un volume plus régulier que ceux de l'amidon de blé; ils sont ovoïdes, étranglés, gibbeux, un peu triangulaires; ils paraissent recouverts d'une partie corticale.

Cette fécule est blanche, insipide, insoluble dans l'alcool et l'éther, inaltérable à l'air; l'odeur qui s'en exhale pendant la cuisson est peu agréable; elle bleuit au contact de l'eau iodée; chauffée avec un peu d'eau, elle prend une consistance de gelée, connue sous le nom d'*empois*; elle forme alors un hydrate; chauffée avec de l'eau et de l'acide sulfurique, on la transforme en glucose, vulgairement appelée dextrine ou sirop de fécule. Cette substance se distingue de l'amidon de blé au moyen de la teinture d'iode; la première se colore en bleu, la seconde en jaune pâle, un peu rouge. D'après les chimistes, elle ne diffère des autres principes immédiats végétaux que par une proportion plus forte de carbone.

La maladie qui affecte la pomme de terre a beaucoup d'analogie avec celle du raisin; elle lui donne une couleur brune, qui amène promptement la putréfaction. Dans cet état, ce tubercule répand une odeur *sui generis* très-désagréable.

On a constaté que des pommes de terre ainsi gâtées n'ont aucune action fâcheuse pour les animaux qui en font usage, et que sa fécule n'était nullement altérée.

PORC, ou COCHON. Sus crofa. Du celte *cawch*, plein de boue, sale, impur. *Ciacco* en étrusque; σῦς en grec.

All., schwein; *angl.*, hog, *esp.*, puerco; *ital.*, porco.

L'homme ne peut être qu'émerveillé de l'ordre que Dieu a mis dans la composition de chacune de ses créations : il n'y rencontre aucune transition brusque; une échelle de gradation est établie depuis le madrépore jusqu'au plus grand et au plus gros quadrupède; c'est avec raison qu'on peut s'écrier :

Qui peut ouvrir les yeux sur ce champ de merveilles
Et, tel que Galien en ses savantes veilles,
Ne se pas écrier, plein d'amour et de foi :
C'est Dieu même, il se montre : adore et soumets-toi ?

Le porc aussi sert à lier un anneau supérieur à un anneau inférieur dans la chaîne des êtres; car M. Cuvier l'a placé comme intermédiaire entre l'hippopotame et le rhinocéros, non loin de l'éléphant.

Le porc, ou cochon, est un mammifère pachyderme; c'est un sanglier réduit à l'état de domesticité. Le mâle porte le nom de verrat; la femelle se nomme truie ou coche, et les petits, dans le premier âge, cochons de lait.

Le cochon diffère du sanglier en ce qu'il n'a ni les mêmes dimensions, ni le même pelage ; il est privé de défenses ; son poil long, dur, raide, se nomme *soie* ; sa peau dure se nomme *couenne*.

De tous les animaux domestiques, le porc paraît être le plus brut ; toutes ses habitudes sont grossières, tous ses goûts immondes ; presque toutes ses sensations se réduisent à une gourmandise brutale qui lui fait dévorer indistinctement tout ce qui se présente, et même sa progéniture, au moment où elle vient de naître.

Les formes de cet animal sont très-sagement assorties à son genre de vie ; comme il ne peut se procurer sa subsistance qu'en retournant la terre avec son groin, il a le cou gros et fort, les yeux petits et placés très-[illegible] dans la tête, le museau long et calleux, et le sens de l'odorat exquis. Il grogne toujours, surtout lorsqu'on le touche.

> Dom Pourceau criait en chemin
> Comme s'il avait eu cent bouchers à ses trousses ;
> C'était une clameur à rendre les gens sourds.

Le cochon voit de très-loin ; il court avec assez d'agilité ; la maladie dont il est le plus souvent affecté est la ladrerie.

On rencontre souvent, dans l'île de Minorque, un cochon, une truie, et deux jeunes chevaux attelés ensemble à la même charrue pour labourer la terre ; on dit que cet animal est même très-ardent à ce travail. Les naturalistes ont remarqué qu'à l'approche du mauvais temps les cochons sont très-irritables, et qu'ils craignent beaucoup le vent ; cet effet sur eux est cause d'un adage chez les paysans anglais : Ils disent que *les cochons savent voir le vent*.

La vie du cochon est de vingt-cinq à trente ans. Cet animal acquiert, en vieillissant, des proportions énormes. On en a vu dont le lard était si épais, que des souris y avaient établi leur demeure.

Toutes les parties de cet animal sont usitées comme aliment ; sa chair est blanche, tendre, compacte, visqueuse, lourde, nourrissante, grasse, et de bon goût ; elle ne convient pas aux sujets faibles et débiles ; il n'y a que les personnes livrées aux travaux pénibles qui puissent se la permettre ; les goutteux doivent s'en abstenir. L'Ecole de Salerne a dit :

Le porc avec du vin est mets comme remède,
Mais il lui faut unir ce vaillant intermède ;
Sans cela le cochon ne vaut pas le mouton ;
Remède est le cochon à la sauce d'oignon.

On voit que l'auteur des aphorismes attribue à la chair du porc une propriété resserrante : cette opinion ne sera jamais adoptée par la majorité des consommateurs.

La tête du cochon, cuite dans l'eau, avec du sel et des aromates, constitue un mets très-usité parmi le peuple, et qu'on nomme fromage de cochon.

Les intestins et le sang servent à faire le boudin, mets que Perrault, notre spirituel conteur, a immortalisé dans l'anecdote suivante :

Pendant que nous avons une si bonne braise,
Qu'une aune de boudin viendrait bien à propos !
A peine achevait-elle de prononcer ces mots,
Que la femme aperçut, grandement étonnée,
Un boudin fort long, qui, partant
D'un des coins de la cheminée,
S'approchait d'elle en serpentant.
Peste soit du boudin ! et du boudin encore !
Plût à Dieu, maudite pécore,
Qu'il te pendît au bout du nez !
La prière aussitôt du Ciel fut exaucée,
Et, dès que le mari la parole lâcha,
Au nez de l'épouse irritée
L'aune de boudin s'attacha.

Moïse défendait l'usage du porc aux Israélites ; de nos jours, ils s'en abstiennent encore.

Les Romains faisaient manger cinq à six fois par jour la chair de cet animal à leurs athlètes, dans l'espoir de leur donner de la souplesse, de la force et de la vigueur. Ils sacrifiaient aussi cet animal en l'honneur de la naissance d'un enfant.

L'usage de la charcuterie est très-ancien. Sous Louis IX, le peuple en mangeait déjà ; la vente n'en était pas, comme aujourd'hui, soumise à une surveillance sévère de la part de la police. Si nous avions voix dans le conseil supérieur de l'hygiène publique, nous demanderions qu'il y eût, dans tous les abattoirs des grandes villes, un laboratoire où les viandes seraient préparées et cuites ; on ne verrait plus alors dans le peuple de ces diarrhées rebelles que le médecin ne peut diagnostiquer.

On appelle petit salé les parties du cochon que l'on conserve dans la saumure.

Le jambon est la cuisse de derrière que l'on sale, et qu'on expose au contact de la fumée. Le plus estimé nous vient des bords du Rhin ; du moins c'était l'opinion de Boileau :

> Sur ce point un jambon d'assez maigre apparence
> Arrive sous le nom de jambon de Mayence.

La graisse du porc se nomme saindoux, axonge ; elle est d'un très-grand usage, comme condiment, dans la cuisine ; elle sert, dans les arts, pour diminuer le frottemen tdes machines mises en mouvement.

Certains peuples du Nord s'en oignent le corps pour se préserver de la vermine et de l'intensité du froid. En Chine, on brûle cette graisse comme l'huile. En médecine, elle est la base des pommades.

POTIRON. Fruit du cucurbita pepo; cucurbitacées.

All., pliez; *angl.*, pumpkin; *esp.*, calabaza grande de invierno; *ital.*, sorta di fungo.

Le potiron est une plante herbacée, annuelle, dont on ignore l'origine; on le cultive dans les jardins potagers; il est du genre courge. Il se mange cuit; on en fait des soupes fort agréables et très-saines; dans la Bourgogne et le Nivernais, on en prépare des tartes et une sorte de raisiné, en le cuisant avec du vin doux; il sert à falsifier les pâtes d'abricots d'Auvergne.

La semence de ce fruit est employée en médecine comme semence froide; on en fait des loochs; les confiseurs les emploient dans leurs dragées.

POULE. Galla. Du latin *pulla;* gallinacés.

All., hun; *angl.*, hen; *esp.*, gallina.

Poulets, dindons et coqs, grattant la terre,
De mon fumier disputeront le bien;
Et le chapon, heureux célibataire,
S'engraissera sans se mêler de rien.
Là, la couveuse, élevant sa famille
Avec tendresse, avec sévérité,
A quatorze ans fera rêver ma fille
Sur les devoirs de la maternité.

La poule est la femelle du coq; c'est un oiseau domestique, un gallinacé de la famille des alectrides. Il en existe beaucoup de variétés, qui ne diffèrent entre elles que par leur grosseur ou la couleur du plumage. Cet oiseau anime les lieux qu'il habite.

La poule, aimable en sa légèreté,
Belle de modestie et de simplicité,
Répand son charme heureux et sa grâce animée.

Cet oiseau est très-précieux à l'homme, pour le tribut

qu'il donne tous les jours. On le trouve dans toute l'Europe; il préfère cependant les climats chauds ou tempérés.

La poule cache presque toujours ses œufs dans les étables, les écuries, les haies les plus ombragées ; lorsqu'elle a pondu, elle fait entendre un cri que la fermière connaît ; aussi celle-ci la perd-elle rarement de vue et lui fait-elle fréquentes visites.

Elle y court le matin ; son œil aime à trouver
La mère sur son nid, l'enfant qui vient d'éclore,
Et la poule en travail, et son œuf tiède encore.

La chair de la poule n'est bonne que dans son jeune âge ; plus tard elle est dure et peu agréable, on la met au riz, au gros sel, arrosée de citron ; on choisit de préférence les ailes et les parties blanches de l'estomac. L'Ecole de Salerne a dit :

Oh ! que vous êtes sains, oiseaux délicieux,
Toi poule, et toi chapon, vous, pigeon précieux.

Horace prétend que les poules blanches sont moins bonnes à manger que les noires.

Il donne quelques conseils pour en attendrir la chair.

Si vespertinus te oppresserit hospes,
Ne gallina malè responset dura palato,
Doctus eris vivam misto mersare Falerno ;
Hoc teneram faciet.

Sonnerat a trouvé des poules sauvages dans la chaîne des Gates. M. Leschenault en a également observé dans les forêts de Java ; d'après ce naturaliste, celles-ci paraîtraient être la source de notre espèce domestique.

De tous les oiseaux de basse-cour, la poule est la plus facile à nourrir ; presque toutes les substances alimentaires lui conviennent. La fécondité de cet oiseau n'est interrompue que pendant le temps de la mue, c'est-à-dire depuis la fin d'octobre jusque vers le 15 ou 20 janvier.

POULE D'EAU. Fulica chloropus.

All., huhn ; *angl.*, pool ; *esp.*, gallina ; *ital.*, gallina.

La poule d'eau est un genre d'oiseau aquatique, ainsi nommé du rapport général, et cependant très-éloigné, de ses formes avec celles de la poule proprement dite. On en distingue plusieurs espèces, dont le caractère essentiel est d'avoir quatre doigts, trois devant, un derrière, garnis dans toute leur longueur de membranes fendues et simples.

Cet oiseau se trouve dans les deux continents ; il a un très-grand instinct de conservation.

L'un bâtit hardiment sa hutte sur les eaux ;
Pour mieux la préserver des fureurs de l'orage,
Il l'attache avec art aux plantes du rivage,
Et son nid, retenu par ces flexibles nœuds,
Balancé par les flots, monte ou baisse avec eux.

Lorsqu'on chasse la poule d'eau, elle plonge dans ce liquide, et, au lieu de reparaître à la surface, elle se place sous une feuille de nymphœa, de nénufar, laissant sortir le bout de son bec pour respirer, et demeure immobile. On la trouve dans les lacs, les ruisseaux et les rivières.

La chair de cet oiseau passe pour un aliment maigre ; elle est sèche, dure, difficile à digérer, peu estimée par les uns, très-recherchée par d'autres. On la mange rôtie ; on choisit de préférence celle qui provient de jeunes animaux.

POULET (*pron.* pu-lé). Du lat. *pullus* ; gallinacés.

All., juges huhn ; *angl.*, chick ; *esp.*, pollo ; *ital.*, pollostro.

Le poulet est le nom du jeune coq, lorsque le duvet a été remplacé par les plumes ; c'est le petit de la poule.

La consommation de ce gallinacé est devenue tellement

grande à Paris, qu'aujourd'hui, pour s'en procurer, on a recours à un moyen factice renouvelé des Romains; il consiste à faire éclore les œufs dans des étuves chauffées par la vapeur d'eau bouillante.

Comme une alimentation azotée active le développement et la croissance des poulets, on leur fait manger de la chair de cheval bouillie dans de l'eau et hachée avec du son.

Certes un poëte ne se serait pas donné le plaisir de faire les vers suivants, si on lui eût servi cet oiseau ainsi engraissé :

> Près Caudebec, dans l'antique Neustrie,
> Pays connu dans tous les tribunaux,
> Certaine poule avec soin fut nourrie ;
> C'était l'honneur des volailles de Caux.

Le poulet piaule en appelant sa mère, ou en cherchant sa nourriture.

Un spirituel gastronome croit fermement que le poulet a été créé uniquement pour enrichir nos banquets, car sa chair est un aliment précieux à l'âge de deux à cinq mois; aussi :

> Proscrivez sans pitié ces poulets domestiques,
> Nourris en votre cour et constamment étiques,
> Toujours mal engraissés par des soins ignorants;
> Ne connaissez que ceux de la Bresse ou du Mans.

La chair de poulet est blanche, exquise, gélatineuse, tendre et de digestion facile, les blancs de l'aile et de la poitrine surtout. On la mange rôtie ou en ragoût. Le bouillon de poulet est très-rafraîchissant.

L'histoire romaine nous parle des poulets sacrés ; elle dit que Claudius, ayant appris que les poulets sacrés ne voulaient pas manger, et c'était alors un mauvais augure, s'écria : « Qu'ils boivent ! » et les fit jeter à la mer.

Les prêtres, qui élevaient eux-mêmes ces oiseaux pour en tirer des augures, attribuèrent à cet acte d'impiété tous les malheurs qui affligèrent ce général.

POURPIER (*pron.* pur-pié). Les anciens l'ont appelé porcelaine, ou porchaille. Selon Ménage, c'est une corruption de *poulle-pied*; du latin *pulliapes* ou *pullipedem*. Saumaise veut qu'on l'ait appelé *portulaca* par corruption de *porculla*, ou pied de porc. Nous le nommons *portulaca oleracea*.

All., portulak; *angl.*, purslain; *esp.*, verdolaga; *ital.*, porcellana.

Le pourpier est une plante herbacée, potagère, dicotylédone, de la famille des portulacées. On le croit originaire des Indes; il a si bien réussi dans nos climats qu'il vient spontanément dans nos jardins.

La feuille de cette plante est tendre, épaisse, lisse, charnue, pleine d'un suc rafraîchissant; sa saveur âcre se dissipe par la cuisson. On mange le pourpier cuit ou en salade; on le fait confire dans du vinaigre avec du sel comme assaisonnement pour l'hiver. Il est peu nourrissant.

Boileau a dit :

> A côté de ce plat paraissaient deux salades;
> L'une de pourpier jaune et l'autre d'herbes fades.

Cette plante contient de l'albumine, quelques sels de chaux, et beaucoup de chlorophylle.

PRUNE (*pron.* pru-n). Fruit du prunus domestica.

All., pflaume; *angl.*, a plum; *esp.*, ciruela ; *ital.*, prugna.

Le prunier et le cerisier ont une grande analogie.

Linné les a réunis dans le même genre ; de Jussieu a placé le premier dans les rosacées, tribu des amygdalées.

Cet arbre est, à ce qu'on croit, originaire d'Orient; il est cultivé en France depuis un temps immémorial. On en connaît au moins une centaine de variétés qui sont divisées en trois séries : prunier à fruits rouges, jaunes et blancs. Les prunes les plus estimées sont celles de reine-claude, de mirabelle, etc. Elles sont faciles à digérer; on les mange cuites ou crues; on en fait des compotes, des gelées, des marmelades. Ce fruit est généralement sain, d'un goût agréable et délicat; on le confit à l'eau-de-vie, ou on le dessèche au four; il constitue alors les pruneaux.

Les pruneaux doivent être choisis tendres, moelleux, de saveur douce, agréable; les plus estimés nous viennent de Tours, Agen, Brignolles. Les pruneaux dits *à médecine* sont faits avec les petits damas noirs; ils ne figurent jamais sur les tables; ils agissent comme laxatifs.

> Frigida sunt, laxant, multùm prosunt tibi pruna.

Les Romains les appelaient *pruna damascena*, *pruna syriaca*. Le poëte Martial, qui faisait quelquefois le médecin, les conseillait également pour avoir le ventre libre.

Ce fruit contient assez de sucre pour en obtenir de l'alcool par la fermentation et la distillation. Il a à peu près la même composition chimique que la *casse*.

PULPE. Pulpa. (On écrivait autrefois poulpe.)

Angl., pulp; *esp.*, pulpa; *ital.*, polpa degli frutti.

La pulpe existe dans les végétaux; elle est la partie molle et charnue, essentiellement formée du tissu cellulaire qui constitue la presque totalité des fruits, des feuilles et des graines. La pulpe des fruits s'appelle sarcocarpe ou mésocarpe; la *pulpe* des feuilles, *parenchyme*; de la pulpe des graines, *endosperme*.

R

RADIS (*pron.* ra-di). Raphanus sativus. Du latin *radix*, racine.

All., retting; *angl.*, turnip-radish; *esp.*, reponche; *ital.*, radice.

Le radis est une plante herbacée potagère, de la famille des crucifères; on le croit originaire de la Chine ou du nord de l'Inde. On le cultive en Europe pour sa racine; ses fleurs sont blanches, purpurines et d'un violet tendre; disposées en grappes longues, latérales et terminales; la feuille est rugueuse et chargée de poils.

On connaît plusieurs variétés de radis que l'on peut servir sur les tables : une tubéreuse, arrondie, blanche, rosée ou rougeâtre à l'extérieur. On appelle radis ou raifort blanc une variété à épiderme noirâtre dont la chair est plus ferme et le goût plus piquant : c'est le radis noir ou le raifort des Parisiens, *raphanus niger*; enfin une troisième variété d'une forme allongée en fuseau, à épiderme blanc, violet ou rougeâtre, et qui porte le nom de rave ou petite rave.

Qui ne connaît le petit radis rose, pour lequel le soldat russe a, en 1815, reçu tant de coups de knout? C'est qu'en effet cette petite racine, lorsqu'elle est en botte, flatte l'œil, et qu'une fois qu'on en a mangé on en voudrait toujours. Le radis a une saveur piquante, agréable; il excite l'appétit. Les personnes faibles doivent s'en abstenir.

Le radis noir se coupe par tranches minces qu'on saupoudre de sel fin et qu'on arrose d'huile de Provence et de vinaigre aromatique; sa saveur est plus vive, plus piquante que celle des autres variétés; il réveille les membranes engourdies de l'estomac; il convient aux appétits blasés. A Paris, il n'y a que la classe pauvre qui en fasse usage; il faut être fort et vigoureux pour pouvoir le digérer; on peut l'employer comme condiment.

Les radis *niger* et *sativus* contiennent du soufre, de l'albumine, une huile essentielle volatile qui ne se développe qu'au contact de l'air atmosphérique, car dans leur état naturel ils paraissent complétement inodores. On y trouve aussi beaucoup de sels de chaux.

RAIE (*pron.* ré). Raia batis.

Angl., raie; *esp.*, raya; *ital.*, razza.

La raie est de l'ordre des chondroptérygiens, et de la famille des sélaciens plagiostomes. Ce poisson est aplati horizontalement, il a la forme d'un disque; ses nageoires pectorales sont très-larges, amples et charnues; sa queue est grêle, sa bouche est large; sa mâchoire est armée de dents très-petites; sa peau est nue.

La raie chardon a tout le corps couvert d'épines qui sont disposées sans ordre.

La raie au long bec n'a que dix piquants au milieu du dos.

La raie bâtis a le dos raboteux, et une seule rangée de piquants sur la queue.

La raie bouclée a des crochets tout autour du corps et quelques-uns sur le dos.

La raie pastenaque est garnie d'aiguillons qui occasionnent des blessures difficiles à guérir. Ce poisson ne contient aucun venin, contrairement à la croyance vulgaire. Selon Pennant, les anciens garnissaient le bout de leurs lances avec ces sortes d'épines. De nos jours encore, quelques peuplades de l'Amérique en arment leurs flèches.

La raie peut acquérir de monstrueuses dimensions; elle se nourrit de poissons et de crustacées. On lui attribue une propriété électrique.

La chair de ce poisson est délicate et recherchée; trop fraîche, elle est dure et coriace; on la mange cuite à l'eau, et accommodée au beurre noir ou à la sauce aux câpres; le foie est très-apprécié.

RAIPONCE (*pron.* ré-pons). Rapunculus. Plante herbacée, de la famille des campanulacées.

All., rapunzel; *angl.*, rampion; *esp.*, reponche; *ital.*, raperonzo.

La raiponce croît naturellement sur le bord des fossés, dans les prés, dans les champs; on la cultive dans les jardins. Il en existe deux espèces : la petite raiponce de carême ou campanule rapontic, et la raiponce sauvage ordinaire; toutes deux se mangent en salade; elles sont agréables, et d'un goût légèrement aromatique. Cette herbacée est très-commune dans toute la France; elle contient de l'albumine, de la chlorophylle, des sels.

RAISIN. Fruit du vitis vinifera. (Du latin *racemus*, petit rameau; ou, suivant d'autres, du grec ῥάξ ῥαγὸς grain de raisin, d'où le diminutif de ῥάγιον petit grain de raisin.

All., traube; *angl.*, grape; *esp.*, *ital.*, uva.

Le raisin est une baie qui doit renfermer cinq semences osseuses, en forme de cœur allongé, mais qui en offre presque toujours moins; quelques-unes avortent. On compte un grand nombre d'espèces de raisins; celles dont on fait le plus d'éloges sont : les *chasselas de Fontainebleau*, le *morillon noir*, le *pineau*, l'*auvergnat*. En Provence, en Italie et en Espagne, on fait sécher des raisins que l'on appelle raisins de caisse ou cabas. Le raisin doit être choisi bien mûr, nourri, d'une peau mince et délicate, succulent, d'une saveur agréable. Mangé en grande quantité, il est indigeste, purgatif; en quantité modérée, le matin à jeun, et encore chargé de rosée, il relâche le ventre. Son usage convient aux sujets bilieux et irritables, ainsi qu'à ceux qui sont disposés aux maladies inflammatoires ; il fait partie des desserts. Il est bon de ne pas avaler les pepins.

Tel est le conseil que donne le docteur Foy dans son excellent traité d'hygiène ; il est probable que notre savant confrère n'ignorait pas qu'Anacréon mourut suffoqué par un pepin qui s'était arrêté dans le conduit de l'air. M. Foy veut sauver pareil accident à nos lecteurs; si cela leur arrive, que ce soit au même âge, 85 ans!

Le raisin est composé d'eau, de mucilage, de sucre, de gelée, de muriate de soude, de sulfate de soude, d'acides tartrique, citrique, malique, d'une matière colorante et de ligneux.

On en fait du raisiné, une liqueur, du vin, du vinaigre, de l'alcool.

Le raisin est produit par un petit arbrisseau sarmenteux, dont on a fait le type d'une famille que l'on a désignée sous le nom de vinifères, de sarmentacées.

On dit que la culture de la vigne est due à Osiris, ou à Bacchus; d'autres l'attribuent à Noé. Ce sont les Phéniciens qui l'introduisirent dans les îles de l'Archipel, d'où elle passa en Italie, de là à Marseille, où les Berruyers, les Champenois et les Auvergnats vinrent la chercher pour la propager dans leurs contrées; et, depuis lors, ils en sont restés zélés propagateurs.

Les poëtes ont chanté la vigne dans toutes les langues; ils prétendent que, pour séduire Erigone, Bacchus se métamorphosa en grappe de raisin ; l'histoire païenne laisse dans l'incertitude si ce fut en raisin rouge ou en raisin blanc.

Depuis quelques années, la vigne est affectée d'une maladie que l'on craint de voir se répandre sur tous les vignobles de France; elle est causée par une espèce de champignon nommé *oïdium tuckeri*, qui se forme sur le bois, et surtout sur le grain. M. Bouchardat a étudié ce champignon; pour le détruire, on passe sur le bois malade de l'eau dans laquelle on a fait bouillir du soufre et de la chaux. Pline a connu et décrit l'oïdium tuckeri. Le docteur Chicoyne vient de constater que du vin préparé avec des raisins atteints de cette maladie n'est point dangereux pour le consommateur.

On conserve le raisin de plusieurs manières ; en France, on l'étend sur des planches, on le pend par la queue, ou bien on l'enfouit dans du son. Cette conservation est plus complète si on a l'attention de le plonger dans de l'eau bouillante contenant en dissolution un peu de potasse qui saponifie la résine qui recouvre ce fruit. On le lave ensuite avec un peu d'eau ordinaire.

A Constantinople, on le conserve dans des chambres dont on a chassé l'air atmosphérique au moyen de la chaleur. On fait brûler de la paille légèrement humide ; il se dégage, dans l'appartement, de l'acide carbonique et beaucoup de fumée qui interceptent, une fois la pièce bien fermée, tout contact avec l'air extérieur.

La récolte du raisin, vulgairement appelée vendange, est soumise à des ordonnances locales ; elle est souvent le motif de réunions et de fêtes de familles.

Mais le travail s'avance et les grappes vermeilles
S'élèvent en monceaux dans de vastes corbeilles.
Colin, le corps penché sur ses genoux tremblants,
De la vigne au cellier les transporte à pas lents ;
Une foule d'enfants autour de lui s'empresse
Et l'annonce de loin par des cris d'allégresse ;
Tandis que le raisin, sous la poutre placé,
D'un jet brillant et pur dans la cave est lancé.

RALE (*pron.* râl). Rallus aquaticus.

Les anciens Romains avaient donné au râle l'épithète de *epulum regium*, mets royal ; de *regium*, les Italiens ont fait *reale*, et nous en avons fait *râle*.

Angl., rail ; *esp.*, rascon ; *ital.*, francolino francese.

Lorsque le râle vole, on voit qu'il a des pattes.

Le râle appartient à la deuxième tribu de la famille des macrodactyles, dans l'ordre des échassiers à long bec. Cet oiseau est de la grosseur de la caille ; son corps est aplati dans toute sa longueur.

On en distingue trois espèces : le râle d'eau, la marouette, le râle raillon.

Le râle d'eau se tient caché sous l'herbe, dans les joncs et les glaïeuls pendant le jour ; il cherche sa nourriture le soir et le matin dans les marais et les prairies ; il fuit de loin le chasseur, et marche avec beaucoup d'agilité ; il se nourrit de vers, d'insectes, et de menus grains. Cet oiseau ne se réunit jamais en familles, ni en troupes ; il lève le cou, comme les poules, lorsqu'il est inquiet.

La chair du râle est marécageuse, peu agréable, et difficile à digérer, surtout quand elle provient de sujets vieux et mal nourris. Elle se mange rôtie ; elle est plus nourrissante que celle du poulet ou du pigeon.

RAT D'EAU (*pron.* ra). Mus aquaticus. De l'all., *ratze* ; du celt., bas-bret., *ract*.

All., ratze ; *angl.*, caprice ; *esp.*, sátiro ; *ital.*, topo.

Le rat d'eau ressemble beaucoup à la loutre ; il fréquente les eaux douces, le bord des rivières, des étangs, où il se cache dans les trous ; il vit de poisson.

La chair du rat d'eau est bonne à manger ; on l'accommode à la poulette.

RAVE. Rapa *ou* rapum. Du grec ῥάφυς ou ῥάπυς.

La rave et le radis sont deux variétés du raphanus sativus, plante annuelle herbacée que l'on cultive dans les jardins, et qui appartient à la famille des crucifères. La rave ou petite rave, distinguée du radis par sa forme plus longue, plus cylindrique, est servie comme hors-d'œuvre au déjeuner ou au dîner. On la mange seule, ou avec un peu de beurre frais et du sel; il en est de même du radis, racine ronde plus ou moins volumineuse, de couleur rosée. Dans les provinces, ces deux légumes ne sont mangés qu'au printemps; mais, à Paris, on s'en procure toute l'année; on les fait venir sur couches, et ils en sont meilleurs.

La rave est stomachique; elle donne des vents,
Fait beaucoup uriner et perdre enfin les dents.
Or, pour la manger saine, il faut la manger pleine,
Sans quoi des plus grands maux elle est cause certaine.

La rave, vulgairement appelée *navette*, ou chou-rave, a été célèbre chez les anciens peuples, surtout chez les Romains; elle était si recherchée que Martial disait plaisamment : qu'elle servait encore de nourriture à Romulus dans le ciel.

Hæc tibi brumali gaudentia frigore rapa
Quæ damus, in cœlo Romulus esse solet.

Curius Dentatus dînait toujours avec des raves; il les apprêtait lui-même.

Les semences de raves donnent une huile fixe dont on retire de grands avantages; les feuilles, les tiges et les racines fournissent une excellente nourriture aux bestiaux; c'est ainsi que le chou-navet, *brassica campestris,* et le colza, variété oléifère du *brassica napus*, sont particulièrement cultivés pour l'huile qu'on retire de leurs semences.

Le premier porte le nom vulgaire de navette : sa fleur fournit un miel abondant aux abeilles; le tourteau qu'on obtient, après avoir extrait l'huile de sa graine, est une nourriture très-recherchée des moutons, des chèvres, des bœufs; elle les engraisse, et n'a pas tout à fait l'âcreté du pain de noix.

Le chou-navet est connu sous le nom de rutabaga; il est

originaire de Suède ou de la Laponie ; il a été naturalisé en France par Sonnini ; sa racine est renflée, charnue, succulente, blanche intérieurement, quelquefois d'une teinte jaune ; les feuilles sont ailées, plutôt horizontales qu'ascendantes, épaisses, douces au toucher, festonnées sur les bords, et d'un vert obscur.

On consomme peu le navet-chou à Paris.

RHUM.

Le rhum s'obtient par la distillation de la mélasse fermentée ; le plus renommé vient de la Jamaïque ; on en fait des bonbons, des gelées, des glaces ; il acquiert de la qualité en vieillissant.

Cette boisson contient de l'alcool, une huile essentielle aromatique, de l'eau ; le tonneau dans lequel on le met lui communique un principe colorant.

Cette liqueur est souvent falsifiée dans le commerce ; on la fabrique de toutes pièces.

RIZ (*pron.* ri). Oryza sativa. Du grec ὄρυζα.
All., reis ; *angl.*, rice ; *esp.*, arroz ; *ital.*, riso.

> Le riz, qu'à tous les mets préfère l'Ottoman,
> Que l'Arabe cultive ainsi que le Persan,
> Qui blanchit des Chinois les campagnes fécondes,
> Veut une terre humide et se plaît dans les ondes.

Le riz est une plante herbacée monocotylédone, à fleurs glumacées, de la famille des graminées ; il est originaire de l'Ethiopie ; sous le rapport de l'utilité comme aliment, la semence du riz est une des substances les plus précieuses pour le genre humain, et, pour tous les pays autres que l'Europe, il est d'une utilité bien supérieure au froment.

Le riz occupe les vastes plages inondées de l'Inde et de la Chine ; grâce à cette culture, elles ne sont plus des déserts, mais des contrées riches et peuplées.

Cette plante est sujette à plusieurs maladies ; les vers lui sont aussi funestes ; et puis lorsqu'il est en épis, il s'élève souvent dans l'air des feux qui dessèchent le grain avant qu'il soit entièrement formé ; ces feux se nomment *ardents* ; les cultivateurs les appellent le *feu du démon* ; on pense que ce phénomène est dû à l'électricité.

On nous apporte le riz séché des Indes Orientales, du Piémont, d'Espagne et de la Caroline ; ce dernier est le plus estimé.

La graine du riz est une nourriture recherchée dans le Levant. Les Chinois en connaissent plusieurs variétés ; il en est une surtout qui n'est mangée que par les grands personnages, parce qu'elle est rare et qu'elle a une odeur agréable. On prépare avec le riz des potages, des bouillies, des gâteaux et divers autres mets. Cette graine n'est en France qu'une nourriture accessoire ; le pain de froment, la pomme de terre lui sont préférés ; il n'est pas vrai, comme le prétendent les Indiens, que son usage prolongé occasionne la cécité.

Les Turcs préparent avec la graine de riz un mets dont ils font toujours usage, et qu'ils appellent *pilau*.

On fait avec cette graine fermentée une boisson que les nègres nomment *deguet* ; distillée, elle donne une eau-de-vie appelée *rack*. Sa décoction est émolliente, mucilagineuse, tempérante, propre à combattre les inflammations ; elle convient aux estomacs faibles et délicats, aux convalescents ; elle est très-saine et de facile digestion ; elle resserre le ventre et produit la constipation.

La graine de riz est composée de fécule, de sucre, d'huile grasse, d'albumine. Dans les arts elle sert à préparer une colle pour gommer le papier et certaines étoffes ; en Chine on en fait un papier d'une très-grande valeur ; on la réduit en poudre au moyen de l'eau, c'est-à-dire après l'avoir laissée s'humecter. La poudre qui en résulte se nomme crème de riz. Cette crème de riz sert dans la cuisine à composer des potages; le parfumeur en fait des cosmétiques pour blanchir la peau.

La paille de riz sert dans les arts.

Le riz, fils de la terre et nourrisson de l'onde,
Qu'adore l'Indien, dont le grain savoureux
Défie et la tempête et les vents rigoureux,
Et qui, pour la beauté, se tressant en coiffure,
Fournit de ses chapeaux l'élégante parure.

ROMARIN, rose marine, encensier. Rosmarinus nathos; rosmarinus officinalis. Du latin *ros*, rosée, *marinus*, marine, à cause de la rosée qui couvre cette plante.

All., rosmarin; *angl.*, rosemary; *esp.*, romero; *ital.*, rosmarino.

Le zéphyr cueille sur les fleurs
Les parfums que la terre exhale.

Le romarin est une plante ligneuse que l'on cultive dans les jardins, mais qui croît naturellement sur les plages maritimes et sur les rochers du centre méridional de l'Europe ; les botanistes l'ont rangé parmi les labiées. Les anciens l'avaient nommé *herbe aux couronnes*, probablement parce qu'on le mêlait au myrte et au laurier; ce que l'on doit sans doute attribuer à la suavité de son arome qui exalte le cerveau et favorise l'enthousiasme.

Cette plante ne s'élève jamais au delà de quelques centimètres; ses feuilles sont petites, sa couleur est blanchâtre, son odeur est aromatique camphrée; cette odeur se communique à la chair des moutons, des lièvres et des lapins qui en ont brouté.

Les cuisiniers l'emploient pour aromatiser les mets; la chair du porc est plus agréable par son addition.

Le romarin sert en pharmacie, en parfumerie et au

confiseur; il contient une grande quantité d'huile essentielle qu'on retire par la distillation; l'analyse chimique y trouve du camphre, une résine amère.

Le romarin est stomachique, fortifiant, stimulant, vulnéraire.

Il est d'usage dans certains pays de mettre dans la main des morts une branche de romarin. On raconte que la comtesse Eléonore, fille naturelle de Christian IV, roi de Danemarck, qui devint si célèbre par les malheurs, les crimes et l'exil du comte Vefeld son époux, ne pouvait voir le romarin sans se trouver mal; cette antipathie lui était venue depuis qu'elle en avait vu sur le cadavre d'un jeune homme qu'elle avait beaucoup aimé.

RONCE (*pron.* rons), mûre des bois, faux mûrier, ronce noire. Ribes fruticosus; rosacées. Ce mot vient de l'italien *ronca*; d'autres disent du syriaque *romcha*.

All., multbeere; *angl.*, brumble; *esp.*, zarzamora; *ital.*, roro.

La ronce aux traits aigus, comme un garde fidèle,
Au pied de l'arbrisseau se pose en sentinelle,
Détourne avec ses dards l'approche du troupeau,
Des arbustes naissants protége le berceau.

La ronce sauvage est un arbrisseau très-commun dans les haies; elle se plaît à envahir les buissons, les arbres:

Là, sur d'antiques monuments,
La ronce épineuse et sauvage,
Des grands triste et fidèle image,
Rampe et s'élève en même temps.

Le fruit de la ronce est noir, acidule, agréable; les enfants en sont très-friands. Ce fruit peut servir à faire du vin; par la fermentation on en retire de l'alcool. Il contient un principe astringent, du sucre, un principe colorant rouge, des acides malique et gallique. A défaut de mûres, on peut se servir de ce fruit pour composer le sirop de ce nom.

Les feuilles de ronces sont employées en médecine, comme astringentes, dans les maux de gorge; elles contiennent du tannin.

ROSE. Rosa, du genre ῥόδον.
All., rose; *angl.*; *esp.* et *ital.*, rosa.
Chère lectrice,

Vous dont la gloire est d'être belle,
D'un sexe aimable jeune fleur,
Prenez la rose pour modèle;
Son éclat naît de sa candeur.

Et vous, lecteurs,

L'épine qu'elle oppose
N'est qu'un attrait de plus;
Pour qui cueille la rose
Le mal n'est déjà plus.

La rose a été chantée par les poëtes de tous les âges et de toutes les nations; Anacréon, Sapho, Horace, Parny lui ont consacré de beaux vers, ils en ont fait l'emblème de la beauté et de la candeur. En effet, elle est une des plus brillantes productions du règne végétal; c'est la reine de nos parterres; elle s'y distingue par son éclat, sa fraîcheur, la perfection de ses formes, la suavité de son parfum. Dès la plus haute antiquité, on l'a consacrée à la mère des amours; les Grecs, eux aussi, la consacraient à l'Aurore, à Vénus et aux Grâces. Dans les livres sacrés, la sagesse éternelle était comparée aux plantations de rosiers qu'on voyait près de Jéricho.

Les poëtes varient sur l'origine de la rose et sur celle de son incarnat. Nous donnons l'opinion de Parny.

Lorsque Vénus, sortant du sein des mers,
Sourit aux dieux charmés de sa présence,

Un nouveau jour éclaira l'univers,
Dans ce moment, la rose prit naissance.
D'un lis elle avait la blancheur;
Mais aussitôt le père de la treille
De ce nectar, dont il fut l'inventeur,
Laissa tomber une goutte vermeille,
Et pour toujours en changea la couleur.

Linné et Scopili penchent à croire que dans le principe des choses il n'y avait qu'une espèce de rose, qui était l'églantier, et que les nombreuses variétés aujourd'hui connues ne sont dues qu'à la culture et aux climats.

Jadis les roses ornaient les pompes religieuses, triomphales, nuptiales et même funéraires; les anciens s'en couronnaient dans les danses, les jeux et les festins; ils en parfumaient leurs tables et leurs lits; le refrain était :

Amis! chantons la rose,
L'honneur de nos bosquets.
Amis! mêlons la rose
Au nectar des banquets.

Le sensuel Anacréon ne voulait point que la rose fût sacrifiée à des idées tristes. « Pourquoi, disait-il, répandre cette fleur ou son essence sur mon tombeau? Pourquoi faire des sacrifices inutiles? Parfumez-moi plutôt pendant que je respire, couronnez de roses ma tête vivante! La rose est belle et odorante, je veux en profiter. » Puis : « Mêlons à la liqueur de Bacchus la rose aux belles feuilles, la rose des amours. »

Το ῥόδον τὸ τῶν ερω ερωτων.
Μιξωμεν Διονὺσω
Το ῥόδον τὸ καλλιφυλλον.

Il semble que la nature, prévoyante dans tout ce qu'elle a fait, n'ait pas voulu que l'homme puisse se blaser par l'abus de la possession; car presque toujours elle met un danger à côté de ce qui peut flatter ou enivrer nos sens : il en est ainsi du parfum de la rose; une légère odeur de cette fleur ouvre l'imagination en la portant à de douces rêveries, tandis qu'accumulée dans un appartement clos et privé d'air, elle occasionne à la personne qui y repose des accidents graves qui peuvent donner la mort.

L'empereur Héliogabale n'ignorait pas ce phénomène, et en fit un instrument de sa vengeance. L'histoire nous dit que, dans un accès de frénésie, ce tyran eut l'idée infernale d'ensevelir sous une pluie de roses les membres du Sénat qu'il avait conviés à un festin, et qu'ils moururent tous asphyxiés.

Autrefois les parlements de France avaient un jour dans l'année consacré aux roses, appelé la *Baillée des roses*.

A Rome, on bénit encore cette fleur le jour appelé *Dominica in rosâ*; les papes l'envoient ensuite aux princesses de l'Europe comme une marque distinctive.

Qui de nous a oublié le jour de la Fête-Dieu, sa procession et les roses que l'on jette devant le Saint-Sacrement? Qui pourrait ignorer que cette simple fleur est enviée à l'égal d'une couronne de perles ou de diamants? Saint Médard, évêque de Noyon, né à Salency, y institua le prix le plus touchant que la tendre piété ait jamais offert à la vertu : ce prix est une simple rose; mais pour l'obtenir il faut être reconnue par toutes les jeunes filles du village comme la plus soumise, la plus modeste, la plus sage. La sœur de saint Médard, en 522, fut nommée la première rosière de Salency; elle reçut sa couronne des mains du fondateur.

Hélas! belle rosière,
D'autres amis des mœurs doteront ta chaumière;
Mes présents ne sont point une ferme, un troupeau,
Mais je puis d'une rose embellir ton chapeau.

Le rosier est un petit arbrisseau; on le croit originaire d'Orient. Il est le type d'une série de plantes que l'on nomme rosacées; ses feuilles sont alternes, simples, accompagnées à leur base de deux stipules; les fleurs se composent d'un calice monosépale, à quatre ou cinq divisions; la corolle est composée de quatre à cinq pétales dans l'églantier, mais infiniment plus nombreux dans les fleurs cultivées.

Le jésuite Rapin s'est plu à décrire les premiers développements de la rose; il le fait avec un style plein de poésie : « Quels parfums s'exhalent dans les airs? Ah! je les reconnais; mes chères roses vont fleurir, leurs buissons rougissent et se préparent à déployer les couleurs les plus brillantes. Disparaissez, s'écrie-t-il encore, disparaissez, fleurs vulgaires! la reine des jardins va se montrer dans toute sa splendeur.

. . . Plebeii, cedite, flores,
Hortorum regina suos ostendit honores.

Un autre poëte nous dit aussi :

La rose, doux présent des cieux,
Semble s'ouvrir à la nature;
De la terre aimable parure,
La rose est le soufle des dieux.

Les poëtes orientaux prétendent que, lorsque les rossignols arrivent dans certaines contrées de l'Inde, toutes les roses se fanent et se dépouillent spontanément : il n'en est pas de même chez nous, car l'apparition de cette fleur dans nos jardins est un indice heureux du retour du printemps. Oh! oui :

Quand sur sa tige maternelle
La rose commence à s'ouvrir,
Le papillon et le zéphir
Viennent voltiger autour d'elle.

La rose est employée en médecine et dans les arts; le pharmacien, le distillateur, en retirent une huile essentielle et une eau qui servent à aromatiser les bonbons et les cosmétiques.

Les pétales de la rose, infusés dans l'eau-de-vie ou le vinaigre, sont un très-bon cosmétique; confits dans le sucre, ils forment un excellent bonbon ou d'agréables confitures; réduits en pâte excessivement fine, on en fait, à Constantinople, des colliers ou des bracelets; pour cela on donne à la pâte la forme et la grosseur d'une pilule, et on l'arrondit au tour lorsqu'elle a acquis une très-grande sécheresse.

On a noté des accidents graves par l'usage de ces colliers; la prudence veut que les dames et les jeunes filles s'abstiennent d'en porter.

Les roses, à l'état frais, sont composées d'huile essentielle, de tannin, d'albumine, de gomme, de matière colorante, d'huile grasse, de principe amer, d'extractif végétal, d'eau de végétation.

D'après les recherches de M. Langlis, la découverte de l'huile essentielle de rose ne date, en Orient, que de l'année 1612, tandis que l'eau y était connue au neuvième siècle. Cette découverte n'est due qu'au hasard : on dit que la belle-mère de Djihanguier, empereur du Mogol, donnant dans son jardin une fête à ce prince, voulut que l'eau de rose y coulât comme un ruisseau, et que l'essence que cet eau contenait, venant à se figer sur les parois du vase, fut par elle recueillie, ce qui lui donna l'idée d'en faire extraire d'autre.

Aujourd'hui on obtient l'essence de rose au moyen de l'alambic; on doit choisir de préférence la rose à mille feuilles, ou cette variété que l'on cultive en pleine terre autour de Puteaux, près de Paris. Cette rose offre une particularité toute spéciale : son calice est divisé en cinq feuilles, dont deux sont entièrement barbues et une ne l'est que d'un côté ; ce qui a fait dire :

Quinque sumus fratres ; unus barbatus et alter,
Imberbesque duo, dum semiberbis ego.

Un autre poëte a dit, en parlant d'une variété de cette fleur :

Dans les champs où fut Sparte, entre les murs d'Athènes,
Aux poétiques bords d'Argos et de Mycènes,
Une rose odorante étale sa blancheur
Et sur leurs grands débris laisse courir sa fleur ;
Son huile précieuse, aux reines réservée,
Et dans des flacons d'or avec soin conservée,
Surpasse le nectar dont jadis ces beaux lieux
Firent aussi présent à la table des dieux.

La feuille et le cynorrhodon du rosier sauvage sont très-employés en médecine comme astringents. Venel, professeur de médecine à Montpellier, assure que la rose muscade a une action purgative assez énergique.

L'essence de rose est souvent falsifiée avec des huiles fixes, du beurre, de la cétine, ou avec l'huile essentielle du géranium rosat. L'Asie et l'Afrique sont les pays d'où l'on tire la meilleure essence.

L'essence de rose a la consistance du beurre, lorsqu'elle est figée par le froid ; elle cristallise en aiguilles ; son odeur est forte, pénétrante ; elle est soluble dans l'alcool rectifié, les huiles fixes, la graisse et l'éther ; elle agit sur le système nerveux d'une manière plus active que la rose. C'est par son action que les princes asiatiques, d'abord excités, puis engourdis, languissent dans une extase complète, qui n'est pour eux que le prélude des plaisirs dont ils doivent s'enivrer dans le paradis de Mahomet.

ROUGET (*pron.* rou-jé). Mullus barbatus. Mouton d'eau, à cause de sa stupidité.

All., rothfeder; *angl.*, roach; *esp.*, salmonete; *ital.*, pesce cappone.

Le rouget est de la famille des mulles et de la grande division des acanthoptérygiens; on en connaît deux espèces: l'un qui a des barbillons, l'autre qui en manque, et est nommé le *roi des rougets*.

Le rouget à barbillons se trouve dans la Méditerranée et dans les mers du Nord. Ce poisson a été un des plus recherchés des anciens Romains; on prétend qu'ils l'achetaient au poids de l'argent; d'où est venu le proverbe: *Celui qui prend le rouget ne le mange pas.*

On sait que ce poisson, lorsqu'on lui a enlevé les écailles, est d'une belle couleur rouge. Les Romains avaient remarqué qu'à sa mort ces couleurs s'effaçaient en passant successivement par quantité de nuances; on servait donc le rouget encore vivant, renfermé dans un vase de verre, et les convives attentifs jouissaient du spectacle que leur offrait cette dégradation de couleurs qui s'éteignaient insensiblement tandis que le poisson expirait, et dont l'effet, adouci par l'interposition du verre, avait quelque chose de plus flatteur encore pour l'œil : *oculos antequam gulam pavit*, a dit Sénèque, en faisant allusion à cette volupté barbare.

Le rouget habite nos côtes de Provence; sa chair, blanche et ferme, est un excellent manger; on commence à en servir sur les tables riches; aussi son prix s'élève chaque jour.

Le rouget est sain et nourrissant ; on le sert en hiver, rôti sur le gril, à la sauce blanche.

Le surmulet ou barbillon de mer, *mullus surmuletus*, est également très-apprécié, son foie surtout. Sa chair est ferme, friable et d'un très-bon goût ; on le mange rôti, au court-bouillon, à l'étuvée.

S

SAFRAN. Crocus sativus. Mot arabe qu'on écrit *zapheran* ; dans la basse latinité on en a fait *zafframen*.

All., saffran ; *angl.*, saffron ; *esp.*, azafran ; *ital.*, zafferano.

Le safran est une plante annuelle herbacée, originaire de l'Asie ; aujourd'hui, cultivé en grand en Europe, il a parfaitement réussi en Espagne et dans le Gatinais ; les botanistes l'ont placé dans la famille des iridées.

Rien n'est joli à voir comme un vaste champ de safran en fleurs, au moment où le soleil darde sur elles les rayons du matin ; aussi le cultivateur, en les voyant paraître, s'écrie avec bonheur :

> Renaissez, belles fleurs, embellissez nos champs !
> Dons charmants de zéphyr, de Flore et du printemps,
> Le plaisir avec vous se hâte de paraître,
> Un souffle vous détruit, un souffle vous fait naître.

Les stigmates de la fleur du safran sont les seules parties employées en cuisine, pour sa couleur et son principe aromatique.

Les anciens habitants de Tyr teignaient avec le safran les voiles des nouvelles mariées ; il entrait aussi dans les préparations culinaires et pharmaceutiques.

Les Egyptiens et les Hébreux s'en servaient pour l'aspersion des temples, des théâtres et des salles de festin ; les Sybarites en buvaient en infusion avant de se livrer aux plaisirs de Bacchus.

Les stigmates du safran contiennent une huile odorante

volatile, une huile fixe, de la cire, un principe colorant, de la gomme, de l'albumine et des sels.

SAGOU. Fécule fournie par la moelle du sagus farinifera ou Rumphii, arbre de la famille des palmiers, qui croît dans les Indes Orientales.

Le cycas ou arbre à sagou est haut de six à huit mètres; son tronc est rempli d'une moelle blanche, fongueuse, plus ou moins transparente, de nature farineuse, et qui, par ses propriétés nutritives, est un des dons les plus précieux dont la nature ait gratifié les habitants de l'Asie.

Le sagou n'a été connu en Angleterre que vers l'année 1729. Le premier qui parut en France, en 1734, fut envoyé par le maréchal de Noailles à une dame Mouchy ; il le lui recommandait comme un spécifique infaillible des maladies de poitrine. Cette substance eut en France une vogue immense depuis 1772 jusqu'en 1784; aujourd'hui on ne l'emploie que comme analeptique. La fécule du sagou a une forme granuleuse, arrondie ou anguleuse, de la grosseur du millet. L'humidité l'altère promptement; l'eau chaude la ramollit, la gonfle et lui donne un certain degré de transparence; sa décoction offre une consistance mucilagineuse et se prend en gelée; elle est analeptique, adoucissante et convient aux estomacs délicats.

Le commerce fournit trois espèces de sagou : le rose, le gris, le blanc; les deux derniers sont généralement préférés. La première qualité provient des îles Maldives; la seconde de Sumatra; la troisième de la Nouvelle-Guinée et des trois dernières îles Moluques.

SALEP (*pron.* sa-lèp). Racine de l'orchis mascula, de la gynandrie diandrie, famille des orchidées.

Esp., salep ; *ital.*, salappa.

Le salep est une substance alimentaire qui nous vient de la Turquie et de l'Asie Mineure; il est en petites bulbes ovoïdes, ordinairement enfilées sous forme de chapelets, d'une couleur gris jaunâtre, demi-transparente, et d'une cassure cornée; il a une faible odeur de mélilot et une saveur mucilagineuse un peu salée.

Le salep se prépare de la manière suivante :

On dépouille les racines de l'orchis de leurs fibres, de leur enveloppe et des bulbes desséchées de l'année; après les avoir lavées à l'eau froide, on les fait bouillir un moment dans de nouvelle eau ; ensuite elles sont égouttées, enfilées et séchées au soleil, où elles prennent la consistance et la dureté de la gomme arabique.

Le salep est une nourriture saine et légère, convenable surtout aux malades ; il agit comme analeptique. Dans le commerce, on trouve du salep indigène qui vient du Nivernais : cette substitution n'a aucun inconvénient ; il serait bien d'habituer les habitants de nos campagnes à manger les tubercules des orchis, ce serait une ressource de plus pour l'hiver. V. Orchis.

SALICOQUE. Palæmon squilla, astacellus.

La salicoque est un crustacé de mer, de l'ordre des décapodes, de la famille des macroures, que les Grecs nommaient *cavis* et *cranyous*, et que nous appelons crevettes.

On conserve souvent la salicoque dans la saumure; la chair de ce crustacé est lourde et indigeste; on en mange beaucoup sur les bords de la mer.

SALSIFIS (*pron.* sal-ci-fi), scorsonère, salsifis d'Espagne.

All., bocksbart; *angl.*, goat's-beard ; *esp.*, salsifí; *ital.*, scorzonera.

Le salsifis est une plante herbacée, à fleurs composées, de la famille des chicoracées. On le cultive dans le midi de l'Europe; en France on le trouve dans tous les jardins potagers.

Martiole prétend que le salsifis est originaire de la Catalogne, et que ce fut un esclave more qui le signala comme substance alimentaire ; car alors il était employé pour guérir la morsure des reptiles.

Un médecin espagnol, Nicolas Monard, a longuement disserté sur les vertus du salsifis, et sur le bien qu'on peut obtenir de son emploi thérapeutique.

Un économiste allemand, Erhart, dit que Jules-César, cerné par les soldats de Pompée, avait nourri son armée rien que de cette plante.

Les vaches, les moutons et même les chevaux ont une grande prédilection pour la feuille du salsifis ; nous-mêmes nous la mangeons en salade.

On mange la racine du salsifis depuis l'automne jusqu'au printemps ; c'est un mets agréable, facile à digérer. On doit la choisir tendre, facile à rompre, charnue, succulente, d'une saveur douce. On la sert frite, à la sauce, dans les ragoûts.

SANG (*pron.* san). Dérivé de *sanguis.*

All., blut ; *angl.*, blood ; *esp.*, sangre ; *ital.*, sangue.

Le sang est un liquide animal, de couleur rouge, dans les quatre classes d'animaux vertébrés et dans les annélides ; blanc et transparent comme l'eau dans les insectes et les crustacés, blanc bleuâtre dans les mollusques, jaunâtre dans les holothuries et quelques autres invertébrés.

Delille a peint d'une manière poétique ses flux et reflux.

... Le cœur, ce viscère puissant,
Le réservoir, la source et le ressort du sang,
Qui, pour y retourner par des routes certaines,
De l'artère sans cesse emporté dans les veines,
De détour en détour, de vaisseaux en vaisseaux
De sa pourpre en courant épure les ruisseaux,
Rencontre dans son cours ces valvules légères
Qui rouvrent tour à tour et ferment leurs barrières,

Une fois introduit tâche en vain de sortir,
Au cœur qui l'envoya revient pour repartir,
Et, reprenant sa marche incessamment suivie,
Roule en cercle éternel le fleuve de la vie.

Vu au microscope, le sang paraît composé de corpuscules solides, en nombre incalculable, qui nagent dans un fluide particulier. M. Lecanu a fait l'analyse du sang ; son travail restera dans la science comme une œuvre complète.

Le sang de cochon, pour le boudin ; celui du lièvre, pour les civets, sont les seuls usités comme aliments ; le sang est échauffant et de difficile digestion, les mets dans lesquels il entre ne conviennent qu'aux sujets forts et robustes ; de plus, il a l'inconvénient de ne pas se garder.

Dans les arts, le sang sert à clarifier le sucre et certains liquides, tels que les vins rouges et blancs.

SANGLIER (*pron.* 'san-gli-é). Aper. Du latin *singularis*, parce que cet animal ne vit pas en troupe, qu'il va et vient toujours seul ; d'autres naturalistes disent que ce nom lui vient de sa forme, qui n'a aucune analogie avec celle des autres quadrupèdes.

All., eber ; *angl.*, wild boar ; *esp.*, jabali ; *ital.*, cignale.

Le sanglier est le type sauvage de notre cochon domestique, quoiqu'il fasse une nuance entre les bisulces et les fissipèdes. Il est beaucoup plus petit que notre porc et ne varie pas comme lui dans sa couleur, qui est toujours d'un gris mélangé tirant sur le noir ; son museau est beaucoup plus long que celui du cochon ; il a les oreilles courtes, rondes et noires ; chacune de ses mâchoires est armée de terribles défenses, avec lesquelles il fouille la terre, en ligne droite, pour chercher des racines et des graines ; il fait des dégâts considérables dans les terrains cultivés, et se sert de son museau, comme défense, contre les hommes et les chiens qui l'attaquent; quelquefois il porte sa colère contre les arbres.

Le sanglier écumeux que le chasseur attend
Contre le tronc d'un arbre éprouve aussi sa dent.

La chasse du sanglier est dangereuse, mais elle n'en est pas moins l'amusement et la récréation des grands ; elle est même quelquefois nécessaire, car lorsqu'il est pressé par la faim il a bien vite détruit les récoltes, et alors tous les paysans se liguent contre lui.

Percez le sanglier, qui court, avant l'aurore,
Renverser les sillons où le blé vient d'éclore ;
Signalez par ces coups votre âge et vos loisirs,
Servez l'Etat, enfin, même dans vos plaisirs.

Les chasseurs donnent différents noms au sanglier, suivant son âge : jusqu'à six mois, on le nomme *marcassin* ; à cet âge il prend le nom de *bête rousse* ; à un an on lui donne celui de *bête de compagnie*; à deux ans on l'appelle *ragot* ; à trois, *sanglier, sanglier à son tiers an* ; à quatre, *quartenier* ; plus tard, *vieux sanglier, vieil ermite, porc entier, soliaire.*

Le sanglier se trouve dans presque toutes les parties de l'Europe et de l'Asie, ainsi que dans quelques contrées de l'Afrique ; il paraît qu'autrefois l'Angleterre était son pays natal. Une loi de Howel, fameux législateur Welsh, permettait à son grand veneur de chasser le sanglier depuis la mi-novembre jusqu'au commencement de décembre. Guillaume le Conquérant punissait de la perte de la vue ceux qui étaient convaincus d'avoir tué des sangliers dans ses forêts.

Les soies du sanglier servent à faire des brosses ; ses défenses, de la tabletterie, et sa peau, des cribles.

L'histoire païenne rapporte que les environs de Calydon, ville d'Etolie, étaient ravagés par un énorme sanglier, que ce fut Méléagre qui le tua, après quoi il déposa la hure et la peau aux pieds de la fille de Jasius, la belle Atalante, comme témoignage de son amour.

Les Lacédémoniens ne permettaient aux jeunes gens de manger à table avec les hommes que lorsqu'ils avaient fait leurs premières armes, ou qu'après avoir tué un sanglier.

La chair du sanglier est plus recherchée, plus agréable que celle du porc; elle se digère mieux, surtout si elle provient de jeunes sujets; la hure, le filet, la culotte sont les morceaux recherchés.

SARCELLE (*pron.* sar-sèl). Anas querquedula. Oiseau du genre des canards.

Angl., teal; *esp.*, cerceta; *ital.*, farchetola.

La sarcelle est très-commune en France. Au printemps et en automne, on la rencontre dans les marais et les étangs; elle est abondante à la Louisiane.

Cet oiseau se distingue du canard par la nuance de son plumage, et par ses narines ovalaires, situées près du front.

Les Romains connaissaient l'art d'élever cet oiseau; ils le nourrissaient de millet trempé dans l'eau. A l'état sauvage, la sarcelle se nourrit de vers et d'insectes.

La sarcelle a une chair de bon goût; on la mange rôtie, et en pâte fortement assaisonnée.

SARDINE (*pron.* sar-din). Clupea sprattus. De Sardaigne, parce que ce poisson est très-abondant aux environs de cette île.

All., sardelle; *angl.*, pilchard; *esp.* et *ital.*, sardina.

La sardine est un poisson de passage, qui voyage en grande troupe; elle se trouve tantôt en haute mer, tantôt vers le rivage, ou vers les rochers. Quelques naturalistes prétendent que ce poisson, qui a beaucoup de ressemblance avec le hareng, voyage comme lui, d'après un plan déterminé. On la rencontre dans l'Atlantique et la Méditerranée, surtout aux environs de la Sardaigne; elle vient sur nos côtes vers l'automne, et la Bretagne, aujourd'hui, en fait un commerce immense; cependant celles que l'on pêche au bas de la Garonne, vis-à-vis Royau, passent pour les meilleures de toutes. On estime que le produit de la pêche de ce poisson occasionne un mouvement d'argent qui va à plus de huit millions. La sardine, n'ayant pas de fiel, n'a pas besoin d'être vidée pour être conservée dans la saumure ou dans l'huile.

Ce poisson est très-délicat, frais surtout; on le mange cuit sur le gril, avec du beurre ou de l'huile d'olives.

SARRASIN. Blé noir, bouquet, bouquette, bucaille, millet noir, millet cornu. Polygonum fagopyrum; famille des polygonées.

All., buchweitzen; *angl.*, buck-wheat; *esp.*, alforfon; *ital.*, grano saraceno.

Les naturalistes ne sont pas d'accord sur le point de savoir si le blé noir nous vient d'Asie ou d'Afrique. Son nom fait supposer que ce sont les Sarrasins qui l'ont apporté et cultivé en France; d'autres disent que ce mot vient de l'hébreu *sarack*, qui signifie désert.

Le sarrasin est une plante annuelle, herbacée. Sa tige est droite, cylindrique, charnue, rameuse, rougeâtre, haute de 70 centimètres; sa graine est triangulaire et noirâtre; le pain qu'on en obtient est grisâtre, riche en gluten; il est lourd et difficile à digérer; les personnes douées d'un fort appétit et d'un bon estomac s'en accommodent parfaitement; on nomme ce pain, *pain bis*.

Mon doux ami, je vous apprends
Que ce n'est point une sottise,

En fait de certains appétits,
De changer son pain blanc en bis.

Le blé noir contient du gluten, du sucre, de l'amidon, un principe résineux, du ligneux ; on en fait des bouillies, des polentas, des galettes, des gaudes, des tartes.

SARRIETTE (*pron.* sa-ri-èt). Satureia hortensis; labiées. Quelques auteurs dérivent ce mot de *satyrus*, à cause de sa vertu excitante ; d'autres prétendent qu'il vient de *satar*, qui ne serait qu'une altération de l'hébreu.

Angl., savory ; *esp.*, ajedrea; *ital.*, santoreggia.

La sarriette est un petit arbrisseau, originaire de l'Italie ; elle y pousse partout dans les campagnes, au milieu des touffes de gazon. En France, on la cultive dans les jardins. Sa tige est dure et ligneuse ; ses fleurs sont jolies, petites ; le moindre vent les détache de leurs tiges.

Voyez sur sa tige charmante
S'élever cette fleur des champs ;
Aimable fille du printemps,
Sur la verdure renaissante
Elle brille quelques instants.

Toutes les parties de la sarriette sont fortement aromatiques ; on sert les jeunes feuilles sur la salade ; on les mêle aux fèves de marais ; les Allemands les ajoutent à la choucroûte; le bouillon aux herbes n'est pas agréable sans elles.

L'odeur de la sarriette a beaucoup d'analogie avec celle du thym.

Cette plante est vulnéraire, stomachique et digestive ; elle contient une huile essentielle et du camphre.

SAUGE, thé d'Europe. Salvia, *Herba sacra* des Latins ; famille des labiées.

All., salbey ; *angl.*, sage ; *esp.*, et *ital.*, salvia ;

La sauge est une petite plante annuelle, haute de soixante-dix centimètres, d'une odeur aromatique qui l'a fait rechercher depuis la plus haute antiquité, comme l'ont constaté tous les naturalistes.

Les Chinois aiment tellement l'odeur de cette plante qu'ils s'étonnent avec juste raison de nous voir aller chercher leur thé, tandis que nous avons la sauge qui lui est préférable; aussi les Hollandais viennent tous les ans en Provence enlever notre sauge pour la porter en Chine et au Japon; on leur donne deux caisses de thé contre une seulement de notre plante.

Pauvres Chinois, vous connaissez bien peu le cœur humain : nous adorerions la sauge si elle poussait dans le Céleste Empire !

La sauge prise en infusion est sudorifique, digestive, vulnéraire; on l'emploie dans les bains aromatiques comme tonique et antirhumatismale; elle convient surtout aux jeunes enfants.

L'homme meurt, et la sauge en son jardin abonde !
C'est que contre la mort il n'est remède au monde.
S'il en était, la sauge aurait le riche don
De sauver les humains, comme le dit son nom.
Pour conforter les nerfs, fixer la main tremblante,
Au-dessus de la sauge il n'est aucune plante.
La fièvre ne tient point contre ce simple encor.
La sauge, la lavande et l'esprit d[illegible]
Sont des remèdes sûrs pour la paralysie ;
Primevère on y joint, cresson et tanaisie.

La petite et la grande sauge sont les deux variétés les plus employées par le pharmacien et le parfumeur; la sauge orvale l'est beaucoup moins.

La sauge officinale donne, par la distillation, une huile essentielle qui a pour base le camphre, cette eau est souvent employée pour ranimer les forces vitales.

Les abeilles vont puiser dans la fleur de cette plante un suc très-aromatique. Les anciens brûlaient la sauge sur la tombe de leurs enfants.

SAUMON. Salmo solvar.

All., sal; *angl.*, salmon; *esp.*, et *ital.*, salmone.

Le saumon appartient au genre salmone; il habite la mer et remonte quelquefois les fleuves et les rivières à l'époque du printemps; il est abdominal, à nageoires molles; il se distingue des autres poissons par deux nageoires dorsales, dont celle de derrière est charnue et sans rayons; il a des dents dans la mâchoire et sur la langue; ses écailles sont rondes et marquées de raies très-fines; le dos, les côtes et les opercules des branchies sont de couleur grise, quelquefois tachetée de noir, et le ventre argenté; le museau est très-pointu, et dans les mâles la mâchoire inférieure se recourbe quelquefois comme un crochet.

Ce poisson paraît être en grande partie propre aux mers du Nord, car on en voit rarement dans la Méditerranée; il n'habite jamais les eaux d'aucun autre climat chaud; il remonte en foule de l'Océan dans le Rhin, de sorte qu'au mois de mai il abonde autour de Bâle. On dit :

> Flore vous marque aussi le retour du poisson :
> Sitôt que dans les prés s'élève le cresson,
> De la mer à l'envi franchissant les barrières,
> Les saumons, en sautant, remontent nos rivières.

Le saumon préfère les rivières dont le fond est ou sablonneux ou rocailleux, et dont le courant est rapide; son frai dure six à huit jours, il a lieu en mai.

Alors ce poisson devient maigre; il ne reprend son embonpoint qu'en retournant à la mer. En Angleterre, on a pris des saumons qui pesaient jusqu'à trente-cinq kilogrammes; Denis dit qu'en Louisiane il en a vu qui avaient trois mètres de long.

En Écosse la pêche du saumon est d'une grande importance, surtout dans la Tweed; la dépense qu'elle occasionne est de plus de 10,400 livres sterling. Ainsi, comme il ne faut pas moins de vingt fois autant de saumons pour couvrir ces frais, cette pêche doit produire 208,000 de ces poissons, année commune.

Les lois contre la pêche illicite du saumon étaient autrefois si sévères dans ce pays, que l'une d'elles, rendue par Jacques IV, portait la peine capitale pour la deuxième récidive.

En 1754, elle était affermée, en Irlande, 620 livres sterl. par an; en 1760 elle produisit 320 tonneaux de saumons.

Le saumon était connu des Romains; il ne le fut pas des Grecs. La chair de ce poisson est très-estimée, surtout au printemps, avant le frai; la hure et le ventre sont des morceaux de choix; elle est rouge, grasse, nourrissante et d'une saveur exquise; elle se mange cuite au court-bouillon, et assaisonnée soit à la sauce blanche, soit à l'huile et au vinaigre; elle est indigeste, aussi ne doit-on en user que modérément.

Les petits saumons sont plus digestibles que les gros; et ceux qui sont frais, supérieurs à ceux qu'on a salés et conservés.

On pense que l'art de féconder artificiellement le poisson était connu des Romains, et que les viviers établis par Romulus au pied du mont Circeium n'avaient pas d'autre destination; si cela a été, cet art était complétement perdu.

De nos jours, un modeste pêcheur français, nommé Remy, l'a trouvé; MM. Coste et Quatrefages ont sanctionné à l'Académie des sciences ce beau succès. Aussi nous pourrons actuellement multiplier et propager tous les hôtes de Neptune. Honneur donc à Remy! Le turbot et le saumon pourront paraître sur la table du pauvre comme sur celle du riche. La fécondation artificielle des œufs de poisson se fait de la manière suivante :

On vide, en pressant sur le ventre, les femelles et les

mâles, de leurs œufs et de leur laitance; on mélange ces œufs et ces laitances dans un grand réservoir plein d'eau; ensuite on dépose ces œufs ainsi vivifiés dans des ruisseaux à éclosion, sur des claies ou corbeilles plates en osier; plus tard, ces corbeilles sont converties en légers radeaux qui, après la naissance des poissons, porteront la récolte jusqu'aux rivières ou aux fleuves.

SEIGLE (*pron.* segl). Secale cereale; graminées.

All., rocken; *angl.*, rye; *esp.*, centeno; *ital.*, segala.

Le seigle tient le premier rang entre les blés, après le froment et même après l'épeautre; il est cultivé presque partout; les montagnards et les peuples septentrionaux s'en servent continuellement pour faire du pain. On le cultive dans les terres sablonneuses et trop légères pour le froment. Il paraît être originaire de l'île de Crète.

Le pain de seigle pur est un peu lourd; il n'est bien digéré que par les habitants des campagnes; il rafraîchit, facilite les déjections alvines, mais il donne des aigreurs. La farine de seigle forme, mêlée à six fois son poids de farine de froment, le pain de ménage, pain frais et agréable que l'on mange en province.

Le seigle est la base du pain d'épice; soumis à la fermentation et à la distillation, il donne de l'alcool que l'on emploie dans les arts; cet alcool porte le nom d'esprit de grain.

Le seigle torréfié sert à quelques personnes pour composer avec de l'eau une boisson que l'on prend en guise de café.

Le *secale cereale* est sujet à une maladie qui donne pour résultat la formation d'un champignon; ce champignon mêlé à la graine occasionne des diarrhées, des coliques, des entérites, et finirait, si l'on en continuait l'usage, par amener la gangrène des extrémités des membres inférieurs et même la mort.

La farine de seigle sert à préparer des cataplasmes résolutifs; mêlée à de la levûre de bière elle hâte la tuméfaction des maux blancs, des panaris.

La farine de seigle est composée de 61,09 d'amidon, 9,48 de gluten humide, 3,27 d'albumine, 11,09 de mucilage, 6,38 de fibrine végétale, 5,42 de matière grasse, de sucre, de phosphate terreux et magnésien.

Le gluten du seigle à l'odeur du pain; humide, il est jaune, flexible, se laisse pétrir; sec, il est brun, corné, a une cassure vitreuse. Il se réduit en poudre avec difficulté; il est insoluble dans l'eau froide, peu soluble dans l'eau bouillante, soluble dans l'alcool bouillant; il se comporte comme le gluten du froment lorsqu'il est mis en contact avec les alcalis.

La paille du seigle sert à faire les liens des gerbes, et des chaises.

Nous ne pouvons passer sous silence les travaux récents et si dignes d'attention de M. Esprit Fabre, modeste jardinier à Agde.

Quelle est la patrie du blé? Telle est la question que plus d'un économiste s'est posée et a cherché à résoudre. Quelques voyageurs prétendent l'avoir trouvé à l'état sauvage en Orient; mais, le fait fût-il certain, il ne prouverait pas encore que cette plante précieuse ne provienne pas d'une sorte de création artificielle. L'égilope n'en serait-il pas la source? Pour bien me faire comprendre de mes lecteurs, je vais leur montrer l'égilope: qui de vous, étant enfant, n'a pas cueilli, près des murs des jardins et des fermes, un petit épi ayant de longues barbes et la forme du froment, pour le mettre dans la manche de son habit et le faire monter jusqu'à l'épaule en agitant le bras? eh bien, voilà l'égilope. M. Esprit Fabre, après une douzaine de générations de la culture de cette graine, est parvenu à obtenir une semence en tout analogue au froment. Honneur donc à lui! car si l'alucite ou l'oïdium tuckeri détruisait notre blé, les savantes observations de M. Esprit Fabre seraient là pour y remédier.

SEL, sel de cuisine, sel commun, sel gris, sel blanc, sel marin, sel de gabelle, sel gemme, muriate de soude, hydrochlorate de soude. Natrum muriaticum, s. chlorhydrum, chloruretum sodicum. Du latin *sal*, fait du grec ἅλς, mer, sel. *All.*, salz ; *angl.*, salt ; *esp.* et *ital.*, sal.

Cum sole et sale omnia fiunt.

Le sel est un condiment des plus employés. Son usage remonte très-loin dans l'antiquité ; Homère en fait l'éloge. Cette substance minérale est la plus répandue dans la nature ; on l'y trouve dissoute et à l'état solide ; les fluides animaux et végétaux en contiennent. Elle constitue le principal élément de l'eau de la mer ; elle forme des mines abondantes dans presque tous les pays. Il est probable qu'elle est connue de tous les peuples.

Le sel cristallise en cubes ; sa saveur est le type de la saveur *salée ;* la chaleur le fait décrépiter en chassant l'eau qui est interposée entre ses particules, ainsi que le peu d'air et de gaz qu'il contient. Chauffé à une forte température il fond ; il se volatilise à la chaleur blanche ; il est soluble dans deux parties 2/3 d'eau ; l'élévation de température accroît peu sa solubilité ; il est presque insoluble dans l'alcool aqueux ; il est insoluble dans l'éther. Il est formé de 39,52 de sodium et de 60,48 de chlore. Il contient souvent de l'oxyde de fer, de manganèse, de l'hydrochlorate de magnésie qui le rend hygrométrique, de l'argile, des débris de végétaux et animaux, des sels de chaux, d'albumine et autres sels métalliques, tels que arsenic, plomb, cuivre, mercure.

On falsifie souvent le sel avec le salpêtre ou sel marin impur, avec le sel retiré des varechs, avec le plâtre, la craie, le sulfate de soude, le verre pilé ; on le purifie en le faisant fondre dans l'eau, en filtrant la solution au papier et en évaporant le liquide jusqu'à siccité, ou en enlevant les cristaux qui se forment pendant l'ébullition. On tire le sel des marais salins, ou des mines; le gouvernement perçoit sur sa vente un droit : ce droit portait autrefois le nom de gabelle.

Le sel est essentiel à l'homme; beaucoup d'animaux en sont très-friands; sans lui, nos humeurs se détériorent, la force musculaire perd de son énergie, des vers se développent dans les intestins. Le docteur Barbier a calculé que chaque homme prend avec sa nourriture quotidienne de 15 à 30 grammes de ce minéral; ce qui porte à quatre kilogrammes notre consommation annuelle. M. le docteur Foy, dans son excellent *Manuel d'hygiène*, dit que le sel est un stimulant précieux de l'appétit et de la digestion; l'École de Salerne donne le conseil suivant sur l'emploi de cette substance:

Laissez libre à chacun son assaisonnement:
Le sel vainc le poison, relève l'aliment;
Le meilleur mets sans sel n'est qu'une platitude:
Mais faites pour saler une sorte d'étude.
L'excès de sel aveugle et le sang amoindrit,
Cause le tremblement, la gale ou le prurit.

Le sel sert à conserver le poisson et la viande; on l'emploie dans les arts pour fabriquer le chlore, l'acide hydrochlorique; c'est un très bon engrais, il est même fâcheux que son prix élevé n'en permette pas une plus grande consommation.

SEL GEMME, chlorure de sodium. Du latin *muria*, saumure.

All., salz, chlornatrum; *angl.*, rock salt; *esp.* et *ital.*, sal.

Le sel gemme a une saveur salée franche; il est employé dans la cuisine à conserver les viandes et le poisson; les arts en font une immense consommation. Il existe de vastes mines de sel gemme en Pologne, en Sibérie, en Espagne; en France, il y en a, mais elles ne suffisent pas aux besoins.

L'exploitation du sel gemme n'est pas sans danger; on a souvent à craindre les éboulements et les infiltrations de l'eau. Chaque année il arrive que de malheureux mineurs restent perdus dans ces gouffres de cristal; aussi notre poëte de prédilection, Aimé Martin, s'exprime ainsi :

Dieu ! quelle voix plaintive a frappé mon oreille!
La mort est dans ce gouffre, et la douleur y veille.
Entendez-vous les cris des mineurs éperdus!
Les voyez-vous en foule aux câbles suspendus!
A travers les rochers se frayant une route
L'onde court par torrents sous cette horrible voûte,
L'effroi glace le cœur du malheureux qui fuit,
Et, sa faux à la main, la pâle Mort le suit.

Le sel gemme est composé de chlore, de sodium, d'eau; il est sali par des sels calcaires et des substances végéto-animales.

SERPOLET (*pron.* cer-po-lé). Thymus serpyllum. Du grec ἕρπω, je rampe, parce que cette plante s'étend sur le sol.

All., feldkümmel; *angl.*, wild thyme; *esp.*, serpol; *ital.*, serpillo.

Le serpolet est une labiée demi-ligneuse, aromatique, très-commune sur les pelouses sèches des collines, le long des chemins et dans les terrains arides; il est du même genre que le thym.

Les troupeaux librement épars dans les campagnes
Broutent le serpolet au penchant des montagnes.

Les animaux qui mangent de cette plante, tels que les moutons, les lièvres, les lapins, acquièrent une grande valeur; leur chair est plus savoureuse et aromatique.

Le serpolet contient beaucoup d'huile essentielle, que

l'on retire par la distillation ; cette huile est employée pour parfumer.

L'infusion aqueuse du serpolet excite la transpiration, les urines, donne du ton à l'estomac, apaise les fumées du vin. En cuisine on se sert de cette plante pour relever le goût des sauces; on en entoure les jambons; elle est rangée parmi les condiments échauffants; les estomacs faibles et délicats doivent s'en abstenir.

Les abeilles vont puiser dans les fleurs du serpolet un suc très-odorant, dont elles font du miel. Toute la plante répand un parfum suave dans la campagne, le soir surtout.

Il ne pénètre pas les sens comme la rose,
Il ne jette pas l'âme en de molles langueurs :
Suave et virginal, de l'ivresse il repose,
Il rafraîchit le cœur.

SOLE. Pleuronectes sola.

Angl., sole; *esp.*, casco; *ital.*, suola.

La sole est rangée parmi les hétérosomes; elle n'a pas de vertèbres; son corps n'est pas parfaitement symétrique; on la reconnaît en ce qu'elle a toujours les yeux placés d'un seul et même côté de la tête.

La chair de la sole est bonne et délicate, ferme, friable, tendre et d'un goût excellent; elle convient aux convalescents. On la mange frite ou au gratin.

Les Anglais écorchent ce poisson avant de le faire cuire, chez nous, on lui laisse sa peau.

SORBIER DOMESTIQUE. Sorbus domestica.

Le sorbier est de la famille des rosacées. Cet arbre se plaît dans tous les terrains, cependant il réussit mieux dans une terre profonde et substantielle; il croît lentement et vit deux siècles. Le bois de cet arbre est dur, et pour cela très-recherché des menuisiers, des ébénistes et des tourneurs; son grain est fin et homogène; sa couleur est rougeâtre; il se rétrécit d'un douzième de sa circonférence par la dessiccation. Cet arbre porte aussi le nom de cormier. M. Joseph Roche, dans son spirituel *Traité des substances médicales et alimentaires*, dit que les cormes sont un remède populaire dans le midi de la France pour réprimer le flux de ventre. Si vous parcourez, dit-il, les rues de Toulouse, vous entendez les marchandes de fruits crier, d'une voix aigre et discordante ; *Qui a perdu le clau?* Qui a perdu la clé? Si elle croit avoir affaire à un étranger, elle vient le regarder sous le nez, et s'il a le teint un peu jaune, elle lui présente un bouquet de cormes.

Les Romains connaissaient les propriétés astringentes de ce fruit, comme le prouve ce vers de Martial :

> Sorba sumus molles nimiùm durantia ventres.

Le sorbier jouait un rôle important dans les mystères religieux des druides, prêtres des Celtes. On trouve encore sur les montagnes de l'Ecosse septentrionale des sorbiers plantés en cercle; ils entourent de grandes pierres qui servaient au culte druidique lorsque les Romains vainqueurs chassèrent les Celtes jusque dans ces contrées.

Les générations s'éteignent, mais leurs mœurs, leurs coutumes, leurs préjugés se transmettent. Il en est ainsi chez les montagnards écossais; aujourd'hui encore, les bergers sont dans l'usage (le premier jour de mai) de faire passer tous leurs moutons et agneaux par un cerceau de sorbier, pour les préserver d'accidents. Il existe même un ancien proverbe qui dit que le sorbier et le fil rouge sont un préservatif contre les sorciers.

> Roan tree and red threed,
> Puts the witches to there speed.

Les cormes ou fruit du cormier ou sorbier peuvent servir à faire une boisson très-agréable. En Allemagne on les macère dans l'eau et le miel ; elles deviennent plus délicates à manger.

SOURDE ou petite bécassine. Scolopax gallinula.

La petite bécassine est de l'ordre des échassiers.

Cet oiseau ne diffère que fort peu de la bécasse ; il nous vient l'hiver et s'en retourne au printemps.

La chair de la sourde est agréable.

SUCRE. Saccharum. Du grec σακχάριον, d'où le latin *saccharum*.

All., zucker ; *angl.*, sugar ; *esp.*, azucar ; *ital.*, zucchero.

Les aliments sont de deux ordres : les uns reconstituent les organes et réparent les pertes que fait le corps, ce sont les vrais aliments ; ils sont azotés : les autres entretiennent la vie sans nourrir, ce sont les faux aliments ou *aliments de combustion* ; ils ne sont pas azotés. De ce nombre sont l'eau, le vin, le café, le sucre. Le sucre est donc un faux aliment.

Le sucre est un principe immédiat des végétaux et de certains produits naturels ou morbides des animaux. Son caractère principal est de fournir de l'alcool par la fermentation, et d'avoir une saveur douce sucrée. On connaît deux grandes variétés de sucre : le sucre ordinaire, ou sucre cristallisable, et le sucre à cristillisation confuse ou mamelonnée. La première est fournie par la canne, la betterave, l'érable, le melon, la carotte, la citrouille, la châtaigne, la tige de maïs. L'autre variété s'extrait des pommes, des raisins, des groseilles et de plusieurs autres fruits à réaction acide. L'amidon, la cellulose, la gomme, sous l'influence chimique de l'acide sulfurique et de l'eau, donnent du sucre. On retire aussi du sucre de l'urine des diabétiques, du lait et du miel, et de certains champignons.

La forme primitive des cristaux du sucre est un prisme quadrangulaire à base parallélogramme, dont le petit côté est au grand :: 7 : 10; la hauteur du prisme est la moyenne proportionnelle entrel es deux dimensions de ce parallélogramme.

La forme qu'il affecte ordinairement est un prisme quadrangulaire surmonté par un sommet à deux faces.

Le sucre, observé en gros cristaux réguliers, est une substance blanche, diaphane, ayant un plan de clivage; il réfracte la lumière; il est hygrométrique, phosphorescent, dur, cassant; sa densité est de 1,6; exposé au feu, il brûle en répandant une abondante fumée aromatique, connue sous le nom de caramel. M. Soubeiran a reconnu que ses molécules ont un mouvement de rotation opposé à celui des molécules de la glucose. Le sucre entre en fusion à 180°; à 220° il se décompose. Il contient peu d'eau de cristallisation; il est soluble dans l'eau, et beaucoup plus à chaud qu'à froid; il est insoluble dans l'éther et dans l'alcool absolu.

Les acides faibles, et surtout les acides végétaux, transforment cette substance en sucre concret ou liquide; l'acide sulfurique concentré le charbonne; l'acide nitrique étendu le transforme en acide malique ou oxalique; il devient acide ulmique avec la potasse. La composition élémentaire du sucre est (suivant Berzélius) en poids, carbone 44,200, ogygène 49,015, hydrogène 6,785.

Le sucre a été quelquefois altéré dans le commerce pour lui donner du poids ou de la blancheur : ces falsifications sont faciles à reconnaître. Le sucre réduit en poudre perd beaucoup de sa propriété de sucrer; il prend en même temps une odeur empyreumatique qu'il communique aux substances qu'on lui adjoint.

« Le sucre ne fait jamais de mal qu'à la bourse » : ce vieux dicton est faux, car il est bien prouvé que cette substance, prise en excès, agace les dents, forme avec elles des combinaisons solubles qui les détruisent. Le sucre constipe, produit de l'altération, rend la bouche pâteuse, dispose aux cachexies, au ramollissement des gencives, à la surabondance de l'acide urique; il est donc prudent de n'en pas donner aux jeunes enfants et aux adultes.

Le sucre entre dans les préparations culinaires; le pâtissier, le confiseur ne sauraient s'en passer : il est la base des bonbons, des confitures, des liqueurs, des sirops.

Le sucre le plus employé dans le commerce est retiré de la canne à sucre ou de la betterave. Son extraction est assez longue; elle exige cependant beaucoup de célérité, car il y aurait de grandes pertes produites par la fermentation.

La canne à sucre, *arundo saccharifera*, est de la famille des graminées; c'est un roseau articulé, originaire de l'Inde.

Ce roseau est plein d'une moelle succulente que l'on sépare par l'expression. Les Indiens connaissaient la saveur sucrée de cette plante, mais ils ignoraient l'art d'en retirer le principe cristallisable. Les Chinois étaient beaucoup plus avancés, car dès la plus haute antiquité ils faisaient du sucre.

Les Egyptiens, les Grecs et les Latins se servaient du sucre qu'ils retiraient de certains fruits. Strabon (dans son quinzième livre de *Géographie*) parle d'un roseau qui produit du miel sans le secours des abeilles; Lucain le désigne par le vers suivant :

> Quique bibunt tenerâ ab arundine succos.

Saumaise parle également du sucre des anciens : il dit que cette matière sucrée se condensait d'elle-même sur la plante, comme de la gomme.

Varron donne aussi la description de la plante qui fournissait le sucre :

> Indica non magnâ nimis arbore crescit arundo;
> Illius extentis premitur radicibus humor,
> Dulcia cui nequeunt succo contendere mella.

Le même auteur ajoute que les Arabes avaient l'art de faire du sucre, que plus tard on l'avait appelé *sel indien.*

Dioscoride et Pline font du roseau à miel de longues descriptions.

La canne à sucre s'élève à une hauteur de 4 mètres; sa tige est pesante, cassante, d'un vert tirant sur le jaune; les nœuds, qui sont à trois doigts les uns des autres, sont saillants, en partie blanchâtres et en partie jaunâtres. De ces nœuds partent des feuille qui tombent à mesure que la canne mûrit.

La canne à sucre se plaît dans les terrains gras, humides et bien aérés; les terres maigres, usées, ne lui conviennent pas; il lui faut une forte chaleur; elle n'a pu réussir en Provence, en Espagne et en Italie; on espère être plus heureux en Afrique. Ses ennemis sont les pucerons, les fourmis et les rouleurs.

En 1420, Henri, régent de Portugal, voyant que le roseau à sucre avait très-bien réussi en Arabie, en Syrie et en Egypte, en planta dans les îles de Madère, qui avaient été découvertes depuis peu. Cette graminée passa de là aux Canaries et à l'île Saint-Thomas; enfin, Christophe Colomb ayant découvert le Nouveau-Monde, en 1506 un nommé Pierre d'Arrenca porta cette plante à Hispaniola, aujourd'hui Saint-Domingue; elle s'y multiplia avec une si prodigieuse vitesse, qu'en 1518 cette île avait huit sucreries, ce qui a fait dire que les magnifiques palais de Madrid et de Tolède, bâtis par Charles-Quint, avaient été payés avec le seul produit des droits imposés sur les îles espagnoles.

Aujourd'hui les îles Bourbon, Saint-Pierre-Bourbon ont des sucreries en pleine activité.

La canne à sucre n'est pas également sucrée dans toute sa longueur; le sommet l'est bien moins que le reste, et c'est pour cette raison qu'on le retranche avant la récolte, pour servir de bouture. On coupe les tiges ou chaumes de canne très-près du sol, on les réunit par bottes, et on les écrase sous des meules, disposées de manière que le liquide sucré puisse s'écouler continuellement. Ce liquide se nomme *vesou;* le résidu ligneux s'appelle *bagasse;* il sert à brûler.

Le vesou est composé comme il suit :

4,000 kilogrammes ont fourni :

Eau	3,133
Sucre cristallisable	0,832
Résidu incristallisable, supposé sec.	00,30
Cérine	0,000,30
Cire verte	0,001,06
Matière organique	0,001,61
Albumine sèche	0,000,30

Le vesou est porté dans des chaudières, où il est chauffé avec un lait de chaux qui sert à sa clarification.

On filtre, on évapore, et on laisse cristalliser. On obtient alors une masse compacte qui retient encore beaucoup de sucre incristallisable que l'on nomme *mélasse.*

On sépare ce sucre brut qui porte le nom de moscouade, cassonade ; c'est ce sucre qu'on nous envoie dans des nattes de jonc et qu'on livre au commerce pour être de nouveau purifié.

Le sucre brut se classe d'après sa nuance, la grosseur de son grain et sa sécheresse ; on le décolore au moyen du charbon, et on le clarifie avec un lait de chaux et du sang de bœuf.

Moins le sucre reste en contact avec le feu et l'air atmosphérique, moins il y a de perte, c'est-à-dire de mélasse formée.

Le sucre a été quelquefois falsifié ; on lui donnait un reflet blanc au moyen de sels métalliques : cette fraude n'a plus lieu. On peut aussi lui laisser beaucoup d'eau de cristallisation ; mais cette trop grande quantité d'eau ne tarde pas à occasionner une altération qui est même visible à l'œil.

Le sucre, comme toutes les substances organiques, est sujet à des maladies : la plus curieuse est sa transformation en glucose par la présence d'un champignon qui se forme dessus ; ce phénomène se remarque surtout sur le sucre en pain.

Le sucre n'a pas toujours été d'un emploi aussi général ; il fut même un temps où il était rare et cher, les apothicaires seuls en avaient, et encore était-il considéré comme médicament ; et là il était essentiellement nécessaire, car on disait, en parlant de lui : *que deviendrait un apothicaire sans sucre?* pour exprimer qu'une chose était très-utile. Aujourd'hui il est devenu tellement bon marché, que la sœur de Scarron ne rétrécirait plus l'orifice du sucrier pour empêcher son frère d'en prendre trop à la fois; et le littérateur Delacroix pourrait boire à son gré de l'eau sucrée, car il ne coûte plus, comme de leur temps, 5 francs la livre.

Le sucre est devenu une substance de première nécessité; un pays serait bien près de sa perte, si un gouvernement venait à le laisser manquer de sucre ; que feraient les Anglaises sans sucre pour leur thé, les Espagnoles pour leur chocolat et leurs glaces, les Italiennes pour leur café et leurs sorbets, les Allemandes pour leur pâtisserie et leur thé; les Russes pour leurs bonbons et leurs sirops de toutes sortes ? Que feraient les Françaises, les Parisiennes surtout, si elles n'avaient pas à grignoter dans le courant de la journée quelques-uns de ces petits gâteaux sucrés, nommés *petits-fours?* Demandez plutôt à Dardouillet, successeur d'Achard, si vanté par Brillat-Savarin, car c'est chez ce confiseur que l'élite de la société se donne rendez-vous.

Là, vous pourrez trouver, au gré de vos caprices,
Des sucres arrangés en galants édifices ;
Des châteaux de bonbons, des palais de biscuits,
Le Louvre, Bagatelle et Versailles confits.

Enfin, que deviendraient les portières, leurs chiens et leurs chats, si leur chicorée au café n'était pas sucrée ?

Heureusement, le chimiste Chaptal a démontré que la betterave contenait assez de sucre cristallisable pour en fournir à toute la France, si une guerre européenne nous privait de celui qui nous vient de nos colonies.

T

TAFIA ou TAFFIA. Nom américain donné à l'eau-de-vie retirée de la canne à sucre.

All., zuckerbranntwein ; *angl.*, taffia ; *esp.*, aguardiente de azucar ; *ital.*, aquavite di zucchero.

Le tafia est une liqueur alcoolique ; il s'obtient par la distillation du suc de canne ou vesou fermenté ; il est moins aromatique que le rhum ; il a souvent un goût de fruit très-désagréable. En France, il est vendu pour de véritable rhum.

TANCHE. Cyprinus tinca. Genre de poisson osseux, holobranche, de la famille des gymnopomes, formé aux dépens du cyprin.

All., schleihe, *angl.*, tench ; *esp.*, tenca ; *ital.*, tinca.

La tanche commune est d'un jaune doré ou noirâtre, suivant l'eau dans laquelle elle vit. On la trouve dans les rivières, les eaux stagnantes et marécageuses ; les étangs du Berry en possèdent beaucoup.

La chair de la tanche est d'une nature visqueuse ; elle est blanche, fade, remplie d'arêtes, et fréquemment imprégnée d'une odeur de vase ; la peau est la seule partie qui soit recherchée des gourmets.

Le *merula* des Latins n'était autre que notre tanche.

En Angleterre, la tanche passe pour être un poisson aussi délicat que bienfaisant; mais dans l'île de Guernesey on ne l'estime pas, et, par dérision, on l'appelle *cordonnier*.

TAPIOCA ou TAPIOKA. Nom américain ; fécule retirée du jatropha manihot.

La plante qui donne cette fécule a le port des ricins ; c'est un arbrisseau de la famille des euphorbiacées ; elle a cela de remarquable, qu'à côté d'un aliment sain, qui est sa fécule, elle offre un poison des plus dangereux, dans un principe âcre et volatil qui existe dans son suc ; l'air et la chaleur détruisent cet effet vénéneux.

Le tapioca s'obtient de la racine, au moyen du broiement, du lavage, et de la torréfaction incomplète qui s'opère dans des sacs et sur des plaques métalliques.

Le tapioca est en grumeaux très-durs, élastiques, opalins, inodores, presque insipides ; il se dissout dans l'eau froide, ou s'y gonfle considérablement. Cette substance nous vient des Antilles, de Bahia, et de Rio-Janeiro ; elle a les mêmes propriétés que le sagou et la fécule de pommes de terre. On en fait des potages au gras, au maigre, et au lait.

TAUREAU (*pron.* to-ro). Bos taurus. Du grec ταῦρος, ou du celt. *tarro*.

All., stier; *angl.*, bull ; *esp.*, toro ; *ital.*, toro.

Le taureau est un mammifère ruminant, à cornes simples, creuses, non caduques ; ongulé et cornupède ; c'est le mâle entier, dans l'espèce du bœuf domestique, et dont le caractère est de ne pas avoir des dents incisives à la mâchoire supérieure, d'en avoir huit à l'inférieure.

Le taureau domestique nous vient originairement de l'*aurochs*, ou *urus*, qui lui est supérieur en force et en grandeur. Cet animal sert à la propagation de l'espèce ; il est fier, indocile, fougueux, et peu propre au travail. Toute sa force est dans les vertèbres du cou ; aussi sa tête est d'une puissance énorme.

Des mains de la sage nature,
Le taureau sur son front nerveux
Reçut des cornes pour armure.

Un troupeau de taureaux, surpris par une bête fauve, s'accule, forme une étoile, et présente de tous côtés ses terribles défenses. Dans le temps du rut, ils deviennent indomptables, et se livrent entre eux des combats qui ne cessent que lorsque les vaincus sont à terre ou prennent la fuite. Leur fureur est plus grande encore si on les éloigne de leurs génisses ; ils n'écoutent plus rien alors.

... S'abandonnant au Dieu qui les entraîne,
Les taureaux enflammés bondissent dans la plaine,
Traversent les forêts, les torrents, les déserts,
De leurs naseaux brûlants interrogent les airs ;
Et bientôt on les voit, au milieu des campagnes,
Reposer triomphants auprès de leurs compagnes.

En Espagne, on met un soin tout particulier à obtenir ces animaux bien proportionnés, d'une taille bien prise, et aux cornes bien posées ; on les dresse au combat.

Un voyageur dit qu'en parcourant l'Espagne, on court deux dangers : le jour, d'être éventré par les troupeaux de taureaux qui parcourent les campagnes ; la nuit, d'être détroussé par les voleurs qui rôdent sur les grands chemins.

La chair du taureau est dure, coriace, peu agréable à manger, et difficile à digérer. Dans les arts, on se sert de la peau et des cornes.

Les poëtes disent que c'est le taureau qui porta Europe

que Jupiter avait mis dans le ciel. Vossius croit plutôt que c'est le signe d'Osiris ou de Joseph que les Egyptiens placèrent parmi les astres, parce qu'Osiris enseigna l'agriculture à l'Egypte, et que Joseph la nourrit et la préserva de la faim par les blés qu'il amassa.

Le taureau était l'animal que l'on sacrifiait le plus souvent pour se rendre les dieux favorables; on dorait les cornes de ces victimes, et on les ornait de fleurs.

THÉ (*pron.* té). Thea chinensis.

All., thee ; *angl.*, tea ; *esp.* et *ital.*, té.

Les Chinois font usage du thé depuis un temps immémorial ; il ne fut introduit en Europe que vers le milieu du dix-septième siècle. Le premier qui en ait parlé en France est Simon Paoli ; il en blâmait l'usage, disant qu'il enivrait.

Tulpius, médecin hollandais, fit ensuite connaître cette plante dans une dissertation publique, en 1641.

Jouques, médecin français, en fit un grand éloge en 1657, et la nomma herbe divine, la comparant à l'ambroisie.

Le thé croît naturellement en Chine et au Japon. Les essais que l'on a faits pour le cultiver dans le midi de l'Amérique paraissent avoir réussi au delà de toute attente. C'est un arbrisseau toujours vert, aux tiges rameuses, haut de deux mètres ; il est classé dans le genre dicotylédone, à fleurs complètes, polypétales, de la famille des théacées.

On sait aujourd'hui, d'une manière positive, que les différences d'aspect, de goût, d'odeur et de couleur que présentent les nombreuses variétés de thé qui se rencontrent dans le commerce dépendent bien moins, soit de la nature des terrains ou des climats, soit de l'époque de l'année ou de l'âge auxquels les feuilles ont été récoltées, que du mode de manipulation qu'elles ont subi.

On fait la récolte des feuilles de thé plusieurs fois dans

l'année, on les sèche sur des plaques de fer chaudes, où elles se crispent et se roulent comme on les voit dans le commerce.

On distingue beaucoup de variétés de cette substance; les plus employées sont les thés heyswen, scholang, perlé, poudre à canon, thé noir.

Le thé agit à la manière des excitants les plus puissants, du moins chez les sujets irritables, nerveux, ou peu accoutumés à ce genre de boisson; son action est souvent semblable à celle du café. Pris en infusion légère, à petites doses, il excite et donne du ton à l'estomac, en produisant un bien-être général; il augmente la transpiration cutanée, la sécrétion des urines; quelquefois il excite à la gaieté. Aussi :

> Le feuillage chinois, par un plus doux succès,
> De nos dîners tardifs corrige les excès.

Les Chinois préfèrent notre sauge et notre serpolet à leur thé.

Le thé contient de la théine, de l'acide tannique ou bohéique, de la gomme, du ligneux, des sels, des traces d'huile propre.

La théine est représentée par :

Carbone	49,72
Hydrogène	5,14
Azote	28,78
Oxygène	16,36

On trouve souvent le thé falsifié ou coloré avec le chromate de plomb; les feuilles de prunellier qu'on y ajoute sont faciles à reconnaître.

L'usage du thé, en Angleterre, est presque général; on en prend moins en France.

Voici, d'après le chimiste Chevallier, un aperçu approximatif de la consommation annuelle du thé dans les différents États de l'Europe, en adoptant pour terme moyen l'année 1848 :

Russie........................	7,505,564,937 kilog.
Angleterre....................	14,671,447
Etats-Unis....................	7,207,023
Hambourg, pour l'intérieur de l'Allemagne.................	800,000
Hollande.....................	450,000
Brème, Frise et Haute-Wesel..	215,500
France.......................	113,674
Brésil.......................	100,000
Danemarck, Suède et Norwège...	65,000
Prusse par Dantzick...........	15,000
Naples.......................	4,650
Autriche par Trieste et Venise..	3,560
Etats Sardes..................	2,800
Etats Romains.................	2,100
Toscane......................	2,000
Sicile.......................	800

On prend le thé à l'eau ou avec un peu de lait ou de crème. Au Thibet, on le prépare avec du lait, du beurre, du sel et un sel alcalin d'une saveur amère. A Kanawer, on le fait d'une façon qui ne sera jamais appréciée par les blanches Anglaises. Les feuilles du thé sont cuites pendant deux heures dans de l'eau, que l'on rejette comme inutile. On accommode ensuite les feuilles avec du beurre rance.

THON. Scomber thynnus. Du grec θύννος.

All., ton ; *angl.*, tunny ; *esp.*, atun ; *ital.*, tonno.

Le thon est un poisson de mer du genre scombre ; il se trouve dans la Méditérannée ; il acquiert une longueur de trois mètres et une pesanteur de cinq kilogrammes. Ce poisson se montre au printemps et à l'automne ; on le mange soit frais, grillé et relevé par des assortiments de haut goût, soit salé ou mariné dans l'huile. La saveur du thon frais rappelle celle du veau; sa chair est grasse, ferme, compacte, difficile à digérer, mais nourrissante et fortifiante; les bons estomacs peuvent seuls en savourer le goût. La tête, la poitrine, le ventre, sont les seules parties délicates du thon. Ses œufs, son foie, salés, exprimés, sont conservés et employés comme la botargue, espèce de caviar provençal.

Les Grecs et les Romains estimaient beaucoup la chair du thon; ils poussaient la délicatesse jusqu'à deviner en quelles eaux le poisson avait été pris.

Aristote, Pline, Strabon et les auteurs modernes qui ont écrit sur le thon ne sont pas d'accord sur la question de savoir si ce poisson, pour venir sur nos côtes, a traversé l'Océan.

La pêche du thon se fait sur les côtes de la Provence; elle attire ordinairement beaucoup de curieux, car il faut, pour le prendre de l'adresse et de l'agilité, ce qui donne lieu à quelques scènes divertissantes.

THYM, farigoule. Thymus vulgaris. Dérivé du grec θύμος, racine de θυόω, je parfume.

All., thymian; *angl.*, thyme; *esp.*, tomillo; *ital.*, timo.

Le thym est un petit arbuste nain, cultivé dans les jardins; il est du genre dicotylédone monopétale, de la famille des labiées; il croît dans les bois, sur les rochers.

> Et les zéphyrs légers, voltigeant sur le thym,
> Nous apportent, le soir, les parfums du matin.

La feuille du thym est petite, allongée; ses fleurs contiennent une grande quantité de matière sirupeuse, sécrétée au fond de leurs calices par les pistils et l'ovaire; cette matière sucrée, que les abeilles recueillent et que l'on nomme miel, a pour destination de retenir, par sa viscosité, la poussière fécondante des étamines et d'assurer ainsi la fécondation. Aussi des mouches de toutes les formes, des scarabées de toutes les couleurs, des papillons environnent sans cesse les touffes fleuries de cette plante.

Les Grecs regardaient le thym comme le symbole de l'activité ; sans doute ils avaient observé que cette plante est fortement stimulante, et qu'elle réagissait sur le cerveau des vieillards qui en faisaient usage. Dans le moyen âge, les dames brodaient souvent, sur l'écharpe de leurs chevaliers, une branche de thym, autour de laquelle des abeilles voltigeaient.

Les animaux herbivores recherchent le thym ; il donne à leur chair une odeur et un goût agréables. Le cuisinier se sert du thym pour aromatiser certaines viandes, celle du porc surtout.

Le thym est digestif, échauffant, aromatique, vulnéraire. On en retire, par la distillation, de l'huile essentielle, très-employée comme parfum. Virgile a chanté le thym, et le miel que les abeilles vont lui dérober :

> Redolentque thymo fragrantia mella.

TOMATE, pomme d'amour. Solanum lycopersicon. Dérivé de l'espagnol *tomata* ou de l'indien *tomat*.

Angl., tomato ; *esp.*, tomatera.

La tomate est une plante de la famille des solanées, originaire de l'Amérique, cultivée aujourd'hui dans nos jardins.

Son fruit est une baie d'un beau rouge quand il est mûr, d'une saveur acidule agréable. On le mange comme condiment ou assaisonnement autour des viandes.

La pulpe de la tomate contient un acide particulier, un principe amer, une huile volatile, une matière résineuse, du sulfate de potasse.

Ce fruit se conserve cuit, à la manière de la chicorée ou de l'oseille.

Les Italiens mange t les tomates crues et en salade.

TOPINAMBOUR, poire de terre, artichaut du Canada. Ce dernier nom lui vient du pays d'où il a été apporté. Helianthus; famille des radiées.

All., erdbirn; *angl.*, Jerusalem artichoke; *esp.*, cotufa; *ital.*, tartufo bianco.

Le topinambour est originaire du Brésil et du Canada; c'est une herbacée vivace, dont les racines poussent en mamelons semblables aux pommes de terre. Ce tubercule ne mûrit qu'au commencement de l'hiver; sa saveur est celle de l'artichaut; il est peu recherché en France, on lui préfère la parmentière.

Ce légume est venteux et d'une difficile digestion. On le mange à l'huile, à la sauce blanche ou en ragoût; frit comme les pommes de terre.

Le topinambour contient deux substances grasses: l'une est solide; l'autre, qui est liquide, est la même que celle qui se trouve dans la pomme de terre, mais en moins grande proportion. Il contient aussi de la pectine, du sucre, une matière azotée, de l'amidon. D'après les essais tentés sur ce tubercule, 1 kilo de substance produit 67,92 d'alcool absolu, qui représentent 147 de glucose, ou 14,7 pour 100. Pendant la fermentation, il se forme de la levûre. Les cendres du topinambour diffèrent selon le terrain ou les engrais.

TORTUE. Testudo. De *tortus*, sans doute à cause de sa marche.

All., schildkrote; *angl.*, tortoise; *esp.*, tortuga; *ital.*, tartaruga.

La tortue est un animal ovipare, amphibie, d'une forme et d'une structure singulières, tout à fait disgracié de la nature. On l'a rangée parmi les reptiles de l'ordre des chéloniens, renfermant ceux de ces animaux qui habitent la terre; et, en effet, la tortue se fait des trous dans la terre pour s'y cacher pendant l'hiver.

On distingue huit espèces de tortues, dont trois sont bonnes à manger : la tortue d'eau, de terre et de mer. Les tortues de fleuve ou potamistes ont été d'abord désignées sous le nom de *trionyx*, qui signifie trois ongles ; on les a distribuées en deux genres : les *gymnopodes*, qui ont des pattes libres, ne pouvant se cacher ou rentrer sous le plastron, et les *cryptopodes*, dont le plastron est prolongé par derrière pour cacher les pattes. Les *eymdes*, qui ont des pattes palmées membraneuses, acquièrent un certain volume.

Les tortues se rencontrent presque par tout le globe. Elles vivent dans les bois, où elles se nourrissent de limaçons, de mollusques, d'insectes, de matières animales, de feuilles, d'herbes, de graines et de fruits ; quoique très-voraces, elles peuvent rester des mois entiers sans manger. La lenteur de leur marche est passée en proverbe. La Fontaine a dit :

> Elle part, elle s'aventure ;
> Elle se hâte avec lenteur.

Aristote a observé que la tortue a une très-grande force de mâchoire et qu'elle peut trancher des corps durs avec assez de facilité.

La vie des tortues est très-longue. On cite un exemple de cette longévité. On avait placé une tortue dans le jardin de Lamberth, du temps de l'archevêque Laud ; elle vivait encore en 1753, c'est-à-dire cent vingt ans après ; son écaille est encore conservée dans ce palais. On dit que cette tortue servait de baromètre : lorsqu'elle marchait les jambes tendues, et pour ainsi dire sur la pointe des pieds, et qu'elle mangeait avec avidité, on était sûr qu'il pleuvrait, car, comme tous les animaux de son espèce, elle craignait la pluie.

Les chéloniens ont la vie extrêmement dure. On peut leur enlever la cervelle, leur couper la tête, leur ouvrir le corps, leur arracher les plaques osseuses qui les recouvrent, sans pour cela qu'elles cessent de vivre pendant des mois entiers.

Les œufs de tortues sont gros comme ceux du pigeon; le blanc ne se coagule pas par la cuisson, il conserve la transparence d'une gelée bleuâtre; ils sont très-recherchés par les gourmets.

Les tortues qui habitent les bords de la Méditerranée sont très-estimées; elles y sont en si grande quantité qu'un touriste s'est écrié :

> Je vois de tous côtés, près des vagues émues,
> Se traîner à pas lents les pesantes tortues.

Les tortues ont attiré l'attention des hommes dès la plus haute antiquité. On en trouve l'empreinte sur les médailles de l'île d'Egine; elles ont été sculptées par les plus illustres artistes de la Grèce florissante. On en trouve une aux pieds de Vénus, comme emblème de la douceur.

L'antiquité a conservé le souvenir tragique et la fin bizarre d'un philosophe chauve, sur la tête duquel, la prenant pour une pierre, un aigle précipita du haut des airs une tortue qu'il voulait briser.

La chair de la tortue est blanche, nourrissante, facile à digérer; on en fait des bouillons, des potages, des gelées, des bonbons restaurants et adoucissants; les Anglais en font une grande consommation.

Les Grecs avalaient le sang de la tortue sans aucune préparation, pour se donner de la force et de la vie.

TOURTERELLE (*pron.* turt-rèl). Turtur.

All., turteltaube; *angl.*, turtle-dove; *esp.*, tórtola; *ital.*, tortora.

La tourterelle est une variété de pigeon. Cet oiseau accouplé à une femelle ne la quitte plus; son roucoulement est lent et plaintif; sa fidélité est passée en précepte.

Voyez sous ces rameaux ces tendres tourterelles
Nourrir de cent baisers leurs ardeurs mutuelles,
Et, par des sons touchants, un murmure enflammé
Exhaler le plaisir d'aimer et d'être aimé;
Se voir est leur bonheur et l'amour est leur vie.

Dans les hiéroglyphes égyptiens, la tourterelle désignait l'homme qui aime la danse et le son de la flûte; chez les Grecs, elle était consacrée à Vénus.

La chair de la tourterelle a beaucoup d'analogie avec celle du pigeon; elle se mange de même.

TRUFFE. Tuber lycoperdon. De l'all. *truffel*, champignon. *All.*, trüffel; *angl.*, truffle; *esp.*, criadilla de tierra; *ital.*, tartufo nero.

Les truffes sont regardées comme des champignons; elles sont irrégulières, arrondies, tuberculeuses, chagrinées en dehors, charnues et marbrées en dedans, d'une odeur et d'une saveur animalisées agréables; il y en a des noires et des blanches; les noires sont les plus estimées.

Le mode de reproduction de la truffe fut longtemps entouré d'obscurité; mais récemment les recherches étendues et approfondies de MM. L. R. et Ch. Tulasne ont jeté une vive lumière sur l'histoire de ce champignon souterrain. Selon ces observateurs, la truffe se produirait par des sporules donnant naissance à un mycélion filamenteux; ce mycélion ou thallus est une production charnue, que l'on considère ordinairement comme constituant un seul champignon, et qui, naissant d'un corps filamenteux byssoïde irrégulier, s'étend sous le sol; c'est le même phénomène qui a lieu pour le champignon blanc que l'on obtient sur couche.

On dit que plusieurs circonstances font reconnaître la présence de la truffe dans une localité. Ainsi, on a noté que là où il y a de ces champignons on voit voler, à la surface du sol, des essaims de petites mouches qui sont produites par des vers sortis de ce végétal.

Les porcs sont également employés pour les découvrir : on conduit ces animaux dans l'endroit où l'on suppose que ce tubercule existe ; le grognement qu'ils font entendre en fouillant le sol est un indice de leur bonne fortune.

Du sol périgourdin la truffe vous est chère :
A l'immonde animal elle doit la lumière ;
Elle aime à végéter, paisible et sans orgueil,
Au pied d'un chêne blanc, d'un charme ou d'un tilleul.

Le Périgord ne fournit pas seul ce précieux tubercule ; l'Angoumois, la Gascogne, l'Italie en donnent aussi : la Savoie en produit une variété qui pèse quelquefois jusqu'à un kilogramme et qui a exactement le goût de l'ail. Les Romains ont connu la truffe ; elle n'était pas la même que la nôtre ; celle dont ils faisaient leurs délices leur venait de Grèce, d'Afrique et principalement de la Lysie. Aussi Juvénal, en parlant de ce tubercule et de la délicatesse de son parfum, dit :

Gustus elementa per omnia quærunt.

Avant 1780, la truffe était peu recherchée en France ; elle était même rare à Paris. On dit, et la chose n'est pas toujours vraie, que cette substance végétale a deux propriétés essentielles : la première, d'être aphrodisiaque ; la seconde, d'aider les transactions diplomatiques.

La truffe est lourde et indigeste, si elle n'est pas convenablement préparée. Lucullus, Pline, Galien étaient très-friands de ce champignon.

La truffe doit être privée de son écorce extérieure. On la mange entière ou pilée ; on en fait des coulis, des bisques ; on la marie à la viande, aux ragoûts, aux rôtis, aux pâtés ; on peut la confire à l'huile, au beurre, à la graisse ; on la conserve à la manière d'Appert. La truffe qui a subi une petite gelée est plus aromatique que celle qui n'y a pas été exposée.

Le mets de prédilection des Arabes Bédouins est le kemmaie, ou kemma, ou djemé, en dialecte bédouin. C'est une espèce de truffe qui croît dans le désert sans racine apparente ni semence ; sa forme et sa dimension ressemblent beaucoup à celles de la truffe. Chaque famille en amasse 4 à 5 charges de chameaux ; tant que cette provision dure, on en vit uniquement ; on les fait cuire dans l'eau ou dans du lait jusqu'à la consistance de pâte, et on verse dessus du beurre fondu. Ce mets constipe.

L'analyse chimique de ce végétal a démontré qu'il contient de l'albumine, du carbonate d'ammoniaque, du fer, de l'acide prussique, une huile essentielle, des sels de chaux, une matière extractive végétale.

TRUIE. Du celt. *troia.*

La truie est la femelle du porc (voyez ce mot).

Les anciens immolaient ce quadrupède pachyderme à Cérès, parce qu'elle détruit les fruits et les autres productions de la terre. D'après une tradition religieuse fort accréditée du temps de Cicéron, quiconque rencontrait un cadavre le long de son chemin et négligeait de lui donner la sépulture, commettait un sacrilége dont il ne pouvait se racheter qu'en sacrifiant à cette déesse une truie ; sinon il aurait encouru la peine de voir son âme errer pendant cent ans sur les bords du Styx. On sacrifiait aussi cet animal à Junon, honorée comme protectrice de la terre. Lorsqu'on faisait une alliance ou qu'on jurait la paix, elle était confirmée par le sang de la femelle du porc.

La truie a tous les goûts, les instincts et la stupidité du cochon ; elle est d'une grande fécondité. Sa chair est peu estimée, cependant on la mange ; elle est dure et moins savoureuse que celle du porc.

TRUITE. Salmo favio. Du bas latin *trutta* ou *tructa*. La truite est de la famille des salmones.

All., forelle ; *angl.*, trout ; *esp.*, trucha ; *ital.*, trota.

La truite ou troutte commune est rare dans la Seine ; elle se rencontre abondamment dans certaines rivières, lacs ou fleuves ; le Rhin en fournit d'excellentes. En Auvergne, on la pêche à la main, en plongeant au fond de l'eau ; on profite d'un temps orageux, car il est reconnu que ce poisson est très-sensible à l'influence électrique de l'atmosphère, et qu'au moment des orages il est comme engourdi.

J'enlève quelquefois à l'eau pure et bruyante
La truite suspendue à la ligne tremblante.

M. Gelin, de l'Isère, est parvenu à faire éclore artificiellement les œufs de ce poisson.

La chair de la truite est blanche, tendre, sapide, agréable, et très-facile à digérer. On la mange grillée, à la sauce, et marinée.

Paul Jove prétend que la truite perd souvent de la qualité en quelques heures et se corrompt promptement. Dans cet état, elle répand dans l'obscurité une lumière phosphorescente très-vive.

La loutre, le rat d'eau et plusieurs oiseaux sont très-friands de ce poisson, ils lui font une chasse incessante.

La truite est couverte de petites écailles, marquées pour l'ordinaire de taches rouges ; d'où vient ce vers :

Purpureisque salar stellatus tergora guttis.

Ce poisson nage avec beaucoup d'agilité et de vitesse, et contre le fil de l'eau ; on pense même que c'est à cette agilité qu'il doit son nom, que l'on fait dériver de *trutta*, *tructa*, ou de *trudere*.

TURBOT (*pron.* tur-bô). Pleuronectes maximus. On l'a appelé dans la basse latinité *turbatus*, dont on a fait turbot ; ensuite *rhombus*, à cause de sa forme.

All., steinbult; *angl.*, turbot; *esp.* et *ital.*, rombo.

Le turbot vit dans la Mer Baltique et l'Océan; la longueur de ce poisson est de quâtre-vingts centimètres à un mètre; il a une forme rhomboïdale, le dessus de son corps est grumeleux et hérissé par intervalles d'aspérités, ou plutôt de petites épines distribuées sans ordre; la couleur de cette même partie est cendrée et mouchetée de beaucoup de taches noires de différentes grandeurs, qui la font paraître marbrée; les mâchoires sont garnies de plusieurs rangées de petites dents; ce poisson est difficile à prendre, parce qu'il est très-délicat sur le choix des appâts qu'on emploie pour l'attirer.

Il existe une grande variété de turbots; elles sont toutes également bonnes à manger.

La chair de ce poisson est très-estimée; elle est blanche, grasse, feuilletée, délicate. Les Romains faisaient si grand cas de ce poisson qu'ils le payaient au poids de l'argent. Ils l'avaient surnommé faisan d'eau.

Les œufs du turbot ne sont pas vénéneux, comme on le dit; dans beaucoup de pays on les mange. Le turbot se mange à l'huile, à la sauce blanche, à la régence ou matelotte normande, au gratin. L'histoire rapporte que l'empereur Domitien convoqua un jour le Sénat pour délibérer sur une affaire de la plus haute importance; lorsque tous les membres furent réunis, et après un long préambule, il s'exprima ainsi :

Il s'agit d'un turbot : daignez délibérer
Sur la sauce à laquelle on doit le préparer.
Le Sénat mit aux voix cette affaire importante,
Et le turbot fut mis à la sauce piquante.

V

VACHE. Vacca. Mammifère. Femelle du taureau. *All.*, kech ; *angl.*, cow ; *esp.*, vaca ; *ital.*, vacca.

> Le doux mugissement de la vache pesante,
> Dont le lait, exprimé par d'innocentes mains,
> Remplit de son nectar une cruche écumante.

Dans les espèces d'animaux dont l'homme a formé des troupeaux, et où il a eu leur multiplication pour objet principal, le nombre des femelles est plus utile et plus nécessaire que celui des mâles.

La vache nous donne un bien-être qui se renouvelle à chaque instant ; ce qui la rend plus précieuse encore à l'espèce humaine, c'est qu'elle est le soutien des ménages champêtres. Le lait est l'aliment des enfants ; le beurre, l'assaisonnement de la plupart de nos mets ; le fromage, la nourriture presque exclusive des habitants de la campagne. Elle sert aussi aux besoins de la charrue ; sa fiente compose des engrais ; sa peau, ses cornes, son poil, ses tendons sont employés dans les arts ; les cornes pour la coutellerie, le sang pour clarifier le sucre, le poil pour bourrer les meubles, les tendons pour faire des cordes, la peau pour les chaussures ou pour couvrir les diligences. C'est sur le pis de la vache qu'on récolte le liquide préservateur de la variole, nommé vaccin.

La chair de la vache, quoique plus ferme et plus sèche que celle du bœuf, est d'une grande ressource ; prise sur de jeunes sujets élevés en Normandie, elle est souvent vendue pour celle du bœuf, mais le bouillon qu'on en obtient est moins succulent. Paris consomme près de 20,000 vaches par an.

M. Guénon a fait une découverte trop importante, elle a été accueillie avec trop d'enthousiasme par la pratique agricole pour que nous la passions sous silence. Cette découverte a pour but de distinguer les vaches qui sont bonnes laitières de celles qui ne le sont pas.

Les signes qui caractérisent les facultés lactifères se rencontrent aussi chez les mâles, sur lesquels seulement ils sont moins développés, et indépendants de la couleur du poil et de la forme des animaux ; mais on conçoit qu'ils n'ont d'importance que chez les femelles. Ils sont aussi apparents chez les jeunes élèves que sur les adultes, puisque l'animal vient au monde avec eux. Ces signes, Guénon les appelle *écussons* et *épis* ; ils existent et sont visibles à la partie postérieure de chaque individu ; ils ne se distinguent qu'autant que l'on fait avancer la bête de quelques pas.

L'écusson prend son point de départ au milieu des quatre trayons, d'où une partie de son poil s'élance et s'étend sous le ventre dans la direction du nombril, tandis que l'autre s'élève en dedans et un peu au-dessus des jarrets, déborde jusqu'au milieu de la face postérieure des cuisses, en montant sur le pis et se prolongeant jusqu'au niveau de l'extrémité supérieure de la vulve. Dans certaines classes, la surface ou l'étendue que l'écusson embrasse dénote la capacité lactifère ; la forme ou le dessin qu'il trace indique la classe ; l'étendue de la surface indique l'ordre auquel l'individu appartient.

La finesse de son poil, la couleur de son épiderme et sa position diamétralement opposée au poil ordinaire indiquent la quantité et la qualité du lait.

La vache ou génisse était très-vénérée des anciens. Ils en sacrifiaient des blanches à Junon ; on croit même que le nom de génisse vient de Junix.

Les Hindous regardent comme un sacrilége de manger

de la chair de bœuf, et la vache est considérée par eux comme le symbole du monde ou principe femelle.

Les brahmines ont une grande vénération pour la cendre de bouse de vache, et la regardent comme très-propre à purifier de tous les péchés : certes cette substance serait bien chère en France, si elle avait cette précieuse vertu.

Les Hébreux sacrifiaient des vaches rousses; ce sacrifice était pour eux une fête solennelle.

VANILLE (*pron.* va-ni-ye). Fruit de l'épidendrum vanilla. Diminutif de *vaina*, gaîne; à cause de la ressemblance du fruit avec une gaîne de couteau.

All., vanille; *angl.*, vanilla; *esp.*, vainilla; *ital.*, vaniglia.

La vanille est une plante grimpante et parasite, du genre monocotylédone, à fleurs incomplètes, irrégulières, de la famille des orchidées; originaire du Mexique et du Pérou.

Elle croît naturellement dans les lieux humides et ombragés, sur le bord des sources et des ruisseaux; près des criques abritées par les mangliers, qui sont quelquefois submergées dans les hautes marées, à la Colombie, à la Guyane. Son fruit est une capsule en forme de silique charnue, ronde, plate, claviculée, quelquefois parfaitement cylindrique, à une seule loge, à semences globuleuses; cette capsule est longue de 15 à 25 centimètres sur quelques millimètres d'épaisseur; elle est noirâtre, ridée; elle renferme une pulpe brune, molle, mêlée à une prodigieuse quantité de semences.

La meilleure vanille, dite *leq* ou *leg* (légitime), fut apportée vers l'an 1510, en Europe, dix ans avant le tabac; sa plante fut introduite dans nos serres en 1739 par Henri-Phil. Miller. La vanille *planifolia* d'Andrew a été apportée, en 1800, par Charles Greville; elle vient d'Amérique. La vanille de l'île Bourbon est moins belle en apparence que celle du Mexique, mais elle a à peu près ses qualités.

Les indigènes ont soin de récolter la vanille avant sa parfaite maturité, pour éviter qu'elle ne s'ouvre et ne laisse écouler le suc balsamique qu'elle contient ; ils l'enduisent d'huile d'acajou ou de ricin, afin de lui donner de la souplesse ; ils en forment ensuite de petites bottes, qui nous arrivent enfermées dans des boîtes métalliques.

La bonne vanille est celle qui se recouvre naturellement de petits cristaux aiguillés très-fins d'acide benzoïque ; son odeur est aromatique, sa saveur chaude, piquante et agréable. Ce fruit peut être altéré par l'eau de la mer, ou falsifié avec de la vanille bâtarde, vulgairement appelée vanillon ; cette dernière est plus grosse que la précédente.

Le vanillier cultivé dans les serres du Muséum de Paris a 3 mètres de hauteur ; il a donné, en 1840, 117 gousses de vanille de l'odeur la plus suave ; il leur a fallu un an pour mûrir.

La vanille contient de l'acide benzoïque, une huile fixe, une huile volatile, du mucilage, de l'extractif végétal ; elle est excitante ; elle sert à aromatiser les chocolats, les crèmes, les bonbons, les glaces, les liqueurs ; pour obtenir la poudre, on la pile avec du sucre. Le parfumeur et le pharmacien en font un grand usage. Par la distillation, on en extrait une huile essentielle qui a la propriété de retarder le rancissement de la graisse.

VANNEAU (*pron.* va-nô). Trianga vanellus ; par rapport au bruit qu'il fait en volant, bruit analogue à celui du van, lorsqu'on vanne le blé ; les Latins l'appelaient *cappela*, *vanellus* ; les Grecs le nommaient *aiz*, qui signifie chèvre. En quelques lieux on l'appelle *dix-huit*, parce qu'il exprime ce mot en chantant. Ménage croît que le nom de vanneau vient de *paonneau*, parce qu'il lui trouve une ressemblance physique avec le paon.

All., kibitz ; *angl.*, lapwing ; *esp.*, pájaro ; *ital.*, pavonella.

Le vanneau est un oiseau de l'ordre des échassiers et de la famille des pressirostres ; il est gros comme un pigeon ; il a le bec court, grêle, droit, comprimé, renflé à son extrémité ; ses jambes sont grêles, ses pieds ont trois doigts devant et un pouce qui touche à peine la terre. Son corps est couvert d'un duvet épais et serré ; ses plumes sont noires à la tige, et présentent ensuite différentes couleurs ; le ventre, les cuisses, le dessous et le bord des ailes sont d'un blanc de neige ; le foie est très-grand et divisé en deux lobes. Quelques auteurs assurent que cet oiseau n'a pas de fiel.

Le vanneau se trouve dans presque toute l'Europe ; il pénètre dans le Nord jusqu'en Irlande ; chez nous il n'est que de passage : il habite les prairies humides et le bord des rivières ; il y vient par troupes assez nombreuses, vers la fin de février ; il part à la fin d'octobre. Il vit de vers et d'insectes, qu'il fait sortir de terre en frappant du pied. On trouve le vanneau dans le nouveau continent, et en aussi grande quantité que dans l'ancien : cet oiseau est sauvage, farouche, et toujours en mouvement.

M. Bervick, naturaliste anglais, dit que cet oiseau peut se familiariser assez pour vivre dans une basse-cour. La chair du vanneau est délicate, estimée, mais peu nourrissante ; on la mange en automne.

> Qui jamais ne mangea vanneau
> Jamais ne mangea bon morceau.

Telle est l'opinion des chasseurs.

Les œufs de cet oiseau passent pour très-délicats ; leur coquille est d'un vert-olive, tacheté de noir.

VAUDOIS. Cyprinus.

Ce poisson vit dans l'eau douce ; il est du genre carpe ; sa chair est tendre, agréable et adoucissante.

VEAU (*pron.* vô). Vitellus.

All., kalb ; *angl.*, calf ; *esp.*, ternero ; *ital.*, vitello.

Le veau est le petit de la vache et du taureau ; sa chair n'est bonne à manger qu'au bout de cinq à six mois ; elle est blanche, légère, facile à digérer ; elle convient aux estomacs faibles et délicats, aux convalescents, aux personnes qui ont de la tendance à la constipation ; elle est tempérante, laxative. La peau du veau est employée à faire des chaussures souples et molles, qu'on ornait autrefois de larges boucles d'or, d'argent ou d'acier, autour desquelles on chatonnait des perles ou des diamants, ce qui a fait dire :

Affectant d'étaler une opulence fausse,
On vit briller l'argent sur le veau qui vous chausse.

Aujourd'hui les boucles métalliques ont à peu près disparu ; elles ont fait place au vernis. La peau du veau sert à couvrir les meubles, les livres et les nécessaires.

VIANDE. Caro. Du lat. barb. *vivanda*, fait de *vivere*, vivre.

All., fleisch ; *angl.*, meat ; *esp.*, carne ; *ital.*, carne.

On ignore l'époque où l'homme a commencé à faire usage de la chair. Pythagore, en parlant des animaux, nous dit qu'il ne conçoit pas que l'on puisse mettre dans sa bouche une chair meurtrie. Il est certain que lorsqu'on visite les abattoirs de quelques grandes villes de France, et que l'on voit transporter dans des voitures découvertes des quartiers entiers de bœuf, de veau, de porc ou de mouton, on est saisi de dégoût. Heureusement que la nature reprend le dessus, et que, lorsqu'on a faim, les fâcheuses impressions sont effacées. Nous éprouvons une très-grande répugnance pour la chair provenant d'un animal mort malade; cela se conçoit ; cependant nous constatons que des viandes consommées en cet état n'ont jamais occasionné de maladies. Les viandes qui indisposent sont celles qui ont fermenté, et dans lesquelles il s'est formé des végétations cryptogamiques; ou bien encore celles qui ont cuit ou séjourné dans des vases en cuivre, en plomb, en étain.

Il existe plusieurs moyens de conserver la viande : la dessécher, la fumer, la mariner, la conserver dans le vide, d'après la méthode d'Appert; on peut encore en extraire par des moyens mécaniques les parties substantielles, et les amener à l'état de tablettes sèches, qui prennent le nom de *gelée*, de *bouillon*.

La viande contient une substance qu'on dit en être le principe nutritif, c'est l'osmazôme ; cette osmazôme est éminemment sapide, soluble dans l'eau froide ; elle se distingue de la partie extractive, en ce que celle-ci n'est soluble que dans l'eau à cent degrés au-dessus de zéro ; l'osmazôme donne le fumet à la venaison, elle colore les rôtis ; on la retrouve dans toutes les viandes faites.

La viande nouvellement tuée est, en général, ferme, coriace, difficile à digérer ; le temps, ou les moyens factices qui y suppléent, doivent la disposer à devenir un aliment agréable ; la durée de ce temps varie selon la nature de l'animal dont elle provient et les conditions atmosphériques. Les viandes rôties sont plus sapides que les bouillies ; toute leur osmazôme y est conservée, et une portion de l'albumine s'y est coagulée par la cuisson.

C'est à tort que l'on plonge la viande du bœuf dans l'eau bouillante pour en faire un pot-au-feu ; on la durcit en coagulant son albumine.

L'action de mariner, faisander ou attendrir la viande lui enlève de ses propriétés nutritives; elle devient aussi moins digestible ; elle donne des nausées, et ne s'assimile pas ; les estomacs forts peuvent seuls s'en permettre l'usage.

La chair du gibier est plus légère que celle du porc ; celle de la volaille l'est plus que celle du gibier et des gros quadrupèdes.

La chair du poisson contient beaucoup de phosphore;

elle convient à presque tous les estomacs, excepté, cependant, celle qui est très-grasse.

La viande ou chair des bipèdes et des quadrupèdes est composée de fibrine, d'albumine, de gélatine, d'osmazôme, de sels minéraux, tels que muriate de soude, phosphate, carbonate de chaux, fer.

La grande quantité d'azote qui existe dans la viande est le principe qui établit une différence entre elle et les végétaux.

Le charbon de la viande est poreux; sa cendre donne du phosphate de chaux.

VIN. Vinum; chez les Grecs οἶνος.
All., wein ; *angl.*, wine; *esp.* et *ital.*, vino.

Boisson digne des dieux, jus brillant et vermeil,
Doux extrait de la sève et des feux du soleil.

On peut obtenir du vin de presque tous les fruits sucrés; mais celui dont nous allons parler s'obtient du suc de raisin, à l'aide de la fermentation.

L'usage du vin est répandu sur une grande surface de l'Europe, surtout en France, en Italie et en Espagne. Les poëtes le disent fils de la vigne ; Pindare le qualifie du nom de *lait de Vénus*.

Parmi les substances alimentaires, il n'en est pas une qui ait été autant chantée que le vin, et avec juste raison; cette boisson, prise en petite quantité, pure ou mouillée d'eau, aide à la digestion. Va-t-on au delà, elle augmente les sécrétions, anime l'esprit, donne de la gaieté, du courage, dispose aux saillies heureuses ; la tristesse et le chagrin disparaissent, on est heureux, on voudrait que tout le monde le fût; la vie s'embellit et se colore des plus douces illusions ; l'homme timide s'enhardit ; il devient expansif, surtout à table ; aussi, tout en causant,

On ne croit boire que chopine,
Et quelquefois on en boit deux ;
On croit rire avec sa voisine,
Et l'on en devient amoureux.

Cependant, si l'on continue à boire, si l'on dépasse les limites de la sagesse, de la tempérance, la tête devient lourde, pesante ; un voile obscurcit les yeux, les facultés intellectuelles s'anéantissent ; l'ivresse commence, on devient morne ou furieux ; il y a congestion au cerveau. On devrait toujours se rappeler ces quelques vers :

Modérés par libertinage,
Buvons dans la coupe du sage.
Fuyons tout buveur emporté
Qui dans d'homicides rasades,
Rival insensé des ménades,
Ensevelit la volupté.

Le sage Salomon a dit :

Vinum lætificat cor hominis.

Le vin réjouit le cœur de l'homme.

Cet effet a lieu pour les vieillards ; car il ranime leurs sens glacés par l'âge, en maintenant l'activité du sang et en réveillant les muscles engourdis. Il n'est pas aussi avantageux à l'enfance et à l'adolescence. Ici la vie est trop active pour qu'on ait recours aux excitants ; de là, sans doute, le conseil de Galien aux jeunes gens de ne boire de cette liqueur qu'à dix-huit ans, et celui de Platon qui l'interdisait jusqu'à vingt-deux. Aristote le défendait aux nourrices.

Dans les premiers temps de la république de Rome,

l'usage du vin était sévèrement défendu aux femmes, et Romulus avait permis aux maris de répudier et même de tuer celles qui auraient été surprises buvant du vin ; aussi les Romains avaient introduit l'usage d'embrasser les femmes en entrant dans leur maison, afin de juger par leur haleine si elles n'étaient pas en faute. Les Carthaginois défendaient cette boisson aux magistrats et à ceux qui portaient les armes. Les Perses, au lieu de la torture, faisaient boire du vin aux coupables pour savoir la vérité. L'usage du vin est interdit aux Turcs par une loi de Mahomet ; comme avec le Ciel il y a des accommodements, les grands personnages s'en permettent l'usage, et c'est le meilleur de France que nous leur envoyons ; ils connaissent les deux vers suivants :

Tous les méchants sont buveurs d'eau,
C'est bien prouvé par le déluge.

La préparation du vin a occupé et occupe encore les agronomes ; le plus ordinairement, on le fait de la manière suivante :

Les raisins étant mûrs, on les foule avec les pieds dans de grandes cuves en bois ou en pierre, afin de faire sortir tout le *moût* ; on ferme la cuve presque hermétiquement ; alors la fermentation s'établit, la masse s'échauffe, il se dégage beaucoup de gaz acide carbonique, qu'il est dangereux d'aspirer. Lorsque la fermentation est terminée, on soutire le liquide dans des tonneaux, et le marc sert à faire, avec de l'eau, une boisson que l'on nomme *piquette*.

Le vin continue à fermenter dans les tonneaux pendant un mois ; il s'y dépouille, et laisse, à mesure qu'il s'alcoolise, déposer du tartre que l'on nomme *lie* ; cette lie contient aussi du principe colorant.

Lorsqu'on désire mettre le vin en bouteilles, on doit le soutirer de nouveau, et le coller avec des blancs d'œufs, ou avec de la colle de poisson, ou de la gélatine ; dans cet état, il doit remplir les conditions suivantes :

De la bonté des vins trois sens t'informeront :
L'œil, le nez, le palais ; quand ils apercevront
En vieux liquides clairs, d'une fraîcheur amie,
Bouquet, force et chaleur, crois au baume de vie.

Si l'on désire avoir du vin blanc, on ne doit mettre que du raisin blanc ; pour le vin rouge, on peut faire le mélange de raisin noir et blanc. Le vin gris se fabrique autrement : on extrait le moût du raisin rouge et blanc et on le fait fermenter dans une barrique, séparé de la partie ligneuse ; ce vin est très-capiteux et n'est pas de bonne garde. Les vins de liqueur ou vins sucrés se préparent dans les pays chauds, sur les côtes d'Espagne, à Malaga, à Madère, en Italie, et même dans le midi de la France. Pour obtenir les vins sucrés, on écrase le raisin et on arrête la fermentation de bonne heure ; quelquefois on ajoute du sucre et de l'alcool, et des aromates.

Les vins blancs mousseux ou de Champagne s'obtiennent en mettant le moût du raisin, qui a déjà subi un commencement de fermentation, dans des bouteilles qu'on ficelle fortement pour que le bouchon ne puisse sauter. Considéré d'une manière générale, le vin est formé des acides tartrique, malique, acétique ; de tartrate acide de potasse, de mucilage, d'une matière colorante, d'huile volatile, appelée *œnanthine*, et de laquelle dépend l'arome ou bouquet du vin, et de malate de chaux. On y trouve aussi quelquefois, mais seulement dans les vins de la Gironde, du tartrate de fer, du sulfate de potasse, du chlorure de calcium, une matière colorante jaune, et dans les vins rouges une matière colorante bleue.

En 1512, il s'éleva entre deux célèbres professeurs de l'Université de Paris, MM. Grenan et Coffin, une dispute sur la prééminence des vins de Bourgogne et de Champagne; l'un d'eux s'exprime ainsi :

Pourquoi des vins d'Aï l'éloquent défenseur,
Du Champenois paisible oubliant la douceur,
A-t-il osé flétrir d'un satire amère
Un jus délicieux qu'il ne connaissait guère?

Les anciens, et plus particulièrement les Grecs et les Romains, ont eu des vins très-renommés; ils les conservaient dans des vases de terre, appelés *amphores*, ou dans des sacs de cuir, ce qui devait nuire à leur qualité. Les vins les plus célèbres, chez les Grecs, étaient ceux de Lesbos, de Chio, de Thasos et de Co; la Palestine et le mont Liban leur en fournissaient également.

Les Romains cultivaient avec soin la vigne dans plusieurs contrées de l'Italie, notamment dans la Campanie, d'où venaient les vins de Calenum, d'Amiela, de Fundi; le célèbre Falerne, aujourd'hui en réputation, appartenait au voisinage de *Mondragone*; le Lacryma-Christi est placé au premier rang de tous les vins connus.

L'Espagne est, après la France, le pays le plus riche en vins; la France a cet avantage, c'est qu'elle fournit autant d'aromes qu'il y a de vignobles. Les vins doués de qualités supérieures nous viennent des crus de Château-Margot, Château-Laffitte; les vins de Bourgogne les plus appréciés sont ceux de la Romanée, de Chambertin, de Richebourg, de Clos-Vougeot. Un poëte a dit :

Que ces illustres noms s'abaissent devant toi,
Délicieux bourgogne, et respectent leur roi!
Rassemblée à ta vue, une riante troupe
Boit, avec la santé, la joie à pleine coupe.
Rival digne de toi, le champagne à son tour
Porte les jeux, les ris, les grâces et l'amour.

De sa vive liqueur la mousse enchanteresse
S'élance en bondissant et fend l'air qui la presse ;
Son éclat est plus pur que celui du cristal,
Et l'ambre de la sève au nectar est égal.

Le vin est souvent falsifié avec des substances colorantes, telles que fruits de merise, mûres, ou avec le bois d'Inde ; on y ajoute aussi de l'alcool pour lui donner du feu. Le plus grand travail qui se fait consiste à mêler des vins faibles en goût, en alcool et en couleur, avec d'autres vins qui réunissent ces qualités : les vins ainsi mêlés se conservent peu, ils tournent ou s'aigrissent.

M. Chevallier donne de très-bons moyens de reconnaître ces falsifications ; on peut consulter son *Traité des falsifications des substances alimentaires*, édition de 1852.

Les vins sont sujets à diverses maladies qui détruisent leurs propriétés physiques et leur saveur ; on a peu de moyens de leur rendre cette première qualité. Les vins sont taxés de divers droits, et leur vente est soumise à des formalités auxquelles personne ne peut se soustraire.

On peut apprécier la force alcoolique des vins au moyen d'un petit tube en verre que l'on nomme pèse-vin ; ce tube est gradué d'après une échelle de proportion.

Un médecin français est parvenu à obtenir une boisson très-agréable avec le mélange suivant : 10 kilos de feuilles fraîches de vigne ; 20 kilos de tiges vertes de maïs ; 2 hectolitres d'eau bouillante.

VINAIGRE (*pron.* vin-ègre). Acetum vini. Du grec ὄξος.
All., essing weinessig ; *angl.*, vinegar ; *esp.*, vinagre ; *ital.*, aceto.

L'acide acétique se trouve dans la sève de presque tous les végétaux ; dans la sueur, le lait, et l'urine de l'homme ; il se produit dans le sucre pendant la fermentation acide, et pendant la putréfaction des matières végétales et animales ; il est le résultat de la décomposition de ces substances par le feu, par certains acides et par quelques alcalis.

Les vins de toutes natures, les blancs surtout, comme contenant plus de substances azotées, les matières sucrées, le sucre lui-même, fournissent une grande quantité de cet acide.

L'acide acétique provenant du vin porte le nom de vinaigre ; le vinaigre de vin varie dans sa composition chimique ; il contient tous les principes qui constituent le vin ; ce caractère sert à le faire reconnaître du vinaigre fait avec l'acide pyroligneux, ou des acides minéraux.

On peut obtenir le vinaigre blanc en laissant séjourner du vin blanc dans des chambres suffisamment chauffées, c'est-à-dire de 18 à 20 degrés au-dessus de zéro.

M. Chevallier, dans son *Traité des substances alimentaires*, donne les procédés suivants pour reconnaître si ce liquide est falsifié :

On place dans deux vases en verre une petite quantité de fécule de pommes de terre et une certaine quantité de vinaigre ; l'un des vinaigres est pur, l'autre est mêlé d'un peu d'acide sulfurique ; les deux liquides sont soumis à l'ébullition : dans le vase contenant de l'acide sulfurique la fécule est transformée en glucose, c'est-à-dire en substances qui n'ont pas la propriété d'être colorées en bleu violet par une solution d'iode ; au contraire, dans l'autre vase, où il n'y a pas d'acide sulfurique, la fécule ne subit pas cette transformation.

Le vinaigre fait avec l'acide pyroligneux n'est pas dangereux, seulement il est peu agréable. Les usages du vinaigre sont très-connus : on s'en sert dans les arts, en toilette et comme assaisonnement ; on l'emploie pour mariner les substances dont on veut retarder la décomposition ; il sert à confire celles qu'on veut conserver d'une année à l'autre. Les mets dans lesquels l'acide acétique du vin entre comme condiment sont nombreux ; cet acide pris à petites doses est stimulant ; à trop grandes doses, il agit comme poison ; son usage journalier donne lieu à des accidents.

Le vinaigre, comme le verjus, le citron, l'oseille, l'orange, le limon, la groseille, ne doivent pas séjourner dans des vases de cuivre, de plomb, de zinc ou tout autre métal, en raison de la promptitude avec laquelle ils dissolvent ces métaux pour les transformer en des composés vénéneux. Le vinaigre est employé en médecine comme astringent; il rougit le papier de tournesol ; l'ammoniaque ou alcali volatil est son contre-poison, ainsi que toutes les terres alcalines, comme carbonate de magnésie, etc.

L'emploi du vinaigre remonte à la plus haute antiquité. Moïse parle de ce liquide comme étant en usage chez les Israélites ; Pline en fait l'éloge, soit comme assaisonnement, soit pour conserver des fruits et des légumes. On sait aussi que la boisson du soldat romain était de l'oxycrat, c'est-à-dire de l'eau vinaigrée.

VIOLETTE (*pron.* vio-lète). Viola odorata.

All., mœrzveilchen : *angl.*, violet ; *esp.*, violeta ; *ital.*, viola.

O fille du printemps ! douce et touchante image
D'un cœur modeste et vertueux,
Du sein de ces gazons, tu remplis ce bocage
De tes parfums délicieux.
Que j'aime à te chercher sous l'épaisse verdure
Où tu crois fuir mes regards et le jour !
Au pied d'un chêne vert qu'arrose une onde pure
L'air embaumé m'annonce ton séjour.

La violette est une plante herbacée annuelle ; elle a pour type d'être printanière, d'une couleur mêlée de rouge et de bleu foncé. Elle croît par touffes dans les fossés, le long des haies, dans les bois, dans les jardins ; son arome est doux et agréable. Une trop grande quantité de ces fleurs réunies dans une chambre à coucher peut occasionner des syncopes, la folie, ou d'autres accidents graves.

Les violettes fraîches servent à préparer un sirop, des pralines, une pâte, une conserve de ce nom; distillées avec de l'eau, elles ne lui communiquent aucune odeur; par la dessiccation, elles perdent leur arome. En médecine elles sont employées comme béchiques; elles entrent dans la composition des quatre fleurs.

Quand l'importune toux, par de fréquents efforts,
D'un vieillard halotant fatigue les ressorts,
La douce violette, en sirop préparée,
Soulage, en l'humectant, sa poitrine ulcérée.

Le sirop de violette sert en chimie comme réactif; il devient rouge au contact d'un acide, et violet à celui d'un alcali.

Louis XIV aimait passionnément l'odeur de la violette, de l'oranger et de la tubéreuse; chaque fois qu'il sentait une de ces fleurs, il se souvenait d'un trait d'ingénieuse adresse d'une dame d'honneur de la reine, de Mlle de La Vallière.

On sait que cette charmante fille, pour cacher une faute à Marie-Thérèse, couvrit son lit de ces fleurs, et éloigna ainsi les soupçons qui l'auraient perdue aux yeux de la reine.

Les annales du Théâtre-Français rapportent qu'une de ses représentations fut troublée par la violette. Mlle Mars, notre illustre comédienne, parut un soir sur la scène, ayant à la main un énorme bouquet de violettes; des gardes du corps de Louis XVIII crurent voir dans cette fleur une allusion politique, ils sifflèrent. Mlle Mars se retira en faisant un geste de mépris; alors les trépignements, les sifflets de la foule se firent entendre; on cria « La toile! des excuses! Mars, Mars! » La toile se lève, l'artiste s'avance près de la rampe et dit : « En vérité, messieurs, j'ignore ce qu'il peut y avoir de commun entre Mars et messieurs les gardes du corps. » La salle faillit s'écrouler sous un tonnerre d'applaudissements.

Oh ! D'Age Politien, que n'étais-tu là ! tu aurais pris parti pour ta fleur favorite ; tu aurais soufflé à notre brillante comédienne ces beaux vers que cette fleur t'avait inspirés.

Molles ô Violæ, veneris munuscula nostræ,
  Dulce quibus tanti pignus amoris inest :
Quæ vos, quæ genuit tellus ? Quo nectare odoras
  Sparserunt zephyri mollis et aura comas ?

« O douces violettes ! présent d'une main chérie, gages précieux du plus ardent amour ; quels champs fortunés vous ont donné la naissance ? De quel nectar la molle haleine des zéphyrs a-t-elle parfumé vos fleurs odorantes ?

Et toi, Tiou, tu aurais rappelé que les Grecs et les anciens Celtes adoraient la violette comme symbole de l'innocence et de la virginité, qu'ils en décoraient la couche de la beauté et le cercueil de la jeune fille enlevée trop tôt aux caresses et aux baisers de la famille, et qu'alors elle ne devait être pour rien dans une question de parti.

Et toi, Boisjolin, tu aurais prouvé que ce bouquet de violettes n'était sur la scène que par l'effet du hasard, et, interprète de la nature, tu aurais fait réciter les vers suivants :

L'obscure violette, amante des gazons,
Aux pleurs de la rosée entremêlant ses dons,
Semble vouloir cacher sous leurs voiles propices
D'un pudique parfum les discrètes délices ;
Pur emblème d'un cœur qui répand en secret
Sur le malheur timide un modeste bienfait.

Les mythologues ont supposé que la violette avait tiré son nom de la vache Io, dont elle fut la première pâture ;

ils prétendent aussi que cette fleur avait servi à Vulcain pour séduire et vaincre les dédains de Vénus.

Les Athéniens avaient une très-grande vénérationpour la violette ; ils trouvaient dans son nom une allusion à leur origine, car ils descendaient des Ioniens. Les Latins ont connu et cultivé la violette ; ils l'appelaient *viola*, que nous avons traduit par *violette*, et cette fleur est devenue le type d'une famille, les violacées.

La fleur de violette contient du mucilage et quelques parcelles d'huile volatile ; elle relâche et est anodine. Dans sa fraîcheur, elle donne un suc qui purge doucement, comme la manne. La racine de cette plante est vivace ; son action sur l'économie animale est d'être purgative. Boerhaave, et plus tard Coste et Willement l'avaient rangée parmi les émétiques ; M. Caventou a confirmé cette action ; il a même isolé de l'ipécacuanha, qui n'est qu'une violette, un alcaloïde particulier, qu'il a nommé *émétine*.

FIN.

TYPOGRAPHIE HENNUYER, RUE DU BOULEVARD, 7. BATIGNOLLES.
Boulevard exterieur de Paris.

www.ingramcontent.com/pod-product-compliance
Ingram Content Group UK Ltd.
Pitfield, Milton Keynes, MK11 3LW, UK
UKHW020605230726
13926UKWH00005B/2200